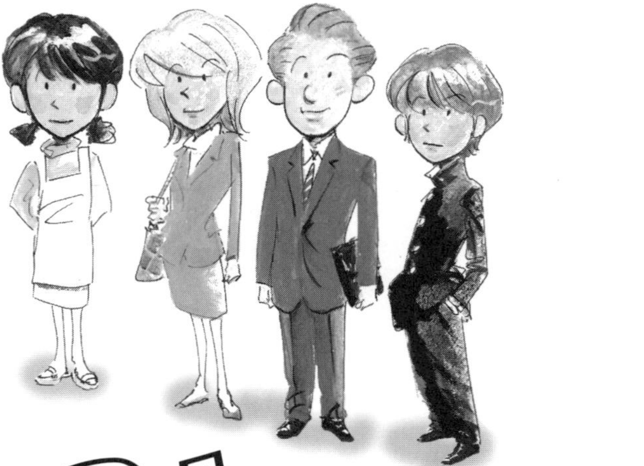

マンガ

心のレスキュー

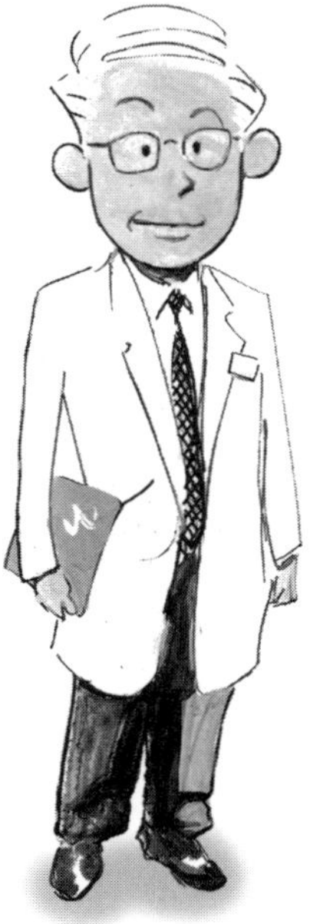

パニック・不安・うつ・不眠な時

作　：越野好文（金沢大学医学部教授）

作画：志野靖史

北大路書房

もくじ

この本で取り上げた

心の病気と主な登場人物

★**4**つの「心の病気」を……

強迫性障害（OCD）

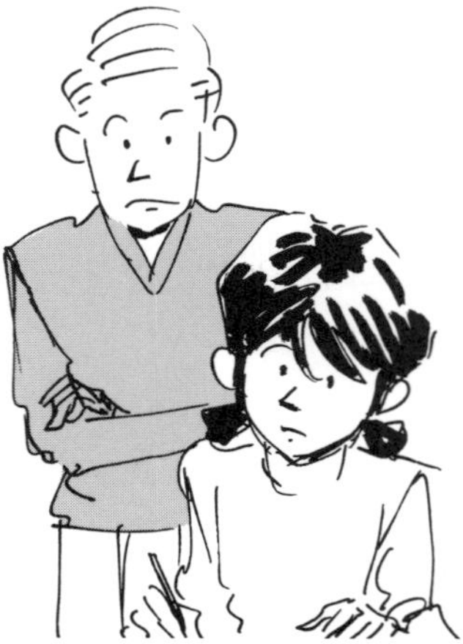

夫　　主婦（35歳）

パニック障害

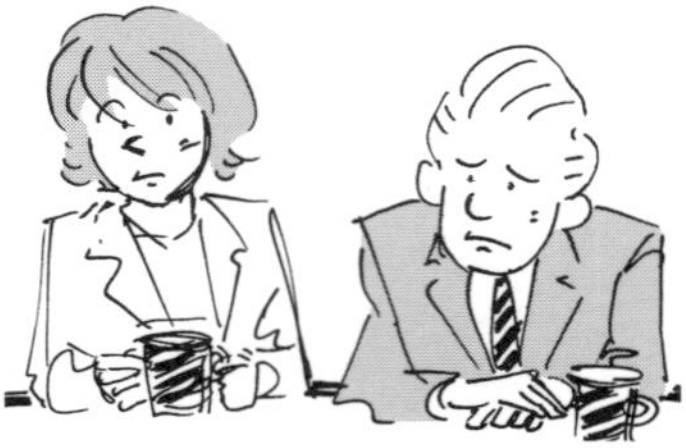

ヤマダ君の同僚　ヤマダ君（会社員30歳）

睡眠障害

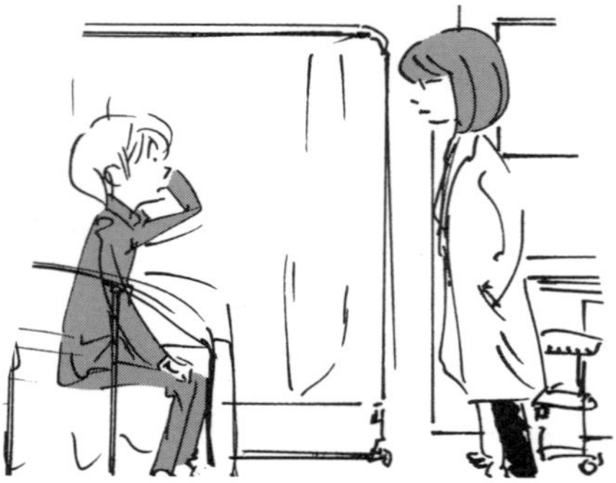

高校２年生　　保健の先生

うつ病

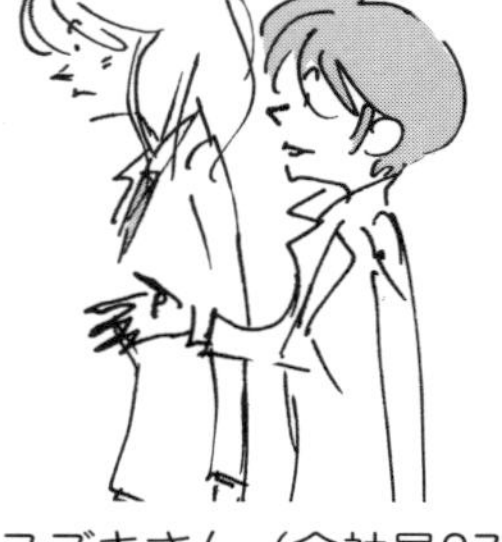

スズキさん（会社員27歳）
スズキさんの友だち

精神科医
白髪太郎

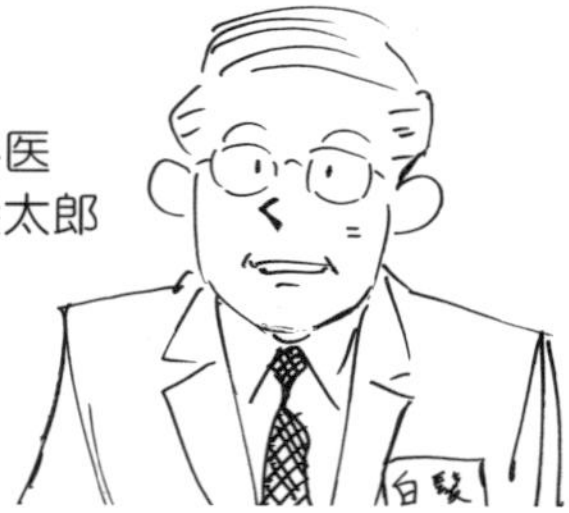

この本の

内容構成と特徴

★5つの方法で……

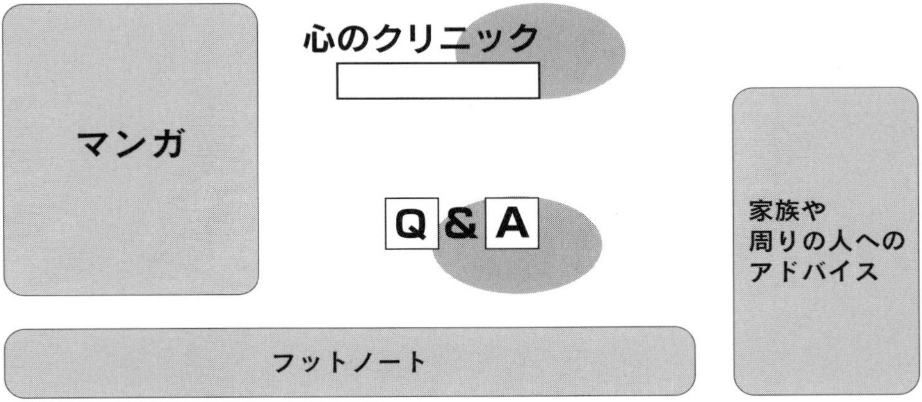

1．【マンガ】でわかりやすく誰にも読める
2．【心のクリニック】で個々の病気の理解が深まる
3．【Q&A】で読者の疑問に応える
4．【フットノート】で関連知識を補足
5．【家族や周りの人へのアドバイス】で対処法がわかる

★3つのレスキューをします

1．悩んでいる人へのレスキュー
2．理解へのレスキュー
3．偏見へのレスキュー

1　ある朝突然に

パニック障害

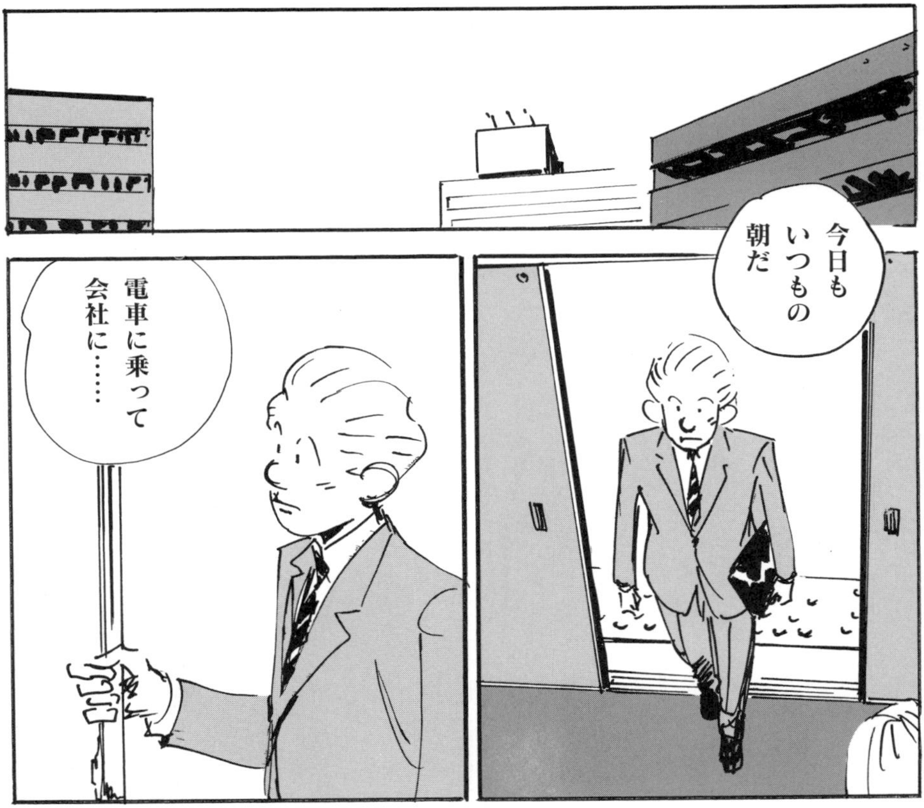

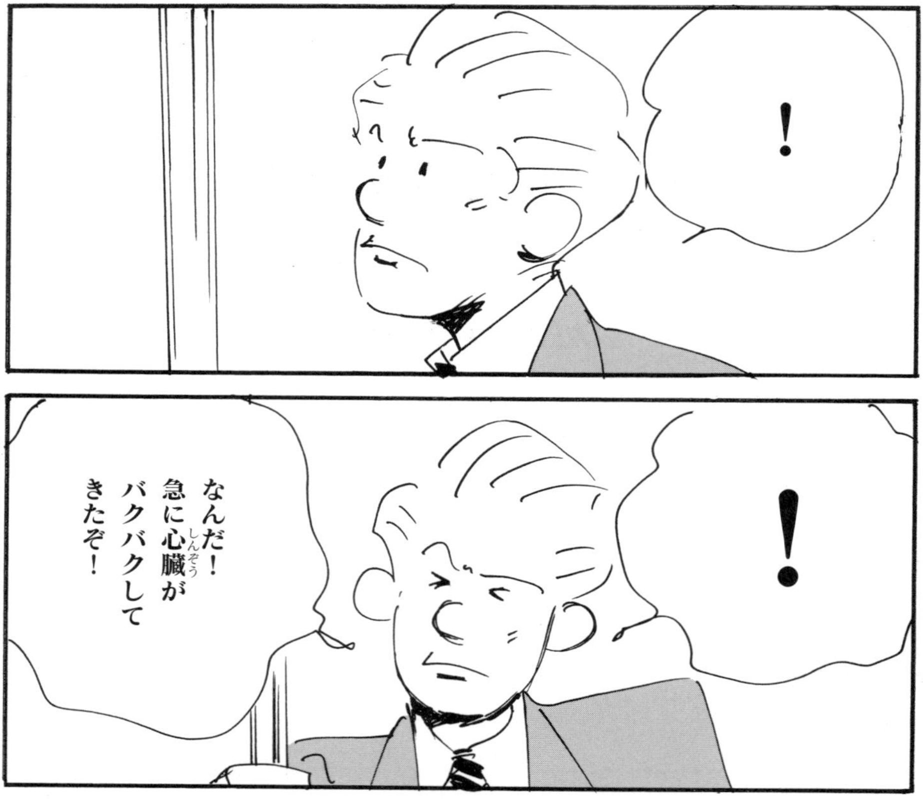
!
!
なんだ！急に心臓《しんぞう》がバクバクしてきたぞ！
うわぁ目がまわる
息ができない苦しい！助けてくれ！

発作は何の前ぶれもなく、思いがけないときに起こります。

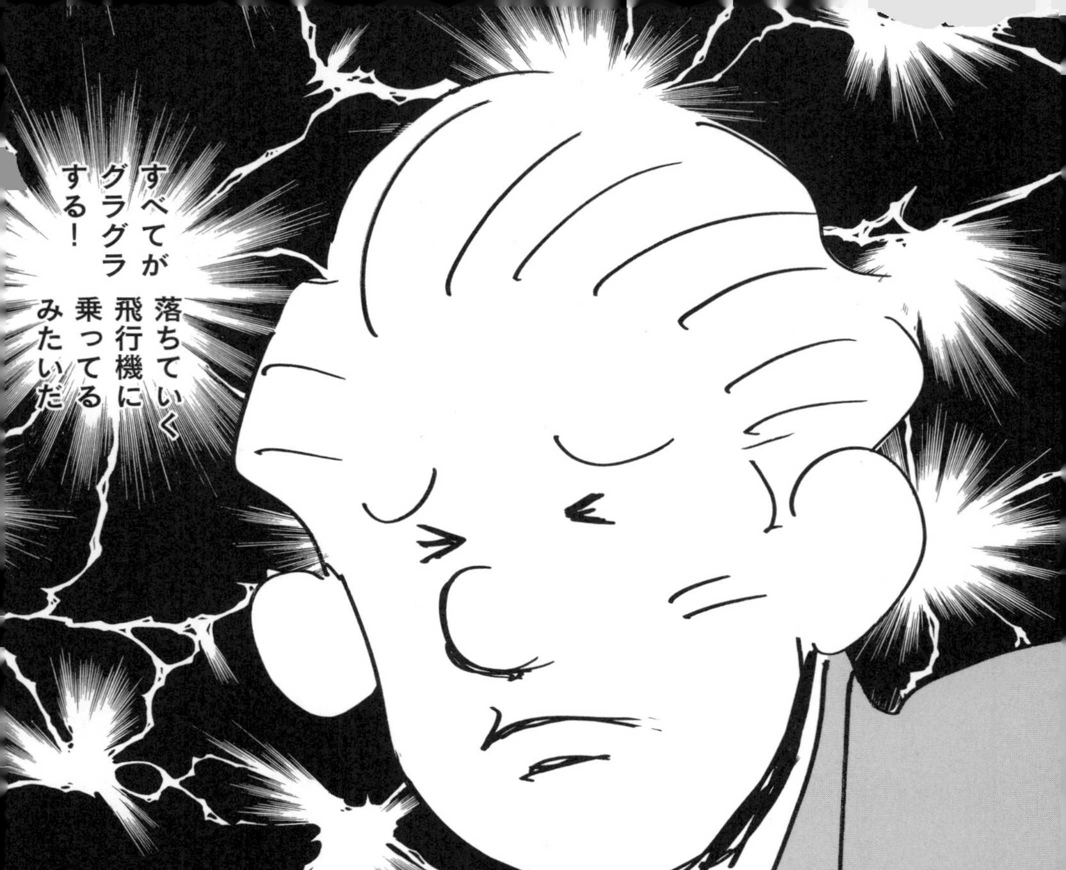
落ちていく飛行機に乗ってるみたいだ
すべてがグラグラする!

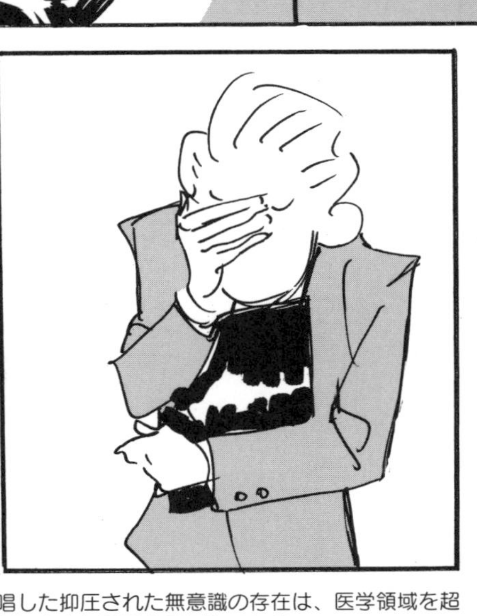

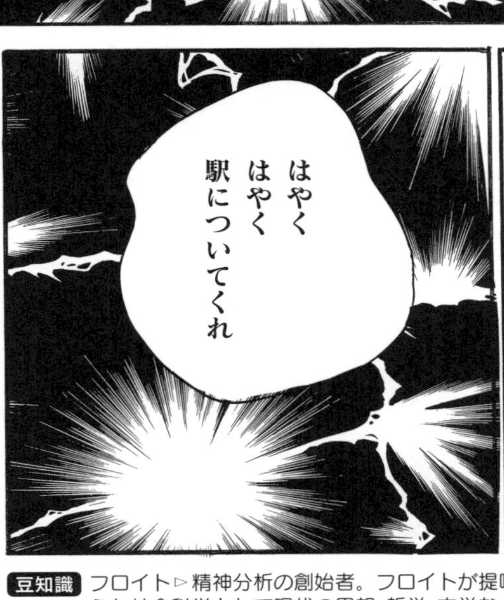
はやくはやく駅についてくれ

豆知識 フロイト▷精神分析の創始者。フロイトが提唱した抑圧された無意識の存在は、医学領域を超えた社会科学として現代の思想・哲学・文学などに多大な影響を及ぼしている。

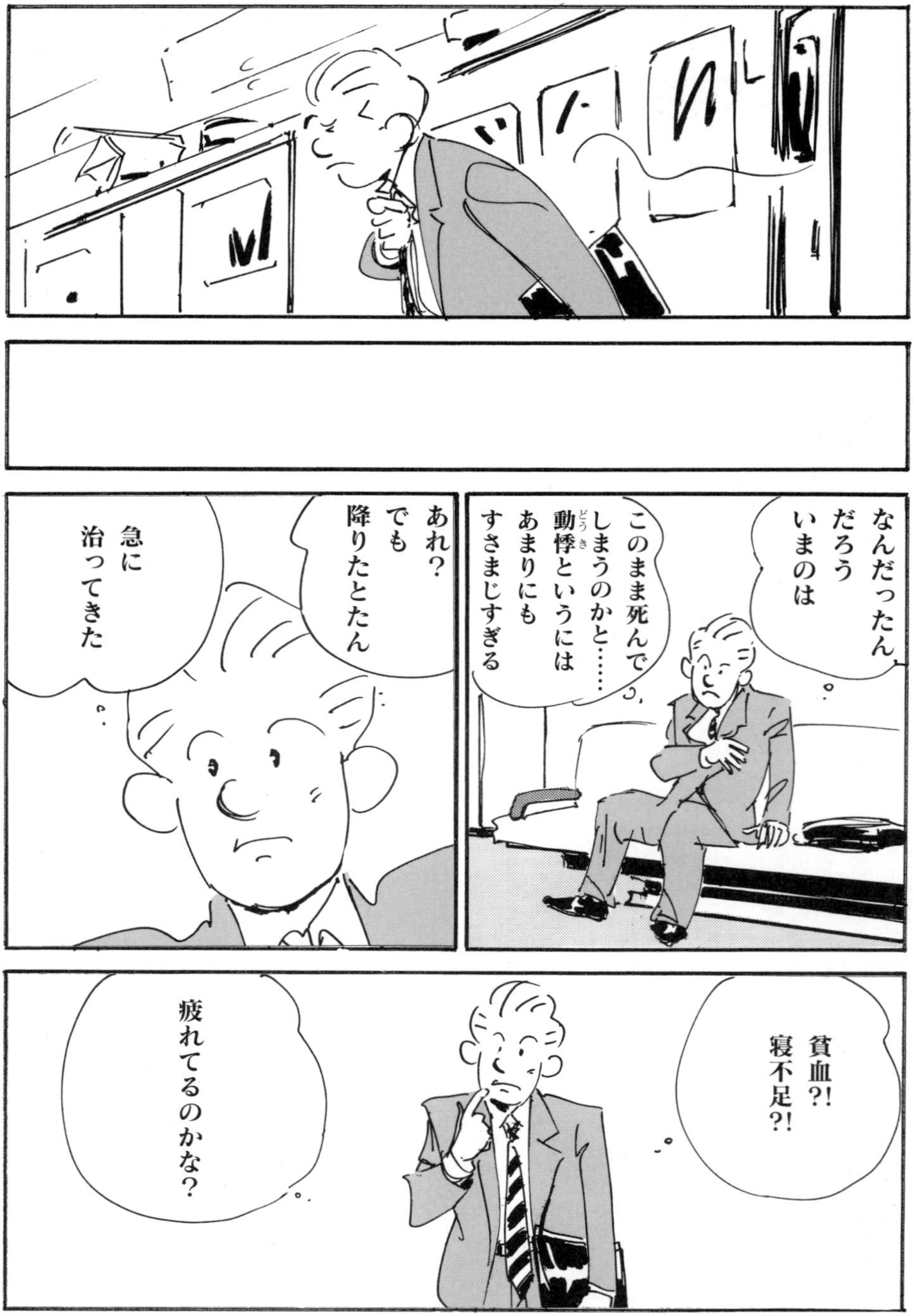
なんだったんだろういまのは
このまま死んでしまうのかと……動悸《どうき》というにはあまりにもすさまじすぎる
あれ?でも降りたとたん
急に治ってきた
貧血?!寝不足?!
疲れてるのかな?

発作の多くは10分以内に自然におさまってきます。

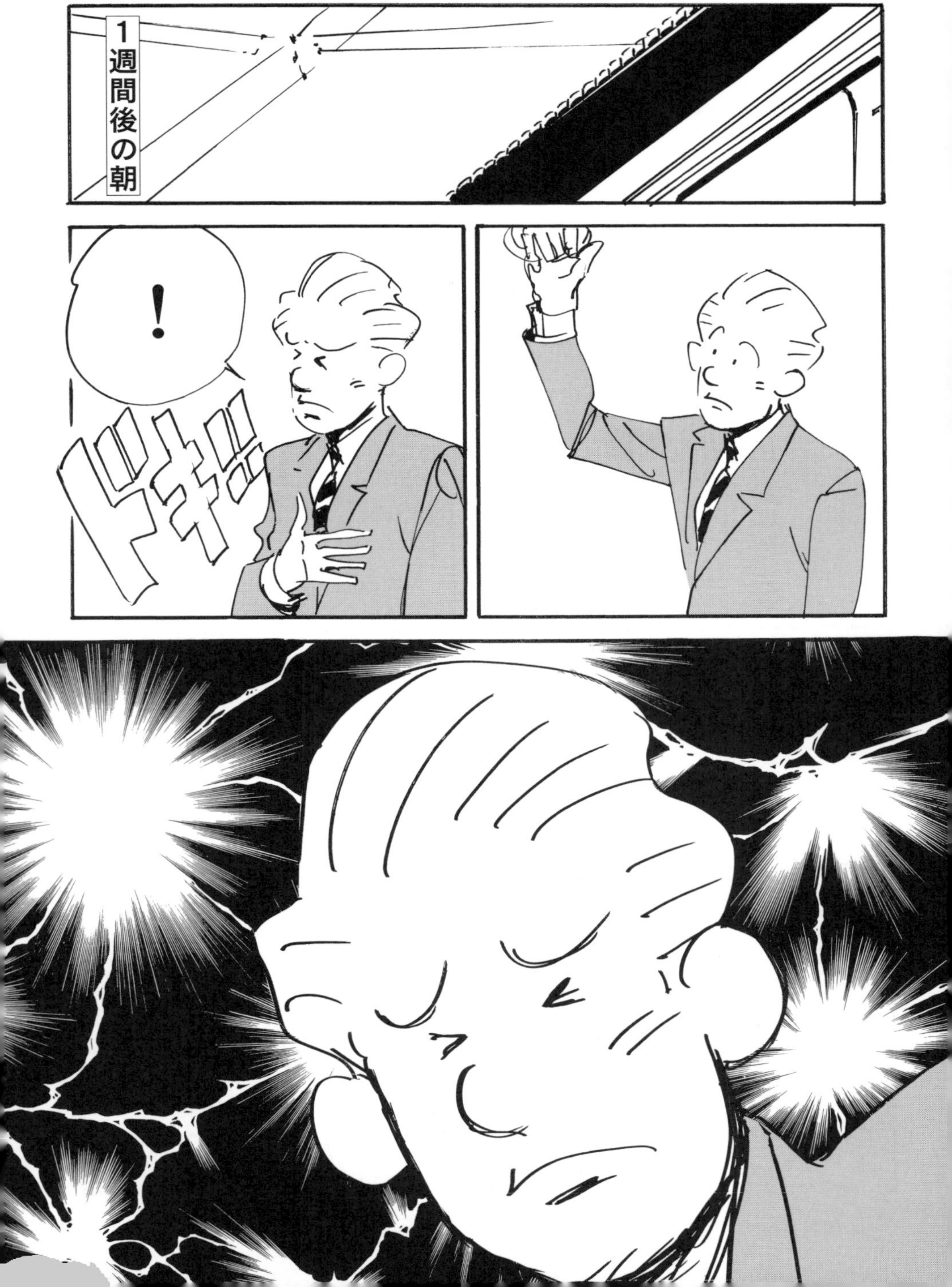
1週間後の朝
!
ドキ

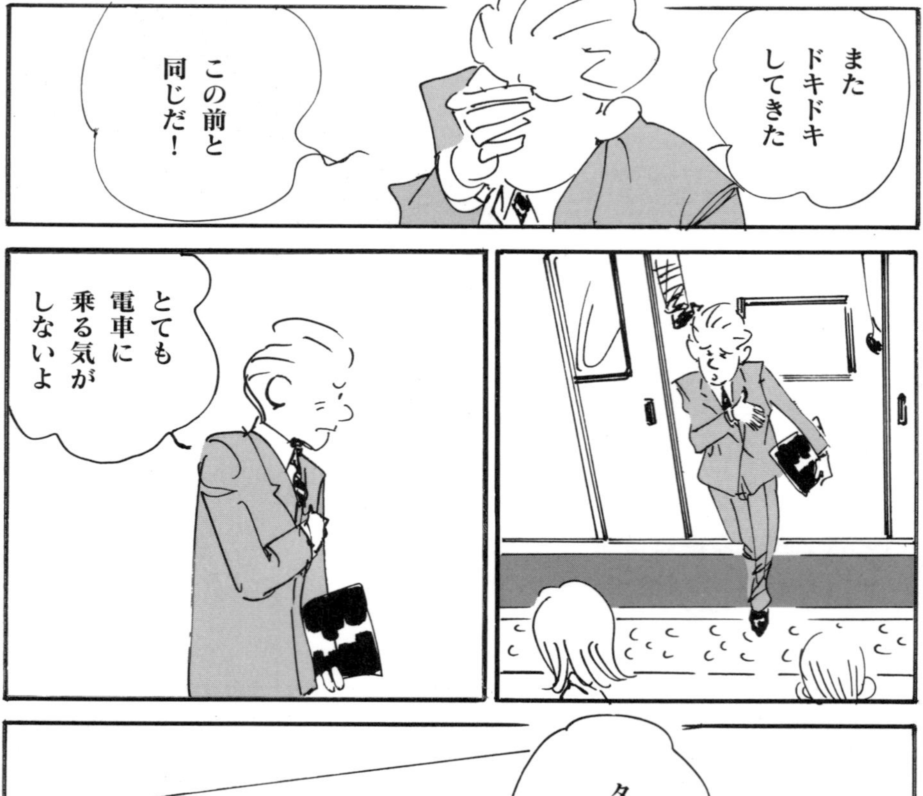
また ドキドキ してきた
この前と 同じだ！
とても 電車に 乗る気が しないよ
タクシー

電車の中とかエレベータの中とか、発作の起きやすい特定の場所ができてきます。

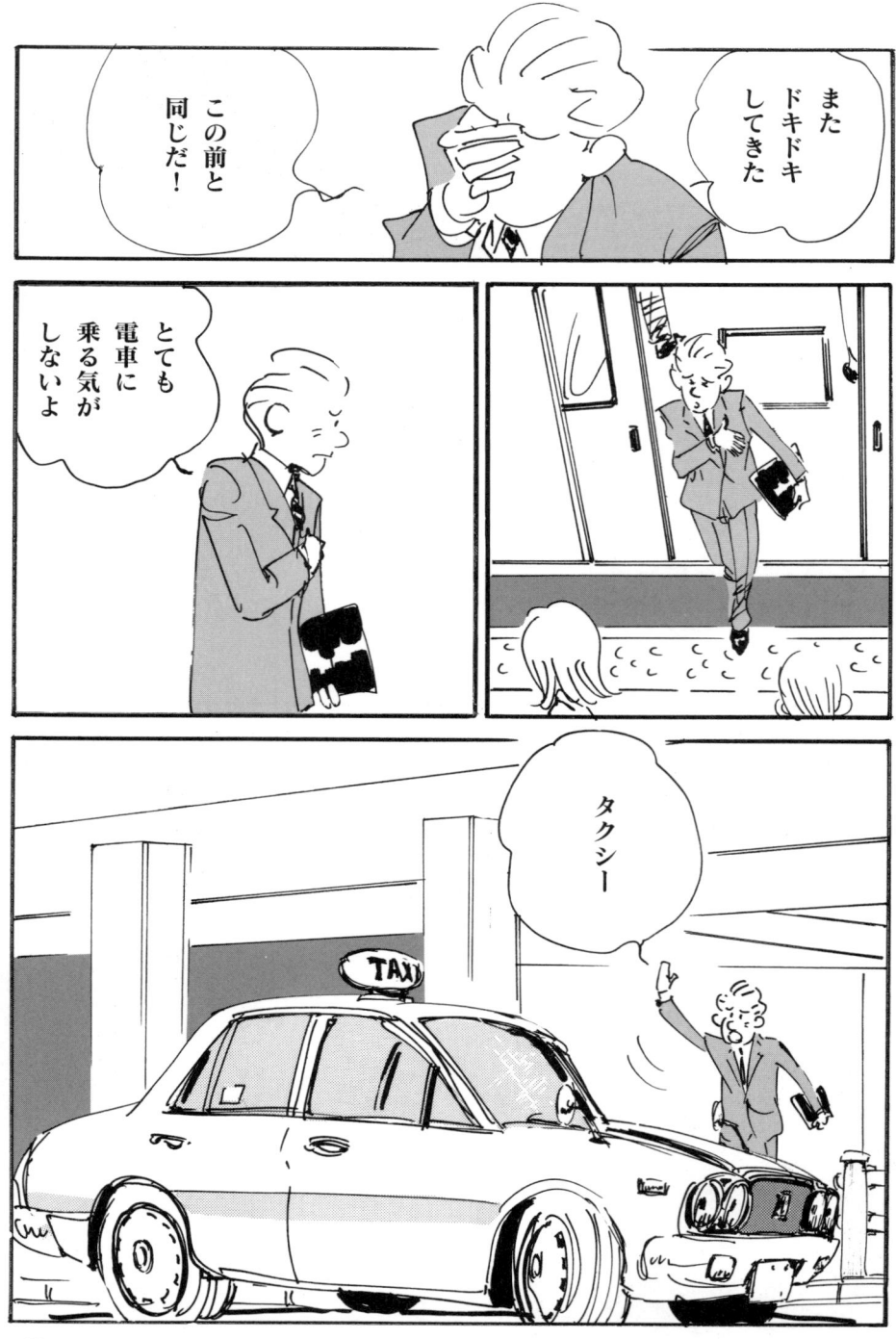

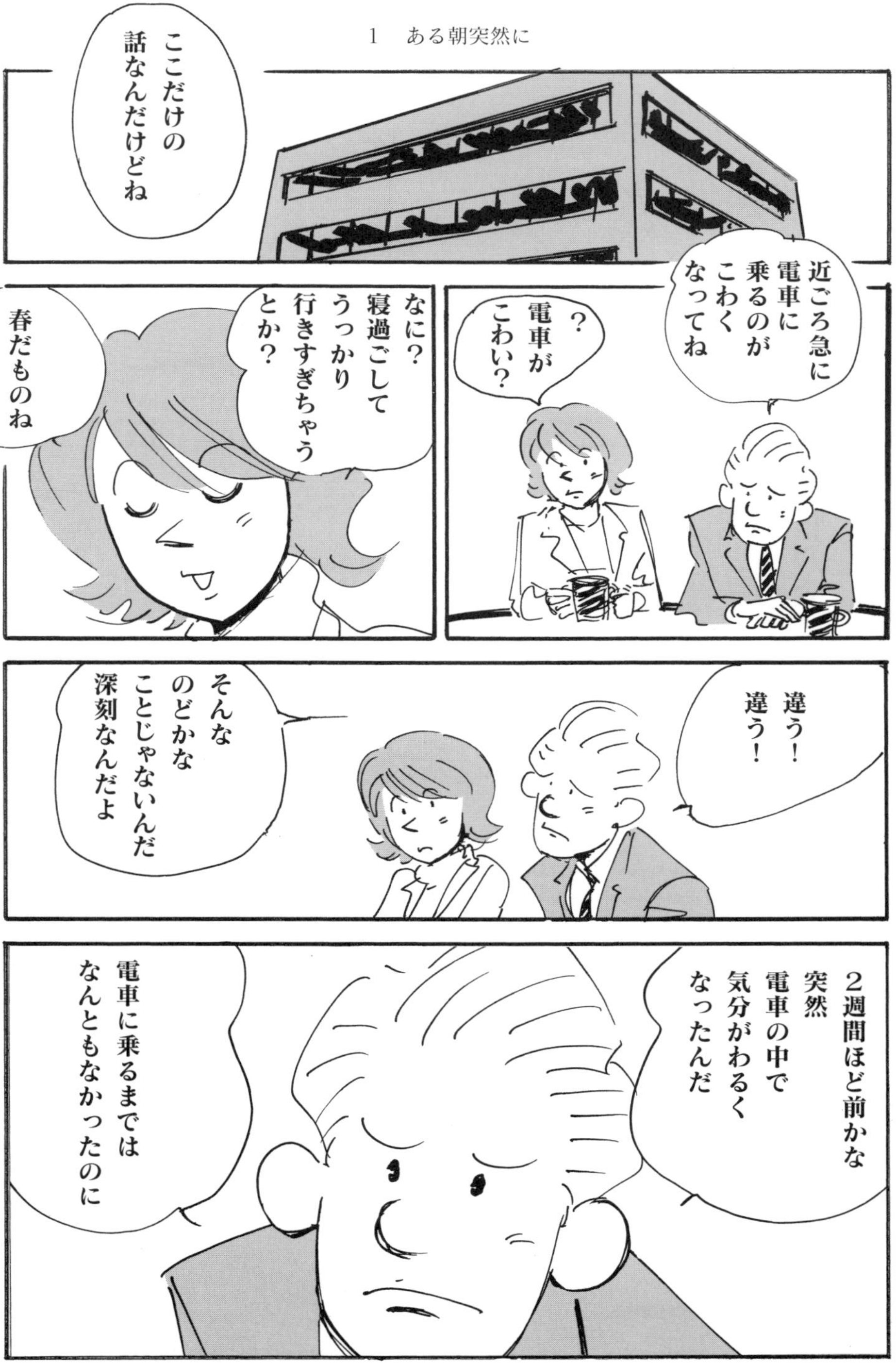
ここだけの話なんだけどね
近ごろ急に電車に乗るのがこわくなってね
？電車がこわい？
なに？寝過ごしてうっかり行きすぎちゃうとか？
春だものね
違う！違う！
そんなのどかなことじゃないんだ深刻なんだよ
２週間ほど前かな突然電車の中で気分がわるくなったんだ
電車に乗るまではなんともなかったのに

しだいに発作が起きた場所を避けるようになります。

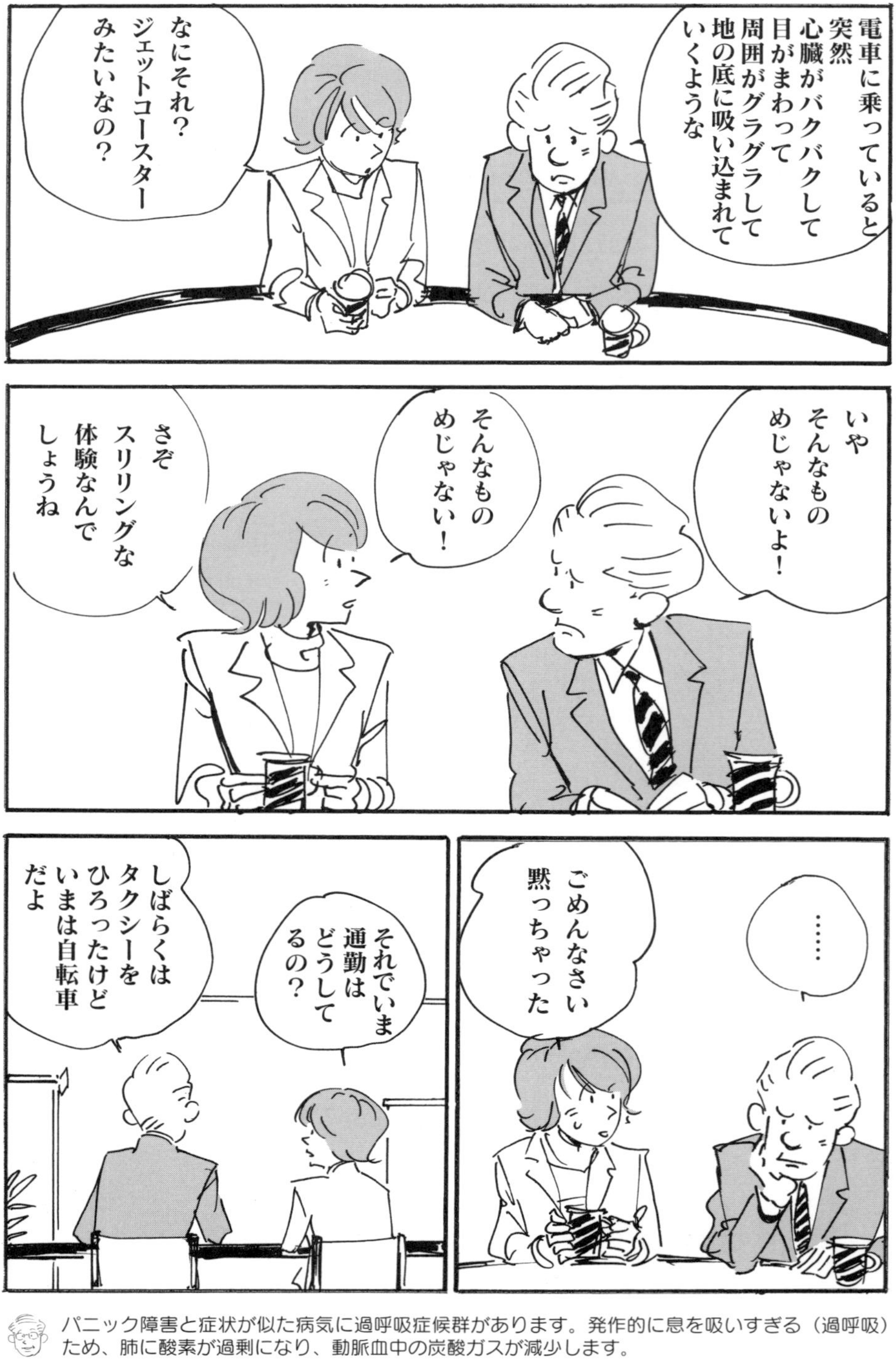
電車に乗っていると突然心臓がバクバクして目がまわって周囲がグラグラして地の底に吸い込まれていくような
なにそれ？ジェットコースターみたいなの？
いやそんなものめじゃないよ！
そんなものめじゃない！
さぞスリリングな体験なんでしょうね
……
ごめんなさい黙っちゃった
それでいま通勤はどうしてるの？
しばらくはタクシーをひろったけどいまは自転車だよ

パニック障害と症状が似た病気に過呼吸症候群があります。発作的に息を吸いすぎる（過呼吸）ため、肺に酸素が過剰になり、動脈血中の炭酸ガスが減少します。

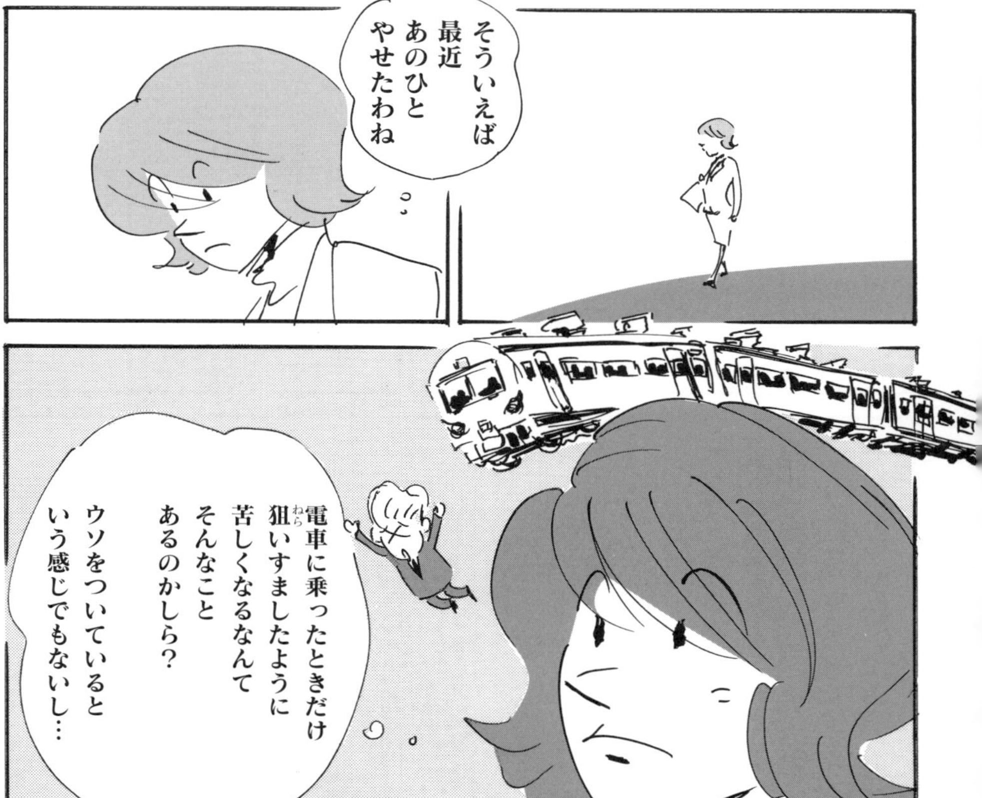
そういえば最近あのひとやせたわね
電車に乗ったときだけ狙《ねら》いすましたように苦しくなるなんてそんなことあるのかしら？
ウソをついているという感じでもないし…
「電車でGO」とかもできないのかしら？
いやそんなことより
電車で出かけなきゃならないことも
あるだろうしたいへんだわ

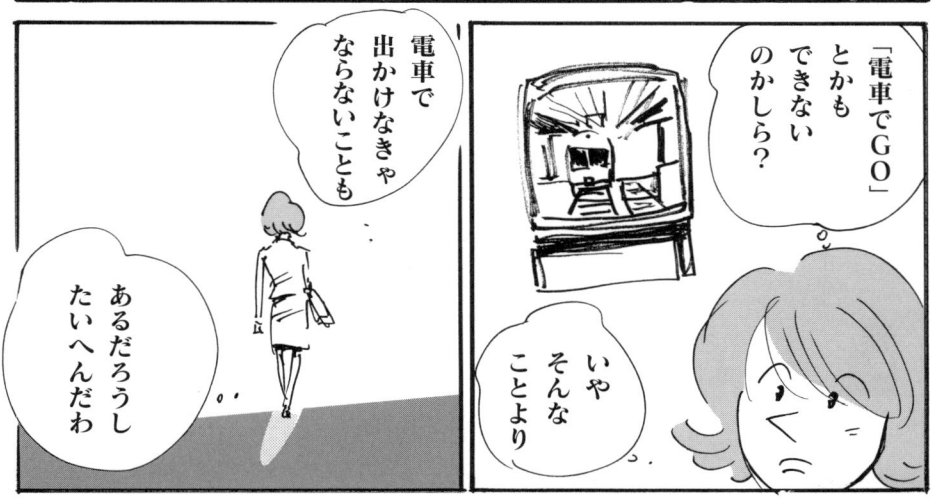

発作が続くと、助けを得られないようなところも避けるようになり、活動の範囲が狭くなってきます。

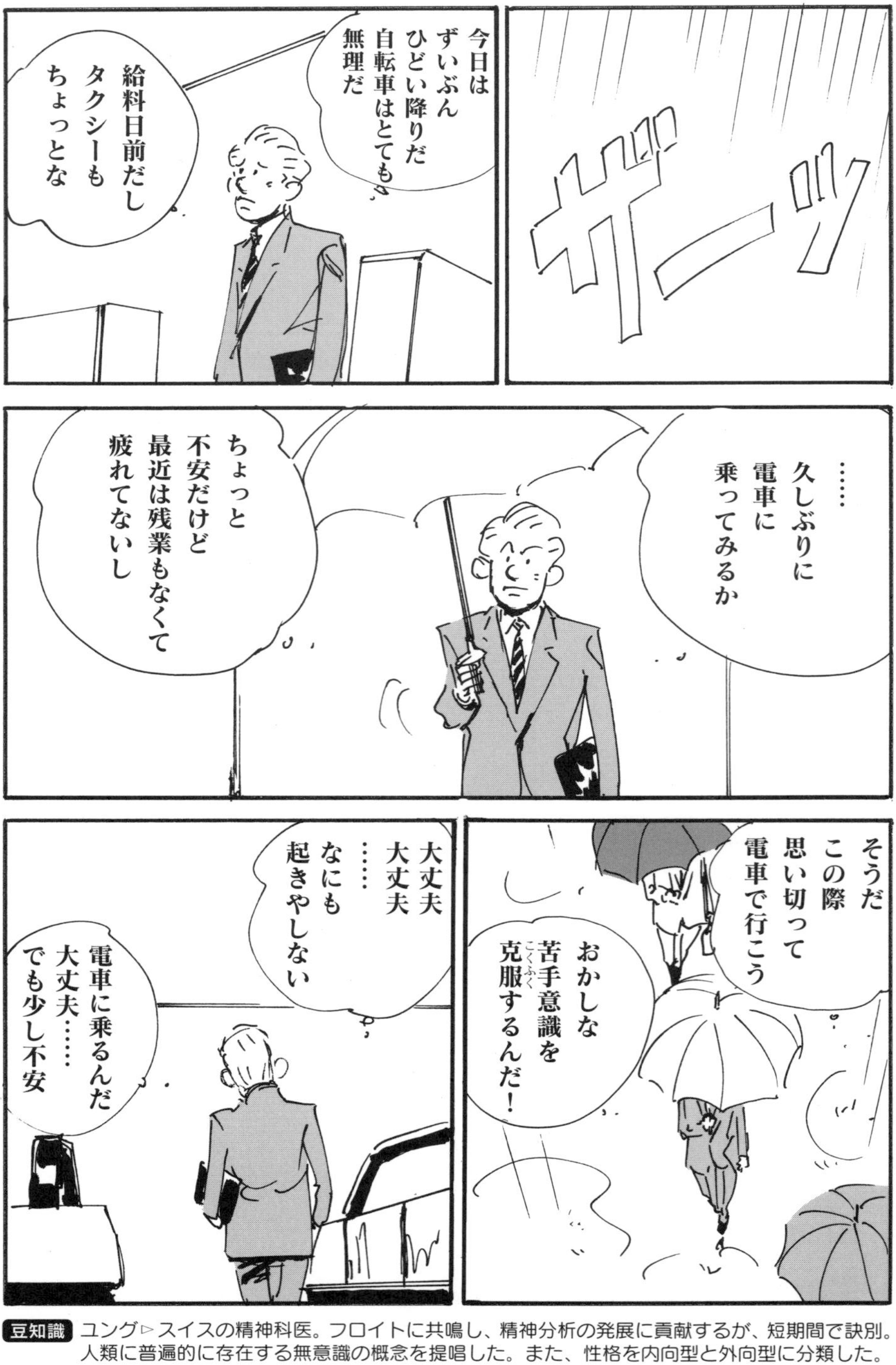
ザーッ
今日は ずいぶん ひどい降りだ 自転車はとても 無理だ
給料日前だし タクシーも ちょっとな
……久しぶりに 電車に 乗ってみるか
ちょっと 不安だけど 最近は残業もなくて 疲れてないし
そうだ この際 思い切って 電車で行こう
おかしな 苦手意識を 克服《こくふく》するんだ!
大丈夫 大丈夫 …… なにも 起きやしない
電車に乗るんだ 大丈夫…… でも少し不安

豆知識 ユング▷スイスの精神科医。フロイトに共鳴し、精神分析の発展に貢献するが、短期間で訣別。人類に普遍的に存在する無意識の概念を提唱した。また、性格を内向型と外向型に分類した。

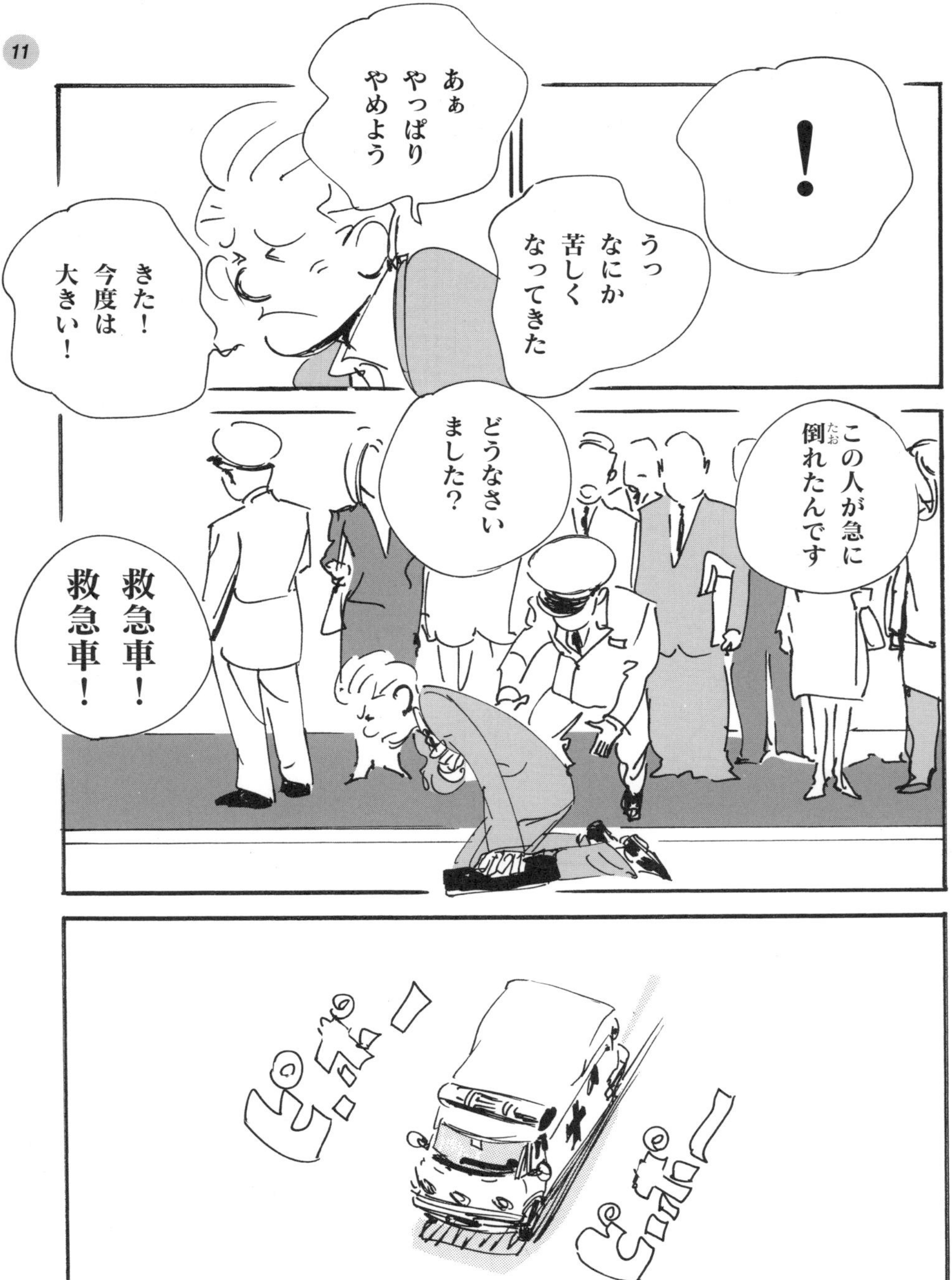
!
うっ なにか 苦しく なってきた
あぁ やっぱり やめよう
きた！ 今度は 大きい！
この人が急に 倒《たお》れたんです
どうなさいました？
救急車！ 救急車！
ピーポー
ピーポー

豆知識 ブロイラー ▻ スイスの精神医学者。精神分裂病という呼称を提唱。さまざまな精神機能の分裂が疾患のもっとも重要な特性であると考えた。

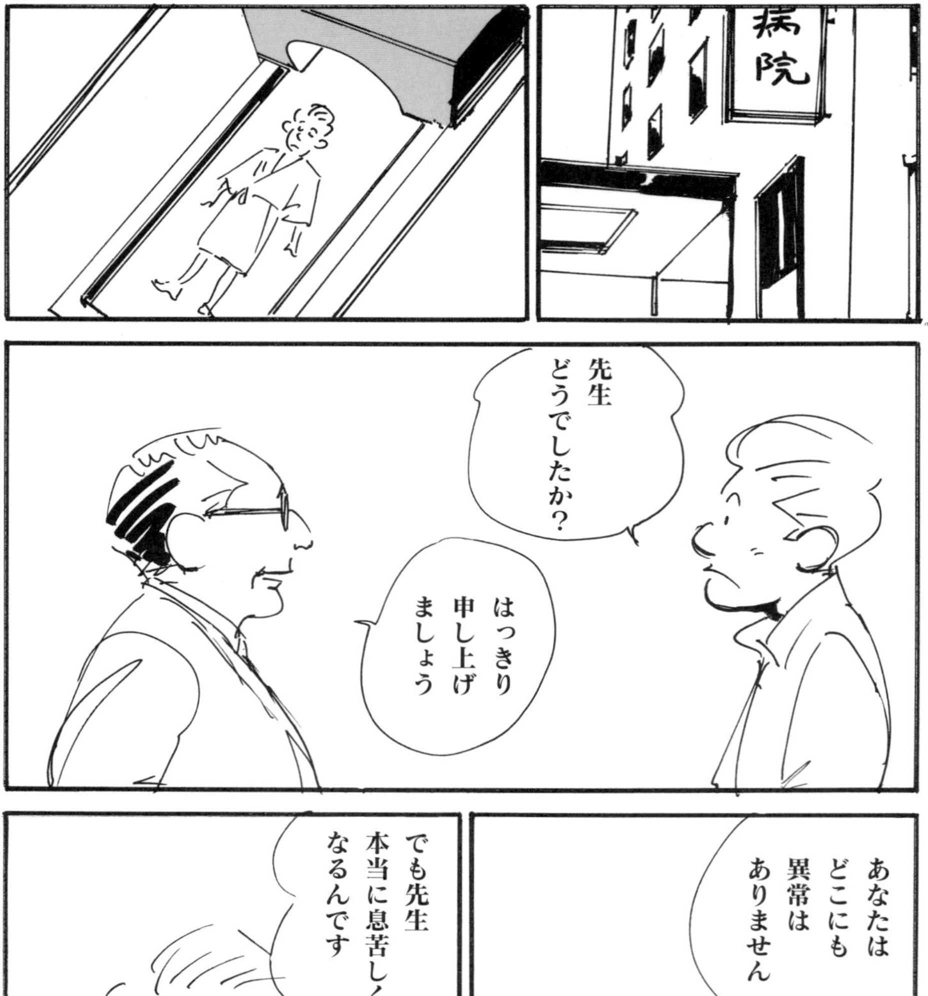
病院
先生どうでしたか？
はっきり申し上げましょう
あなたはどこにも異常はありません
きわめて健康です
でも先生本当に息苦しくなるんです

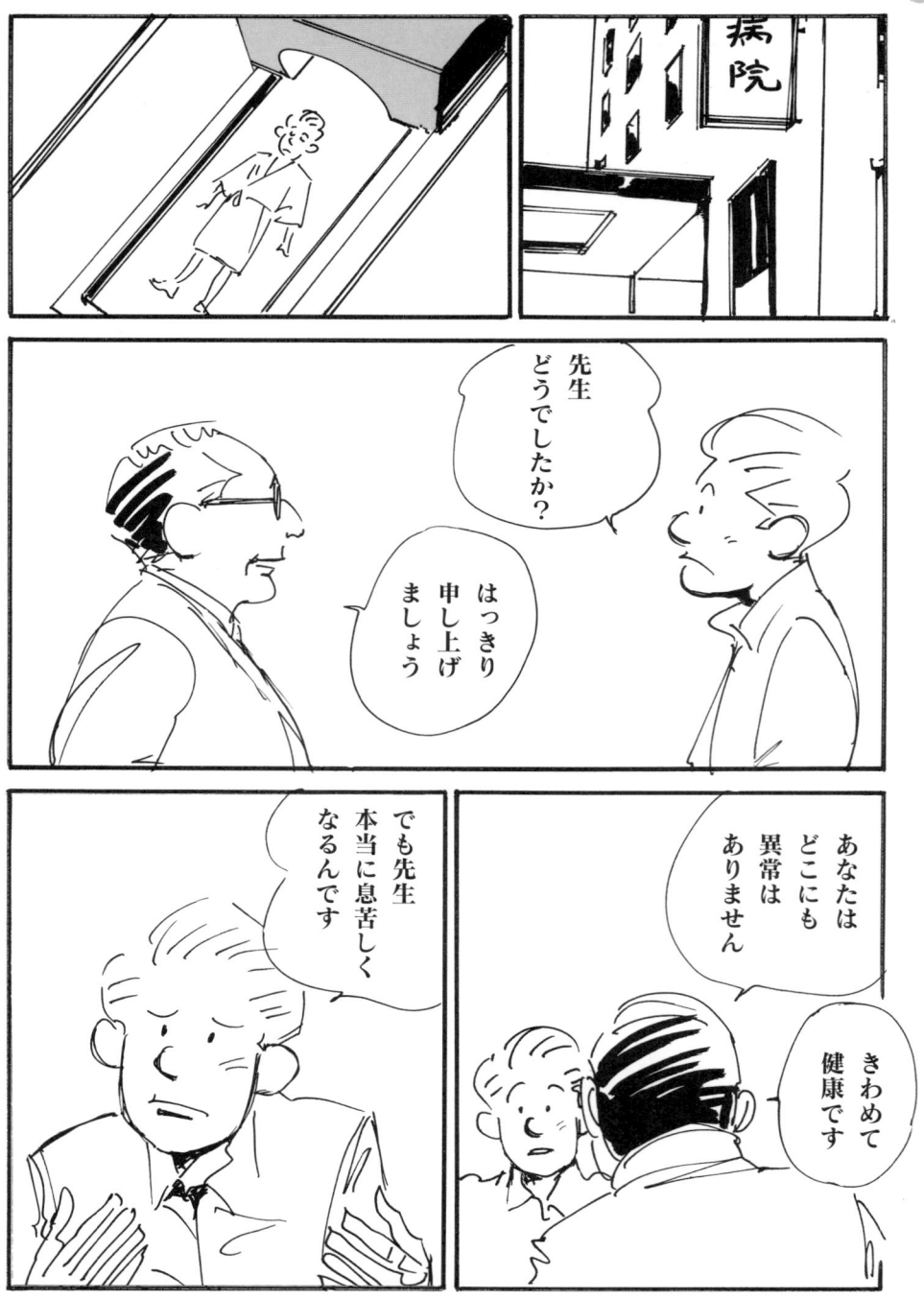

パニック障害の患者さんのうち、初診のときに精神科を訪れる人は10%程度にすぎません。

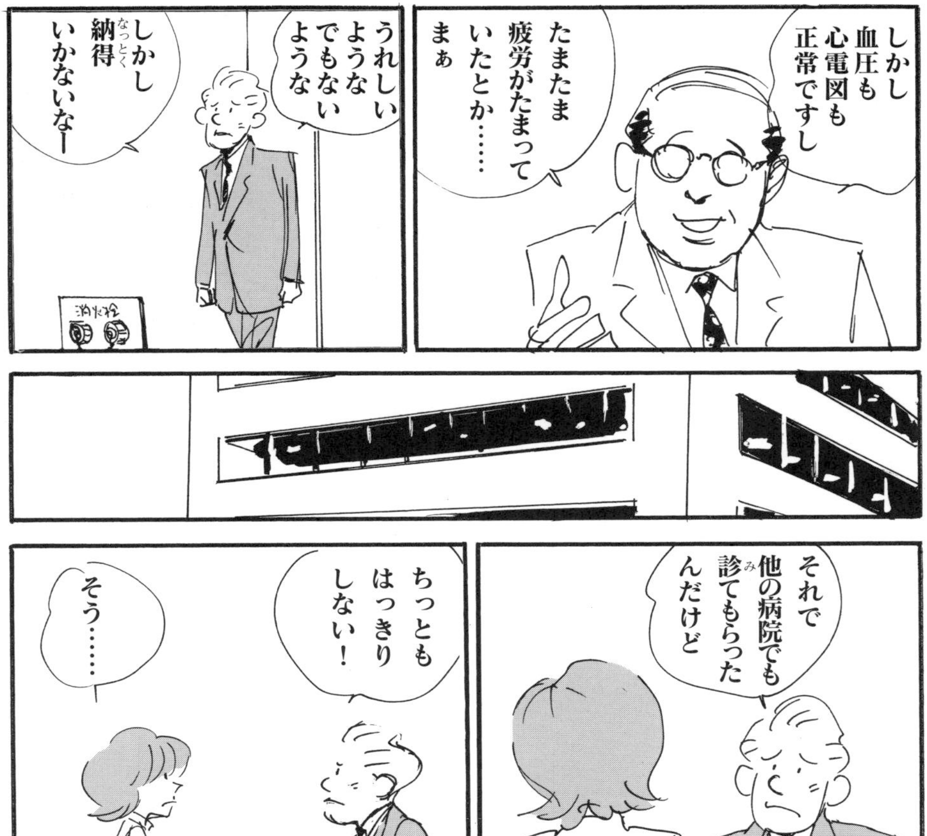
しかし血圧も心電図も正常ですし
たまたま疲労がたまっていたとか……まぁ
うれしいようなでもないような
しかし納得《なっとく》いかないなー
消火栓
それで他の病院でも診《み》てもらったんだけど
ちっともはっきりしない！
そう……
ぼくは現代文明に失望しかけてるね
人類は月にまで行ったってのに僕の胸の痛みひとつ治せやしない！
そうそういう形容もやむをえないほどあなたの苛立《いらだ》ちと失望は深いのね

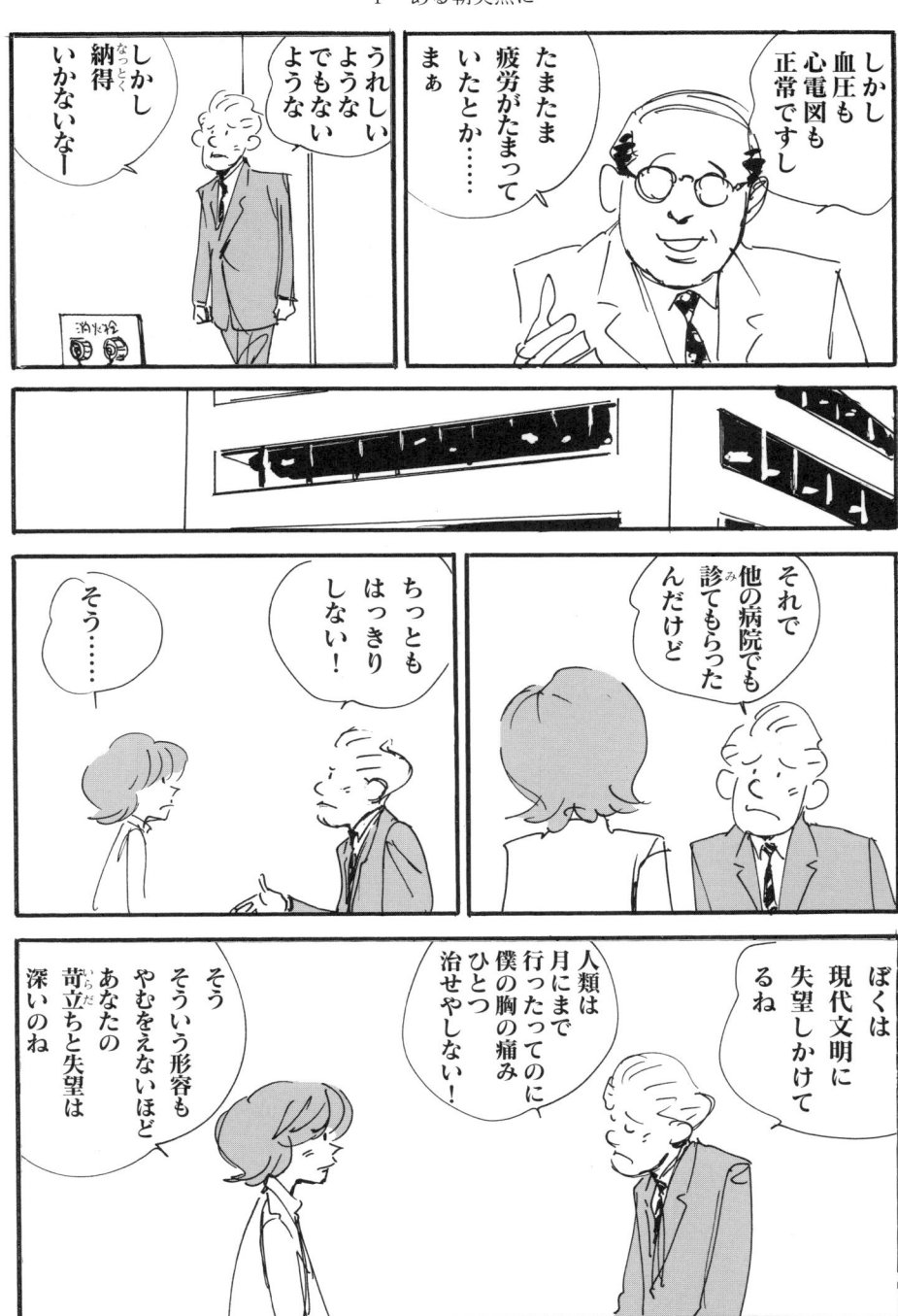

症状が身体的なもののため、正しい診断が遅れる場合が多いのが現状です。

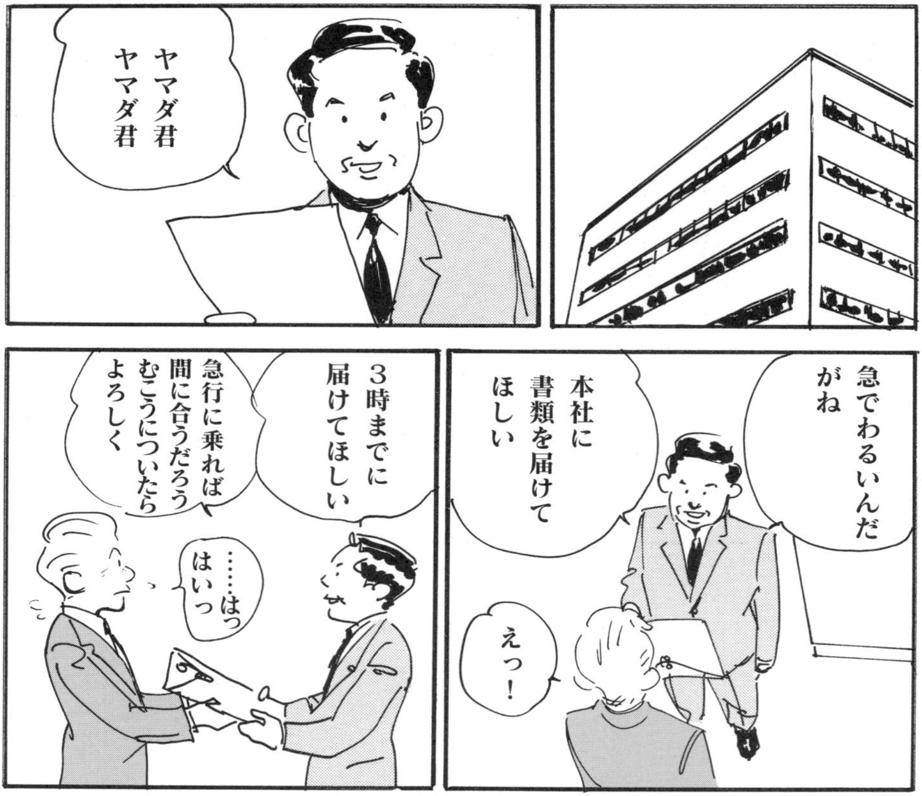
ヤマダ君 ヤマダ君
急でわるいんだ がね
本社に 書類を届けて ほしい
えっ！
3時までに 届けてほしい
急行に乗れば 間に合うだろう むこうについたら よろしく
……はっ はいっ
電車に乗らなきゃ…… 乗らなきゃ 乗らなきゃ
どうしよう！ なにか起きるぞ！ なにか起きるぞ！

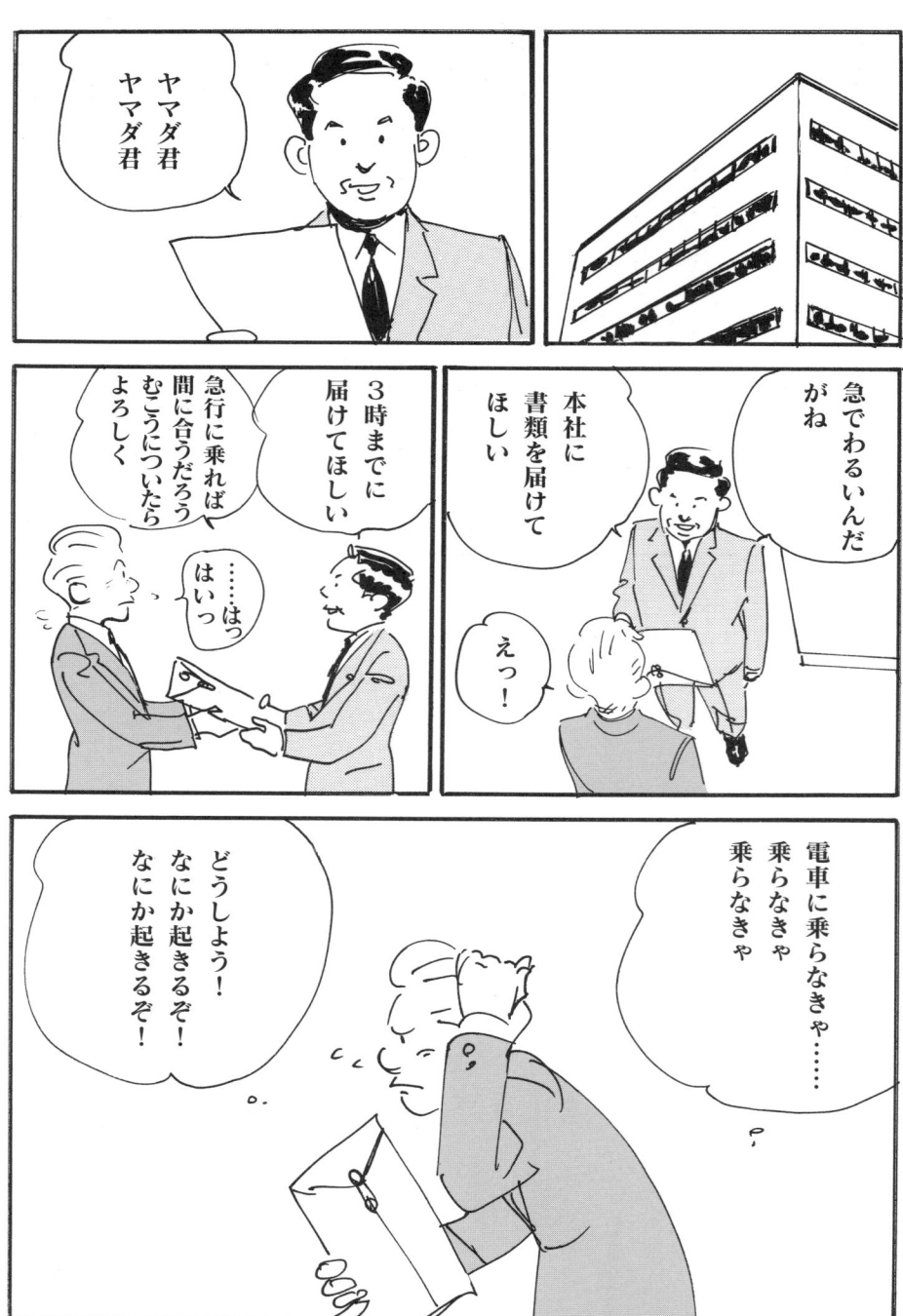

豆知識 シャルコー▷フランスの神経学者。パリのサルペトリエール病院の教授として多くの業績を残す。神経症、とくにヒステリーに関する研究は精神医学者の関心を心理現象研究に向けさせた。

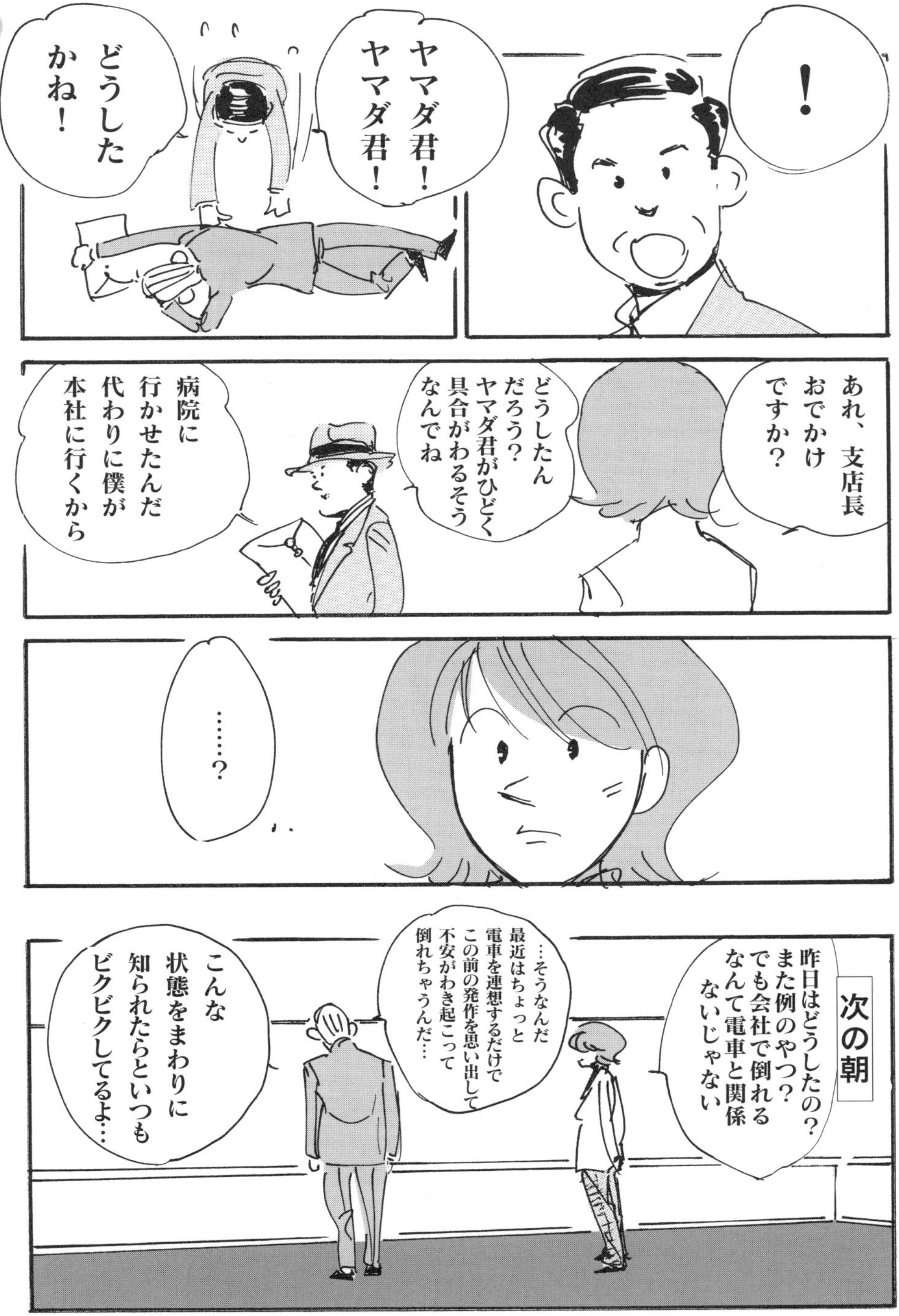
！
ヤマダ君！ヤマダ君！
どうしたかね！
あれ、支店長おでかけですか？
どうしたんだろう？ヤマダ君がひどく具合がわるそうなんでね
病院に行かせたんだ代わりに本社に行くから
……？
次の朝
昨日はどうしたの？また例のやつ？でも会社で倒れるなんて電車と関係ないじゃない
…そうなんだ最近はちょっと電車を連想するだけでこの前の発作を思い出して不安がわき起こって倒れちゃうんだ…
こんな状態をまわりに知られたらといつもビクビクしてるよ…

治療が行われないと症状が進行して「外出が怖い」「電車に乗れない」など、社会生活に支障をきたすようになります。

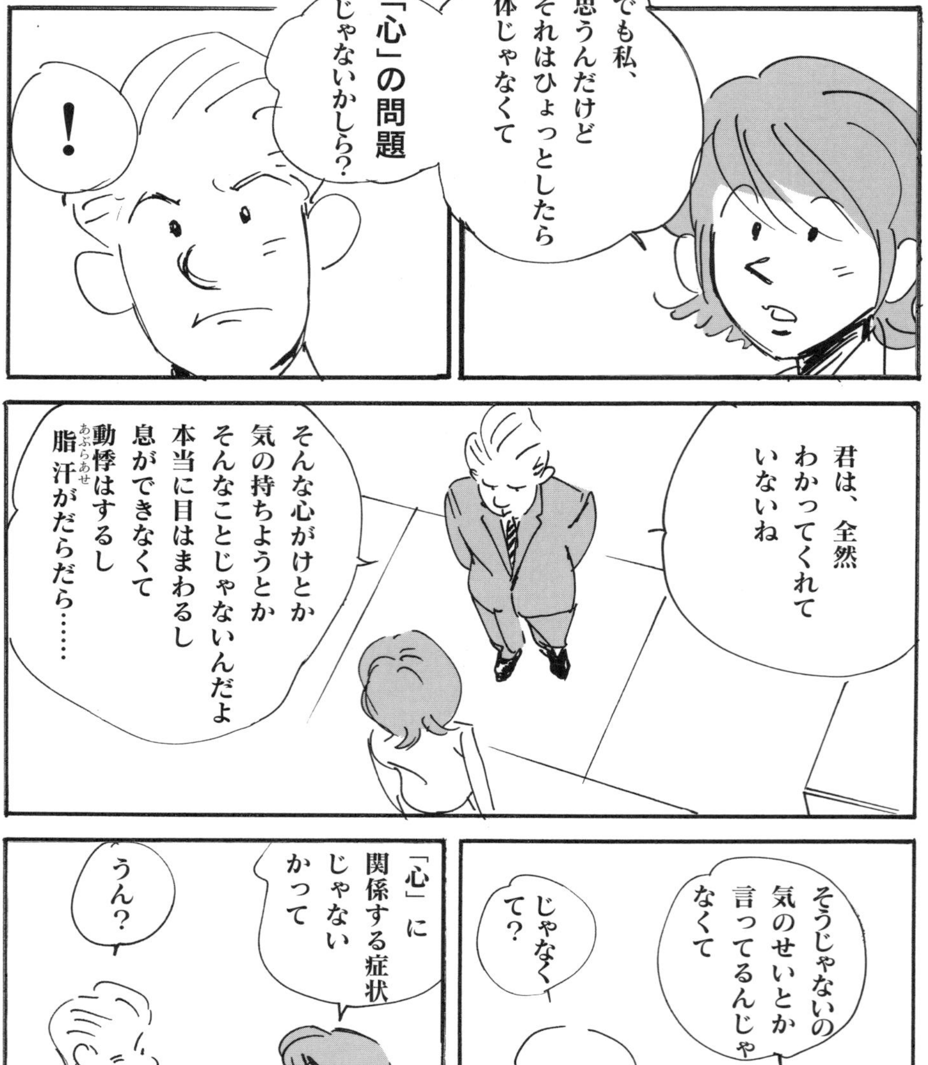
でも私、思うんだけど それはひょっとしたら 体じゃなくて
「心」の問題じゃないかしら？
！
君は、全然わかってくれていないね
そんな心がけとか気の持ちようとか そんなことじゃないんだよ 本当に目はまわるし 息ができなくて 動悸はするし 脂汗《あぶらあせ》がだらだら……
そうじゃないの 気のせいとか言ってるんじゃなくて
じゃなくて？
「心」に関係する症状じゃないかって
うん？

豆知識 ピネル▷フランスの精神医学者。近代精神医学の創始者。フランス革命時代、永年鎖につながれていた精神障害者を解放。これは精神医学に新しい時代を迎える画期的なできごとであった。

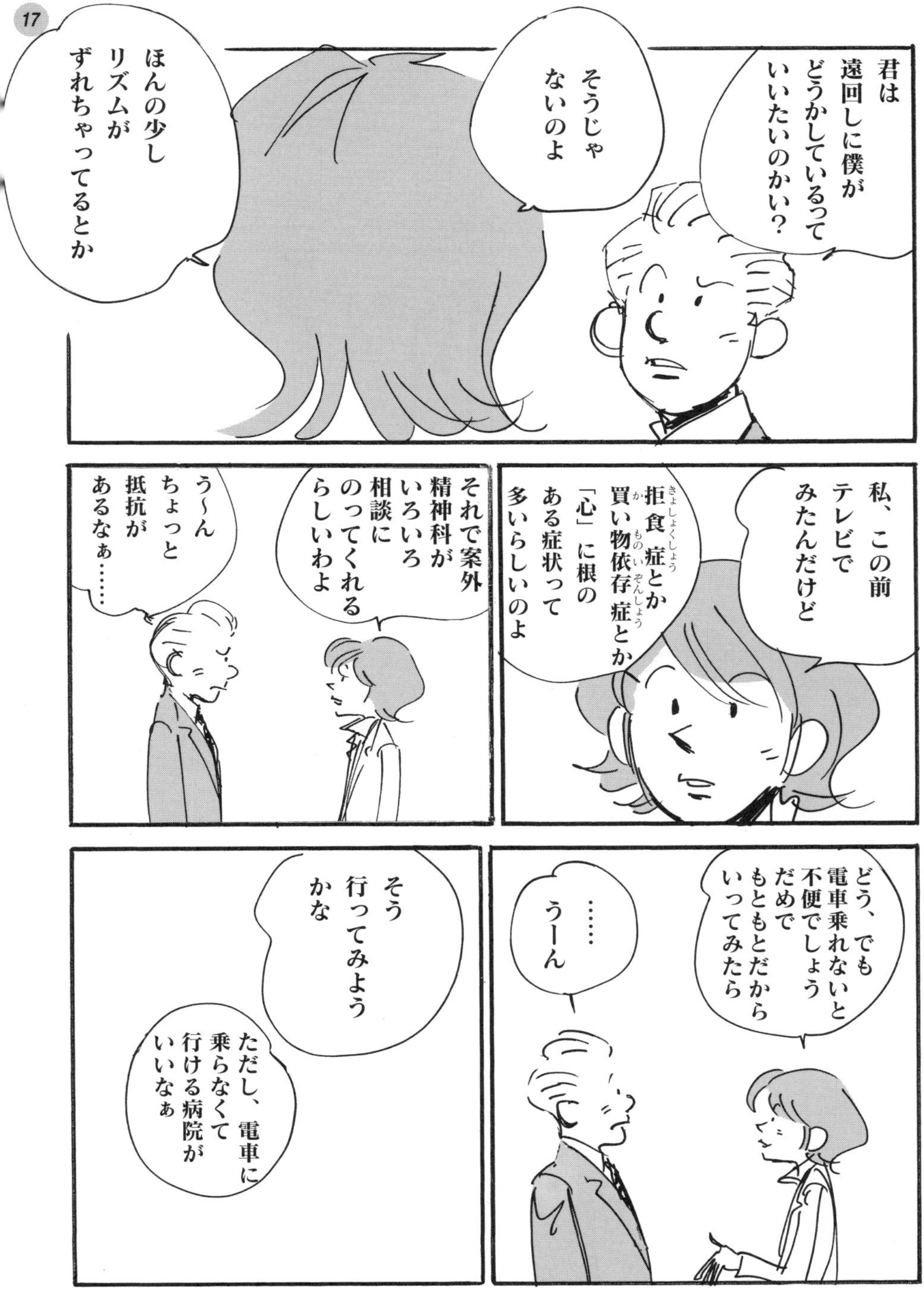

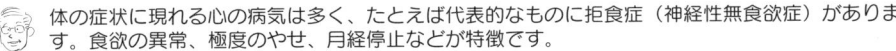

体の症状に現れる心の病気は多く、たとえば代表的なものに拒食症（神経性無食欲症）があります。食欲の異常、極度のやせ、月経停止などが特徴です。

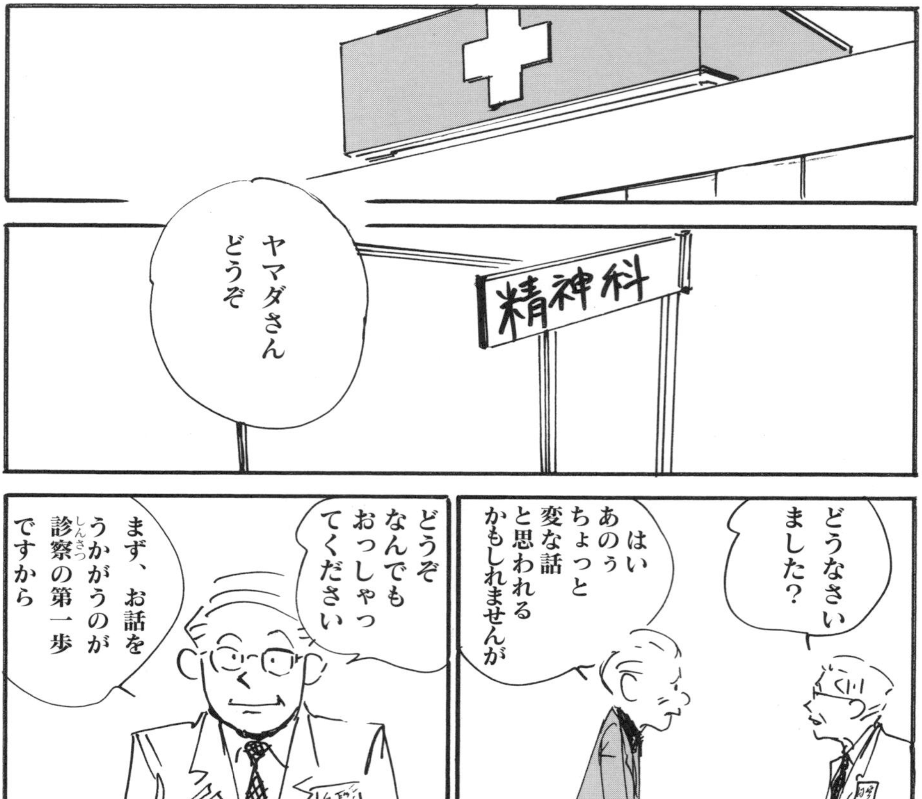
ヤマダさん どうぞ
精神科
どうなさいました？
はい あのぅ ちょっと変な話と思われるかもしれませんが
どうぞ なんでもおっしゃってください
まず、お話をうかがうのが診察《しんさつ》の第一歩ですから
発作のような いえ、発作です！ ときどき、はげしい動悸があって心臓がパンクしそうになるんです
とうとう倒れて救急車で運ばれたんです
そのときはこのまま死ぬかと思いました
……それで 病院では どういう 診断でした？

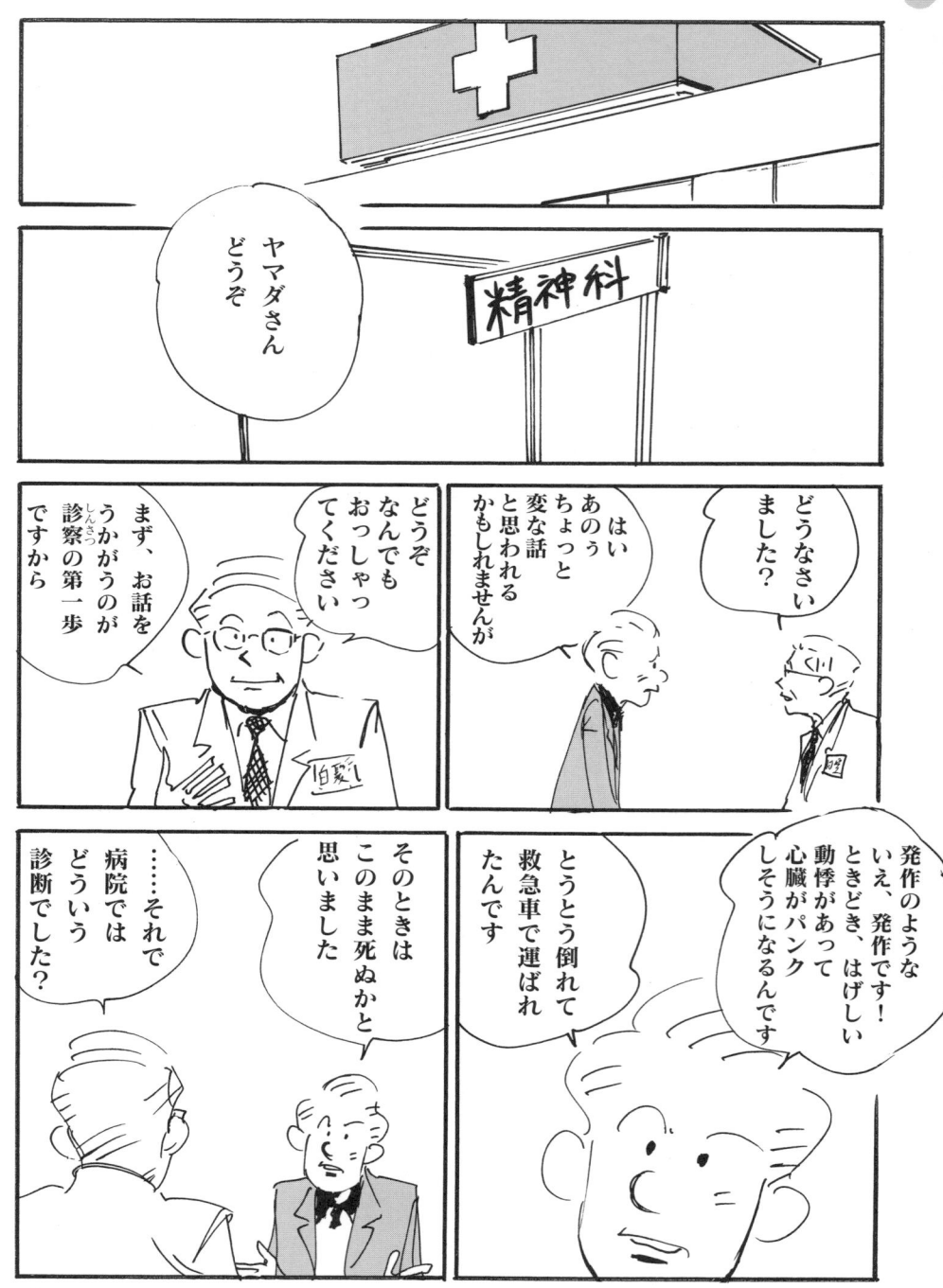

良いドクターの条件の一つとして、ゆっくり話をきいてくれることがあげられます。

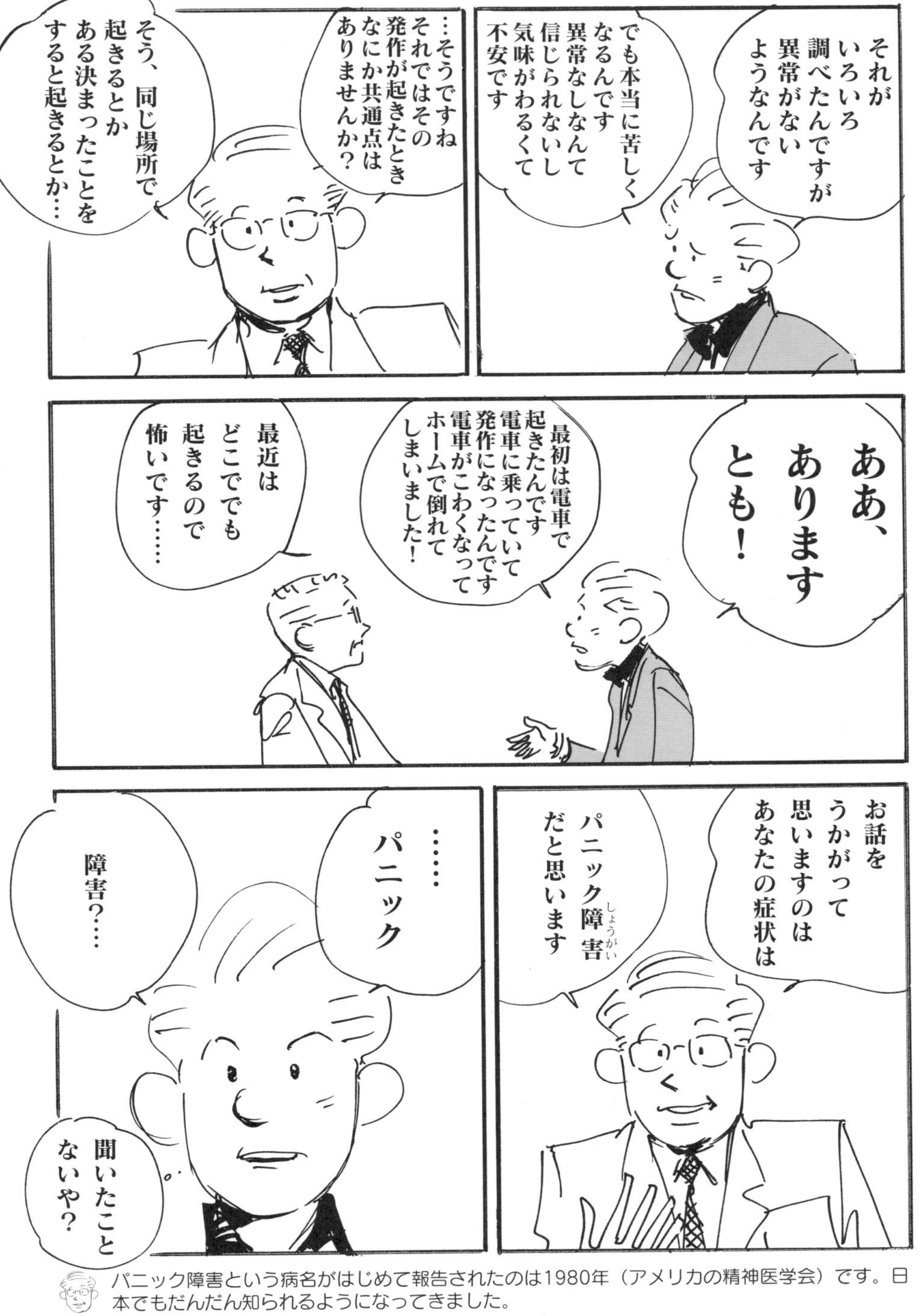
それがいろいろ調べたんですが異常がないようなんです
でも本当に苦しくなるんです異常なしなんて信じられないし気味がわるくて不安です
…そうですねそれではその発作が起きたときなにか共通点はありませんか?
そう、同じ場所で起きるとかある決まったことをすると起きるとか…
ああ、ありますとも!
最初は電車で起きたんです電車に乗っていて発作になったんです電車がこわくなってホームで倒れてしまいました!
最近はどこででも起きるので怖いです……
お話をうかがって思いますのはあなたの症状は
パニック障害《しょうがい》だと思います
……パニック
障害?….
聞いたことないや?

パニック障害という病名がはじめて報告されたのは1980年（アメリカの精神医学会）です。日本でもだんだん知られるようになってきました。

!

パニック障害だとは気がつかない場合が多い

100人中1～2人にみられる頻度《ひんど》の高い病気です。

まだよく知られていないので他の病気とまちがわれやすく、動悸がしたり息苦しくなるため、不整脈《ふせいみゃく》や狭心症《きょうしんしょう》といった心臓《しんぞう》の病気や、ぜんそくや過換気症候群《かかんきしょうこうぐん》といった呼吸器《こきゅうき》の病気だと思い込んでしまうことがあります。

パニック障害の患者さんのうち、最初に精神科を訪れた人は10%程度*にすぎません。残りの人は、いわゆる「ドクター・ショッピング」といわれるように、他の科やいろいろな病院をまわってから精神科を受診しています。まわっている主な科は、内科《ないか》・耳鼻科《じびか》・産婦人科《さんふじんか》などです。またパニック障害と診断されるまでに、70%もの人が10回以上もドクター・ショッピングを重ねているという調査結果**もあります。

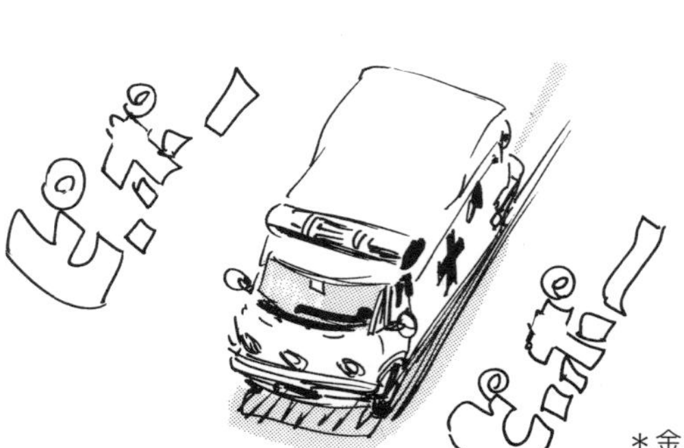

＊金沢大学病院神経科精神科の調査から

＊＊Sheehan、D.V.らの研究から

心のクリニック

パニック障害

？

どんな病気

とつぜんはげしい不安感をともなって、「胸がドキドキ（動悸《どうき》が）する」「息が苦しくなる」「めまいがする」などの発作《ほっさ》が起きます。

特別な原因や何の前ぶれもなく、このような発作が繰り返し起きる病気です。

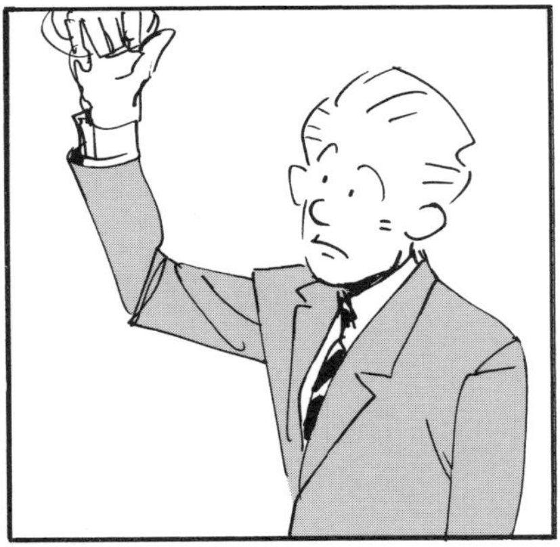

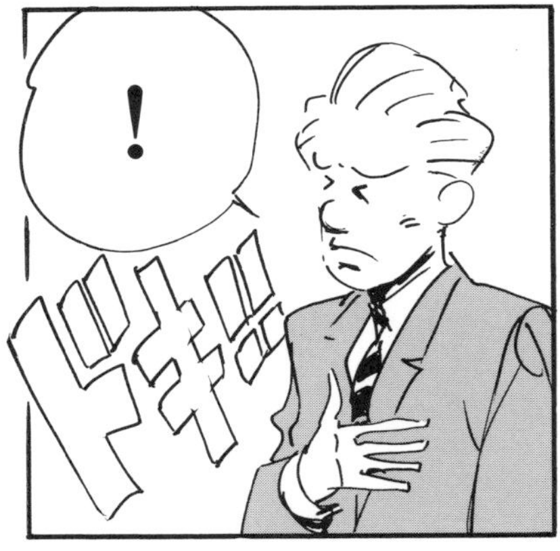

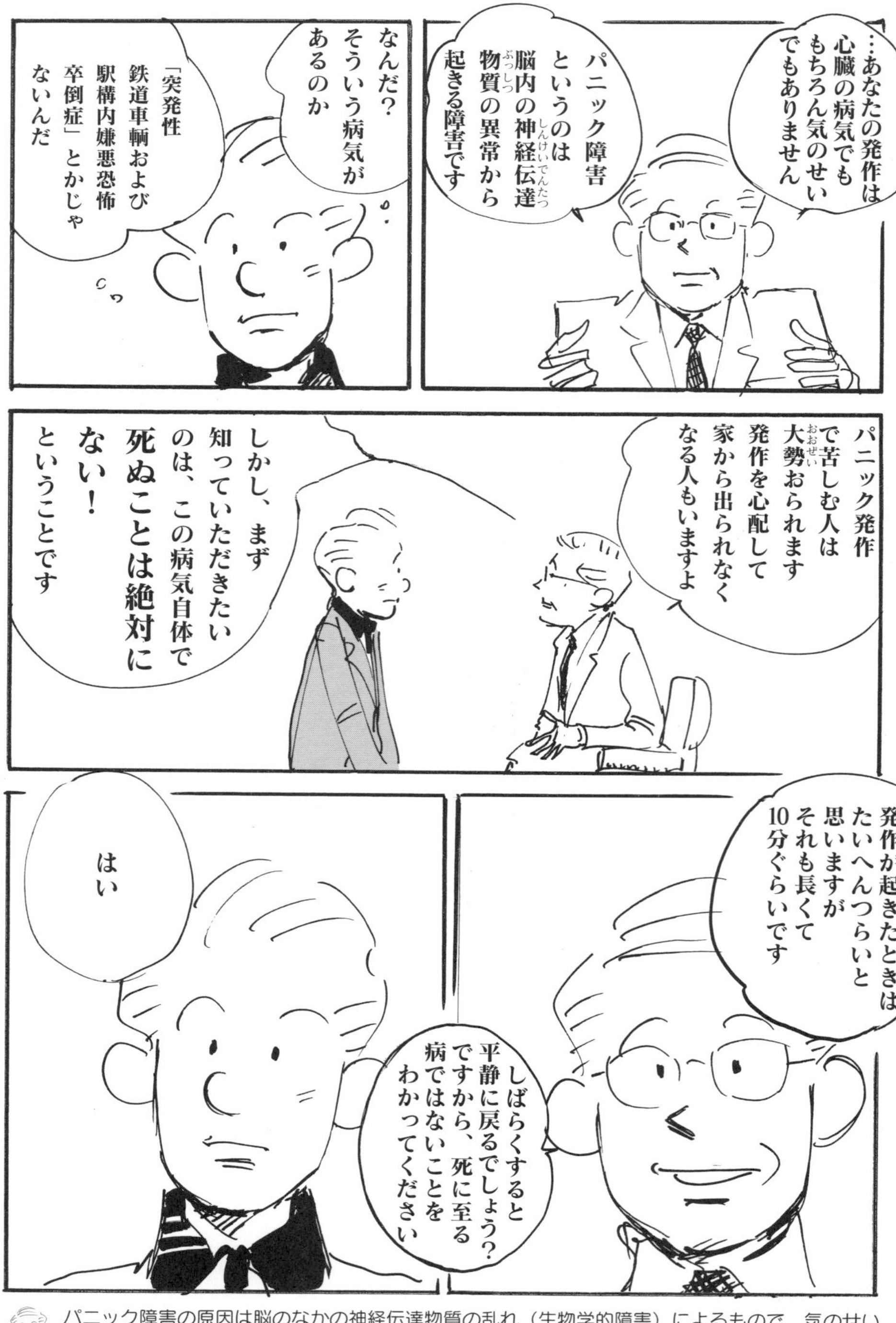
…あなたの発作は心臓の病気でももちろん気のせいでもありません
パニック障害というのは脳内の神経伝達《しんけいでんたつ》物質《ぶっしつ》の異常から起きる障害です
なんだ？そういう病気があるのか
「突発性鉄道車輛および駅構内嫌悪恐怖卒倒症」とかじゃないんだ
パニック発作で苦しむ人は大勢《おおぜい》おられます発作を心配して家から出られなくなる人もいますよ
しかし、まず知っていただきたいのは、この病気自体で死ぬことは絶対にない！ということです
発作が起きたときはたいへんつらいと思いますがそれも長くて10分ぐらいです
しばらくすると平静に戻るでしょう？ですから、死に至る病ではないことをわかってください
はい

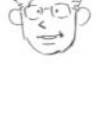
パニック障害の原因は脳のなかの神経伝達物質の乱れ（生物学的障害）によるもので、気のせいや心の弱さが原因ではありません。

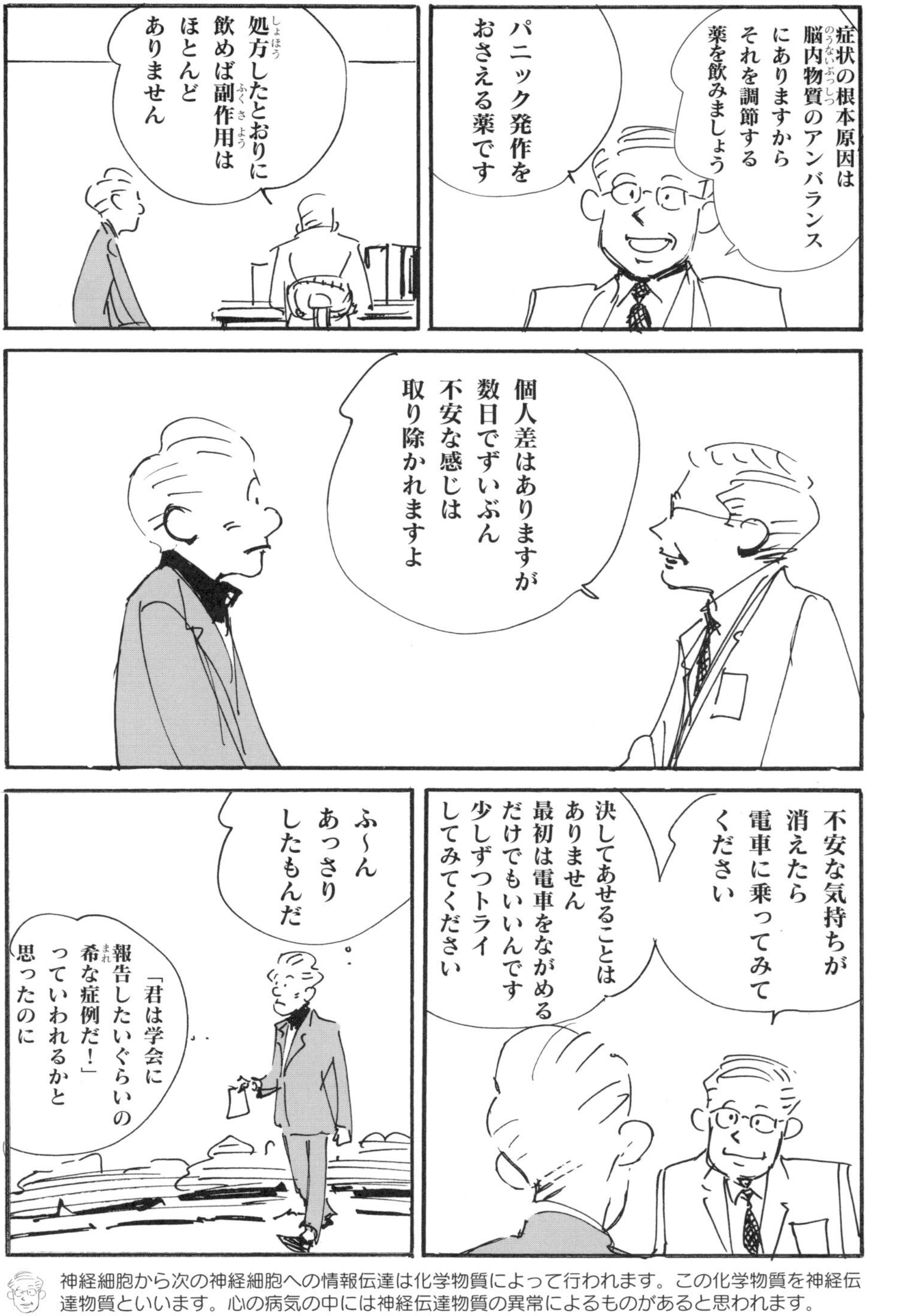

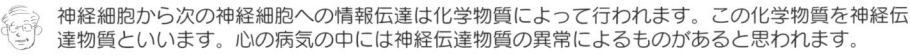

神経細胞から次の神経細胞への情報伝達は化学物質によって行われます。この化学物質を神経伝達物質といいます。心の病気の中には神経伝達物質の異常によるものがあると思われます。

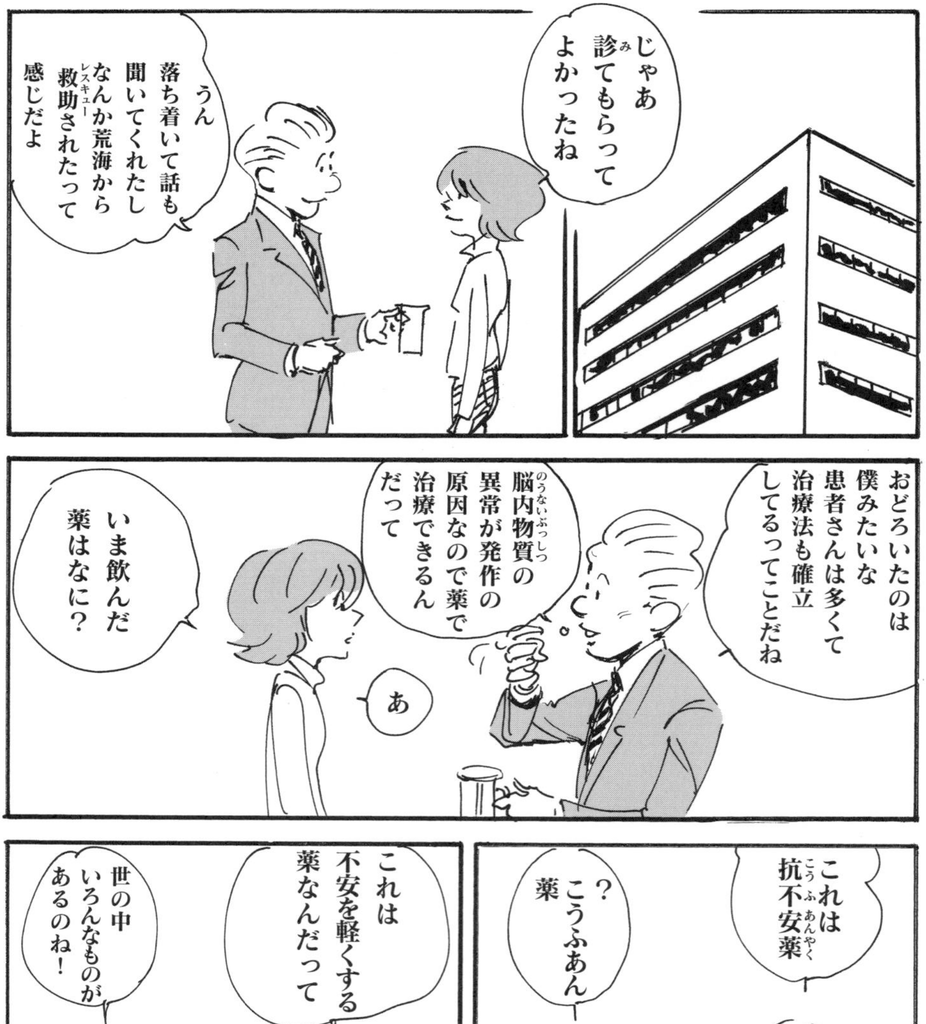

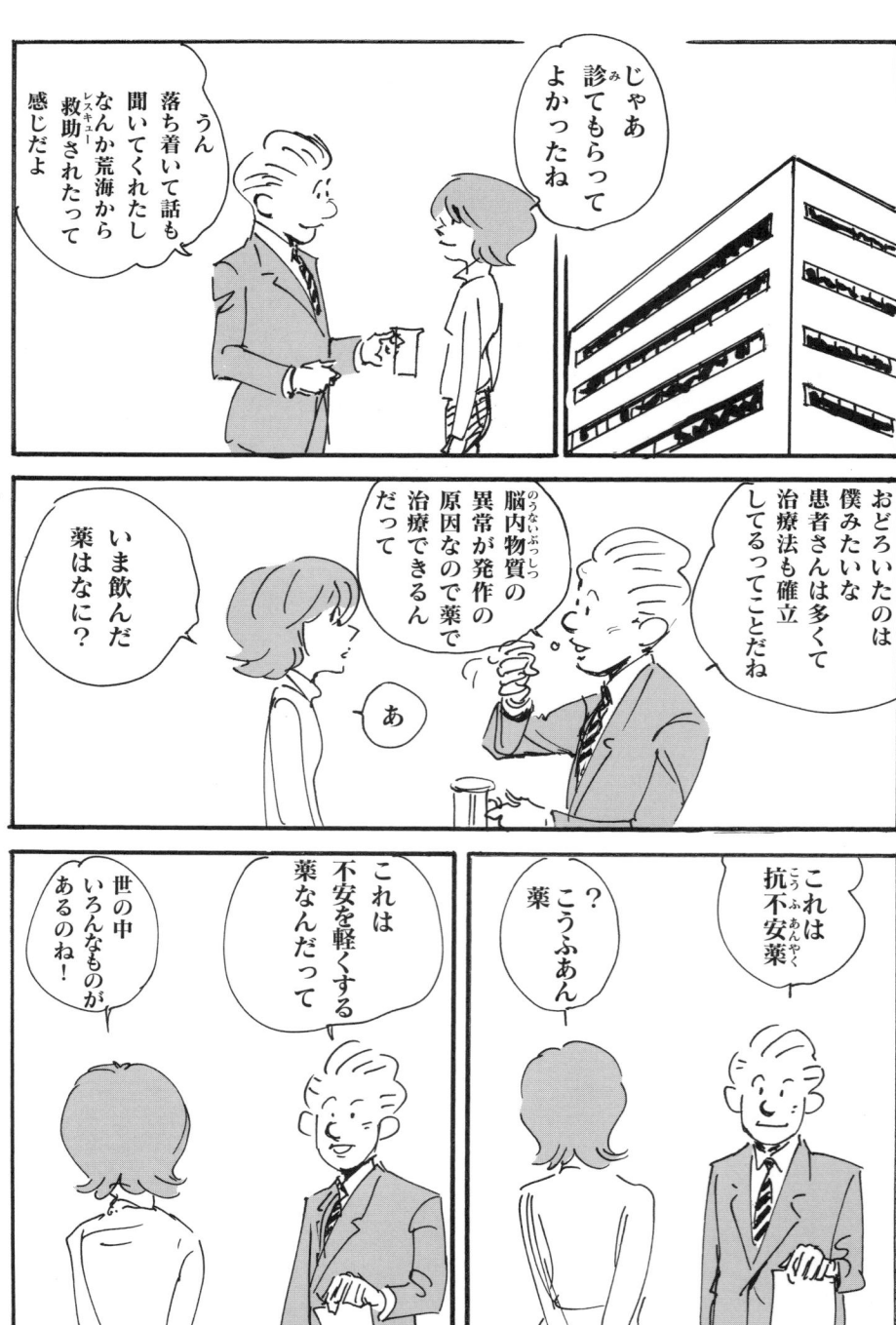

パニック障害が進行すると「ひきこもり状態」や「うつ状態」になるケースもあります。このような場合は自殺を考えることもあります。

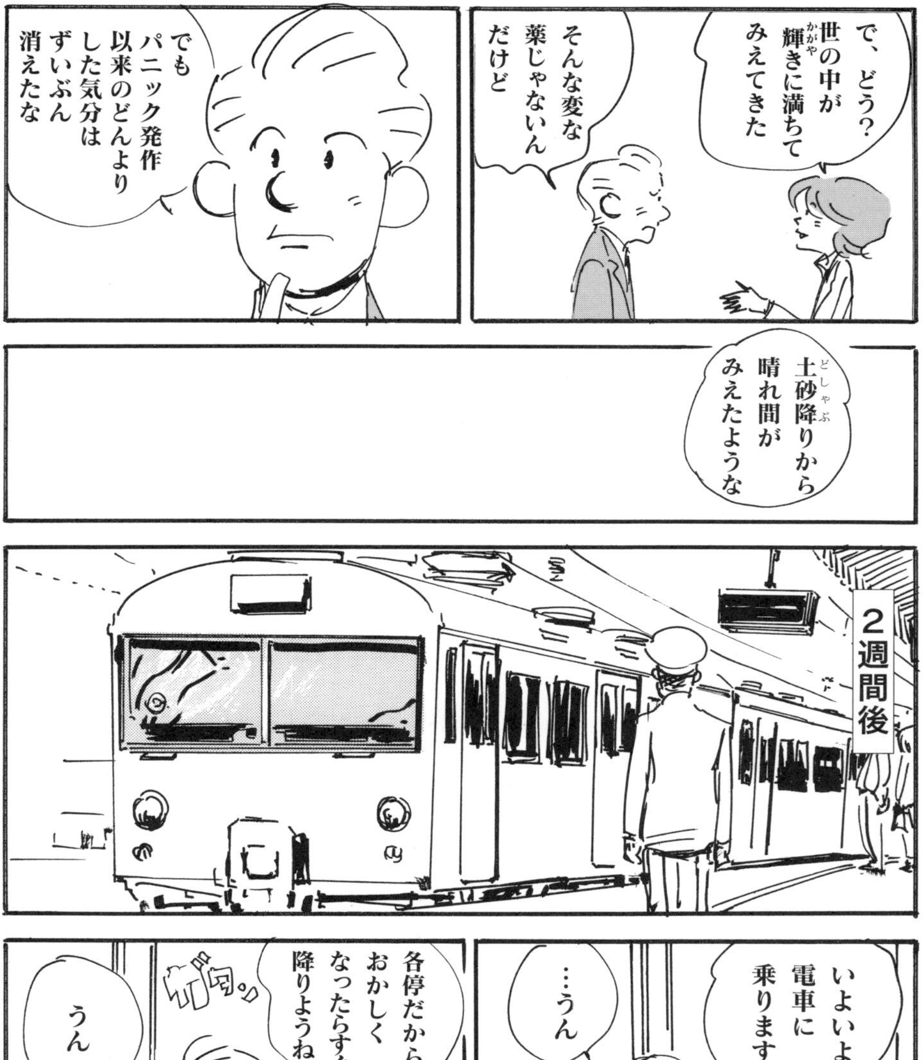
で、どう？世の中が輝《かがや》きに満ちてみえてきた
そんな変な薬じゃないんだけど
でもパニック発作以来のどんよりした気分はずいぶん消えたな
土砂《どしゃ》降《ぶ》りから晴れ間がみえたような
2週間後
いよいよ電車に乗ります
…うん
各停だからおかしくなったらすぐ降りようね
うん

薬がきいたからといって急にやめてしまうと、反動でかえって発作が起きやすくなることがあります。

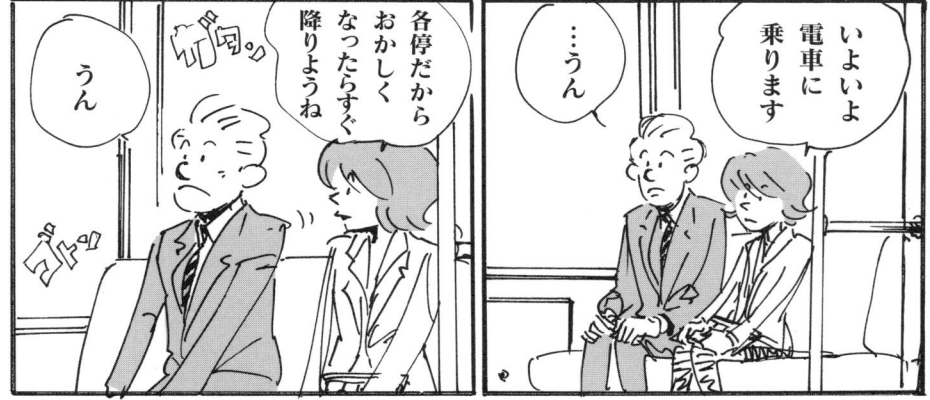

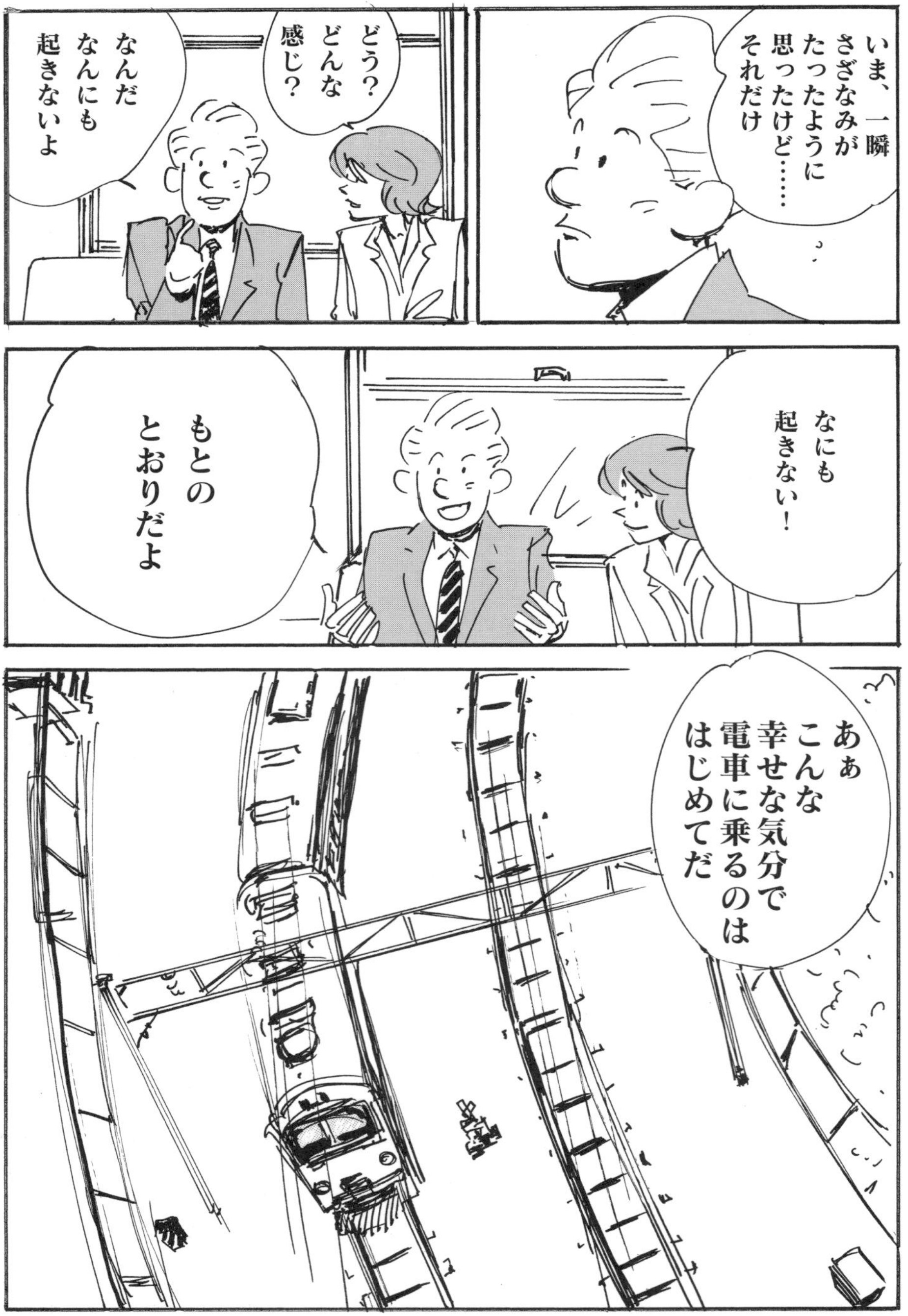

いま、一瞬 さざなみが たったように 思ったけど…… それだけ
どう？ どんな 感じ？
なんだ なんにも 起きないよ
なにも 起きない！
もとの とおりだよ
あぁ こんな 幸せな気分で 電車に乗るのは はじめてだ

心のクリニック

パニック障害

原因

パニック発作《ほっさ》は心臓《しんぞう》や呼吸器《こきゅうき》などの不調が原因で起こるのではないので、検査しても異常が認められないのが特徴です。異常が見つからないといっても、気のせいや性格、ものの考え方で起こるわけではありません。体のメカニズム（神経伝達物質《しんけいでんたつぶっしつ》）の乱れから、心臓や呼吸器が原因であるかのような発作が起きるのです。

症状

①強い恐怖感やこのまま死ぬのじゃないかと感じるような不安感とともに、以下のような症状が起こります。

- 心臓がバクバクあるいはドキドキする（動悸《どうき》）
- 息がつまる（呼吸ができない、過呼吸《かこきゅう》）
- めまいがする
- 体や手足が震《ふる》える
- 吐《は》き気がする

②発作が何回も起こると「また起きるのではないか」「外出先で起きたらどうしよう」などと思って、不安がますます強くなります（予期不《よきふ》安《あん》）。

③予期不安のために過去に発作が起きた場所、発作が起きても逃げられない所、電車の中や人ごみ、逆に誰もいない場所などを避けるようになります（回避行動《かいひこうどう》）。

④回避行動のために日常生活がスムーズに送れなくなり、自分に自信がもてなくなって、ゆううつな気分が続くことも少なくありません。

⑤パニック障害の発作には、いまにも死ぬのではないかと思うほどの恐怖感をともないますが、決して発作で死ぬことはありません。また発作も多くの場合、10分以内に自然におさまります。

治療

きちんと治療《ちりょう》すれば治ります。パニック障害《しょうがい》の正確な診断から治療は始まります。まず自分の病気の正体を知り、適切な治療に取り組みましょう。

抗《こう》パニック薬《やく》の作用で神経伝達物質《しんけいでんたつぶっしつ》の乱れがおさまり、発作は起きなくなります。

使われている薬には①三環系抗《さんかんけいこう》うつ薬《やく》、②ベンゾジアゼピン系抗不安《けいこうふあん》薬《やく》、③SSRI*などがあります。十分な効果を得るのに、1か月くらい必要なものもあります。いずれも、口の渇《かわ》きやねむけといった多少の副作《ふくさ》用《よう》はありますが、医者の指示通り使用すれば心配はありません。

効果発現《こうかはつげん》の比較的速いベンゾジアゼピン系抗不安薬で治療を始め、その後は症状にあわせて別の薬を使うのが効果的です。

発作《ほっさ》が起きないという実感がもてるようになったら、避《さ》けていた場所や状況に少しずつ挑戦してみます（回避行動《かいひこうどう》への挑戦）。

この挑戦を「エキスポージャー（暴露《ばくろ》）療法《りょうほう》」といいます。

恐怖や不安の強弱にあわせて課題を決め、弱いものから強いものへと段階的に実行します。

医者の指示を守り、適切な治療をあせらずに続けることが大切です。

＊SSRI：選択的《せんたくてき》セロトニン再《さい》取《と》り込み阻害薬《そがいやく》

2　手を洗わずにいられない

強迫性障害（OCD）

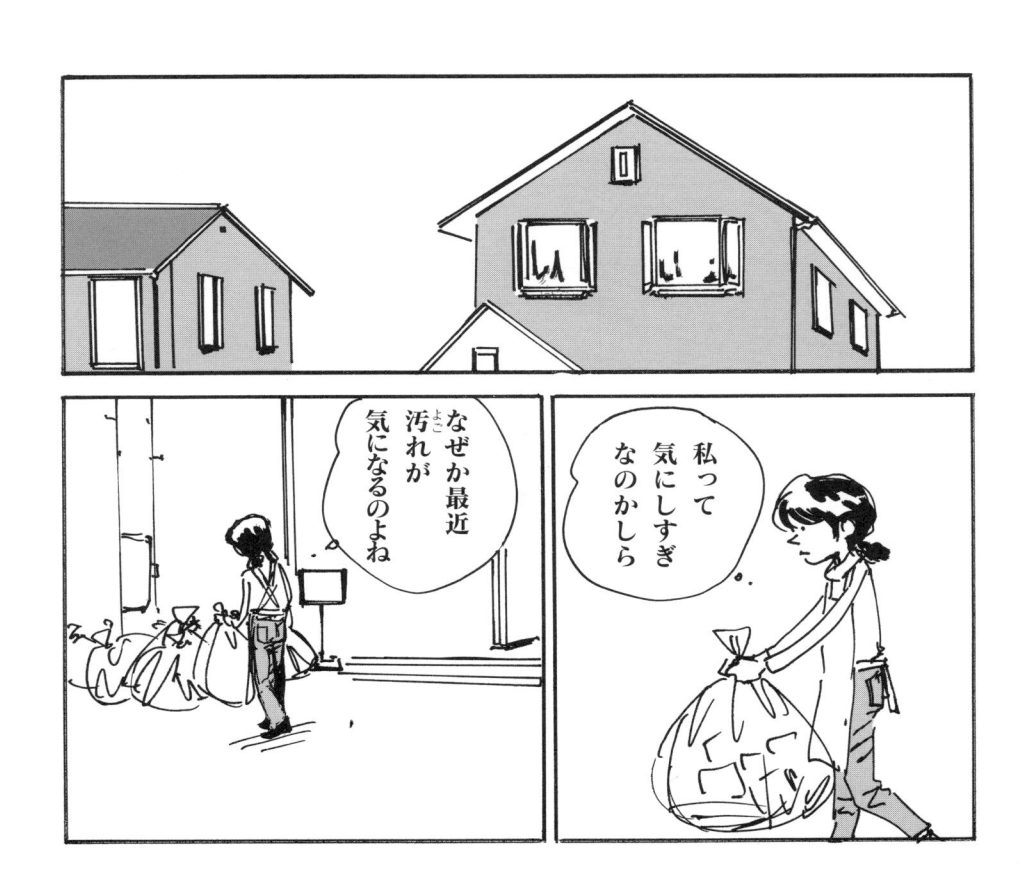

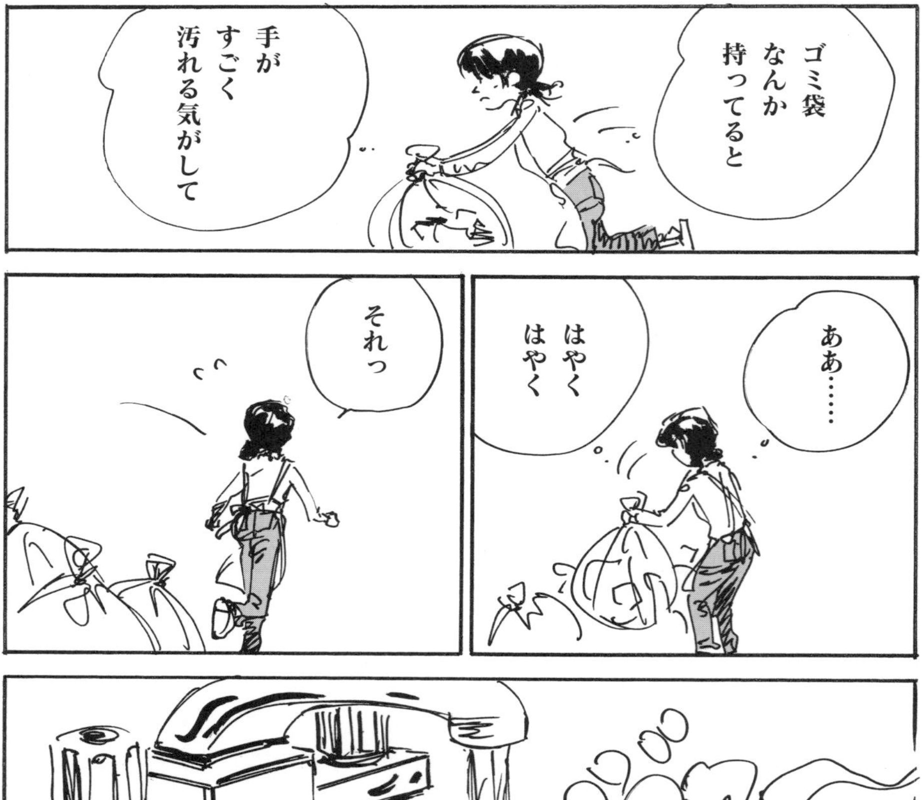
ゴミ袋なんか持ってると
手がすごく汚れる気がして
ああ……
はやくはやく
それっ
ふっ～手を洗うとすっきりするわ

強迫性障害はOCD（obsessive compulsive disorder）ともいいます。

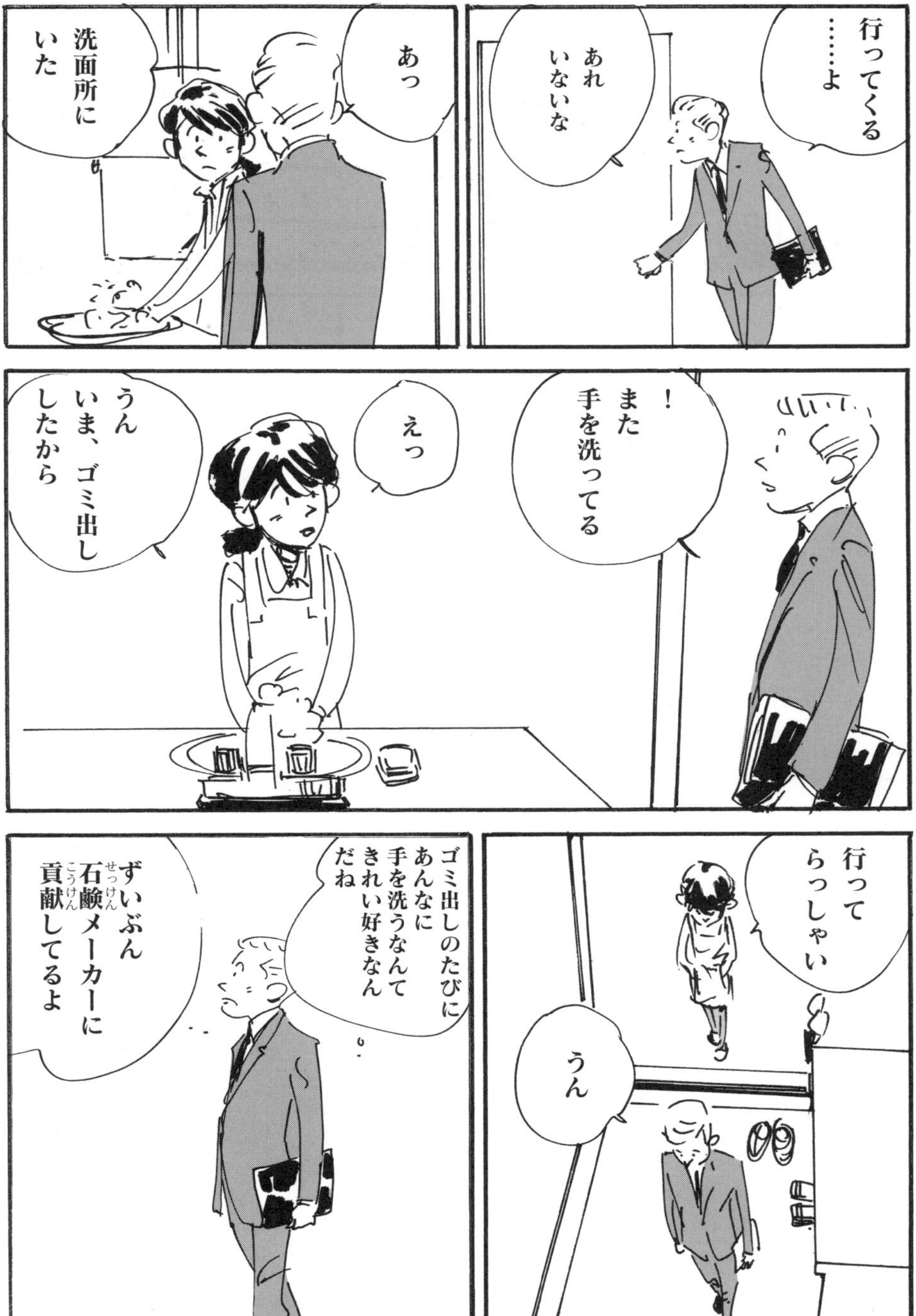
行ってくる……よ
あれ いないな
あっ
洗面所にいた
！ また手を洗ってる
えっ
うん いま、ゴミ出ししたから
行ってらっしゃい
うん
ゴミ出しのたびにあんなに手を洗うなんてきれい好きなんだね
ずいぶん石鹸《せっけん》メーカーに貢献《こうけん》してるよ

強迫性障害（OCD）は以前、「強迫神経症」といわれていました。

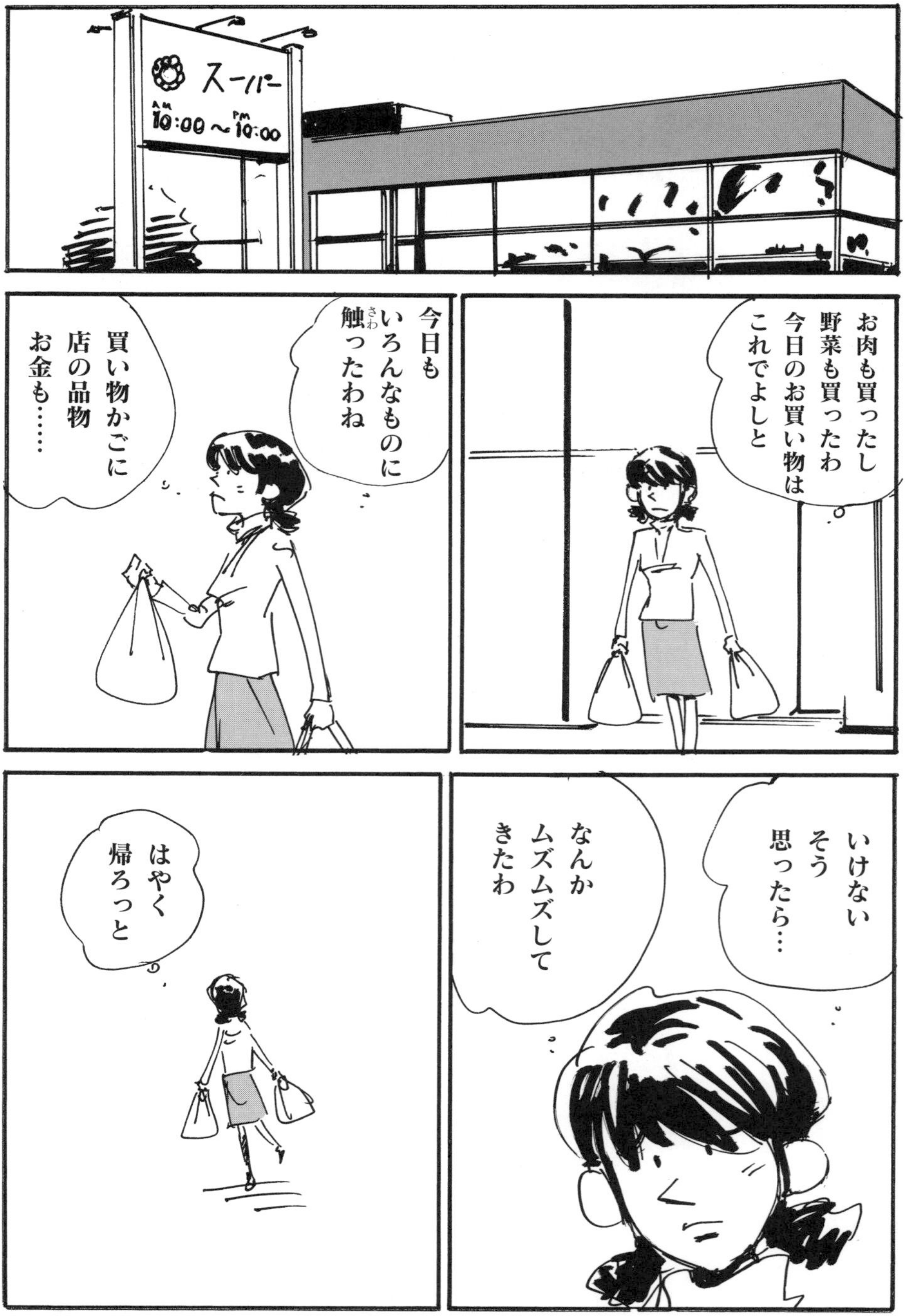
スーパー
AM 10:00 ～ PM 10:00
お肉も買ったし野菜も買ったわ今日のお買い物はこれでよしと
今日もいろんなものに触《さわ》ったわね
買い物かごに店の品物お金も……
いけないそう思ったら…
なんかムズムズしてきたわ
はやく帰ろっと

豆知識 呉秀三 ▷ 明治34年ドイツ精神医学を日本へ導入。精神医療や精神衛生活動、病気に対する社会の偏見に対する啓発運動などを行い、日本の精神医学・精神医療の基礎を築いた。

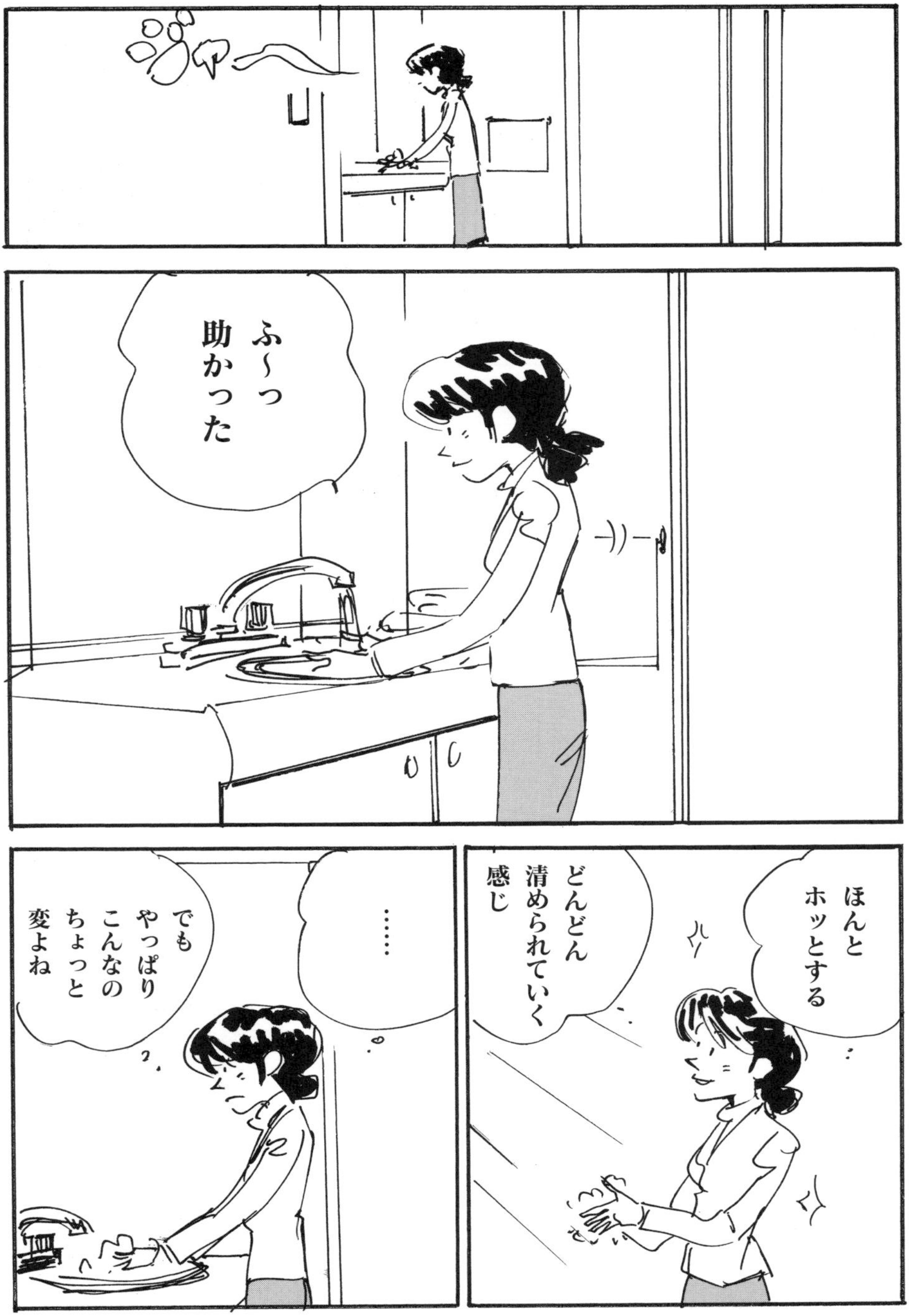
ジャ～
ふ～っ 助かった
ほんと ホッとする
どんどん 清められていく 感じ
……
でも やっぱり こんなの ちょっと 変よね

自分でも過剰だと思っても、手を洗うのを繰り返さずにはいられないのです。

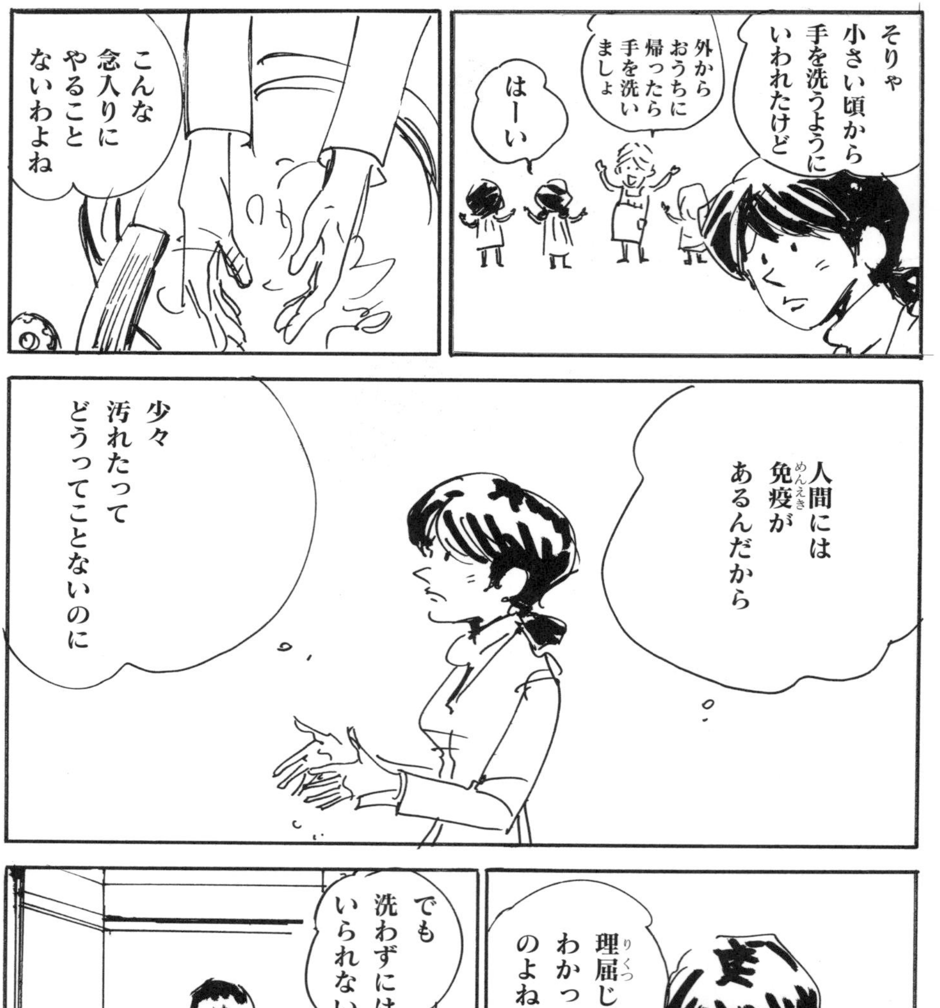
そりゃ小さい頃から手を洗うようにいわれたけど
外からおうちに帰ったら手を洗いましょ
はーい
こんな念入りにやることないわよね
人間には免疫《めんえき》があるんだから
少々汚れたってどうってことないのに
理屈《りくつ》じゃわかってるのよね
でも洗わずにはいられない

豆知識 森田正馬▷高知県出身。わが国独自の精神療法である「森田療法」（75ページの豆知識参照）の創始者。自らの「神経症」の克服体験が基になっている。

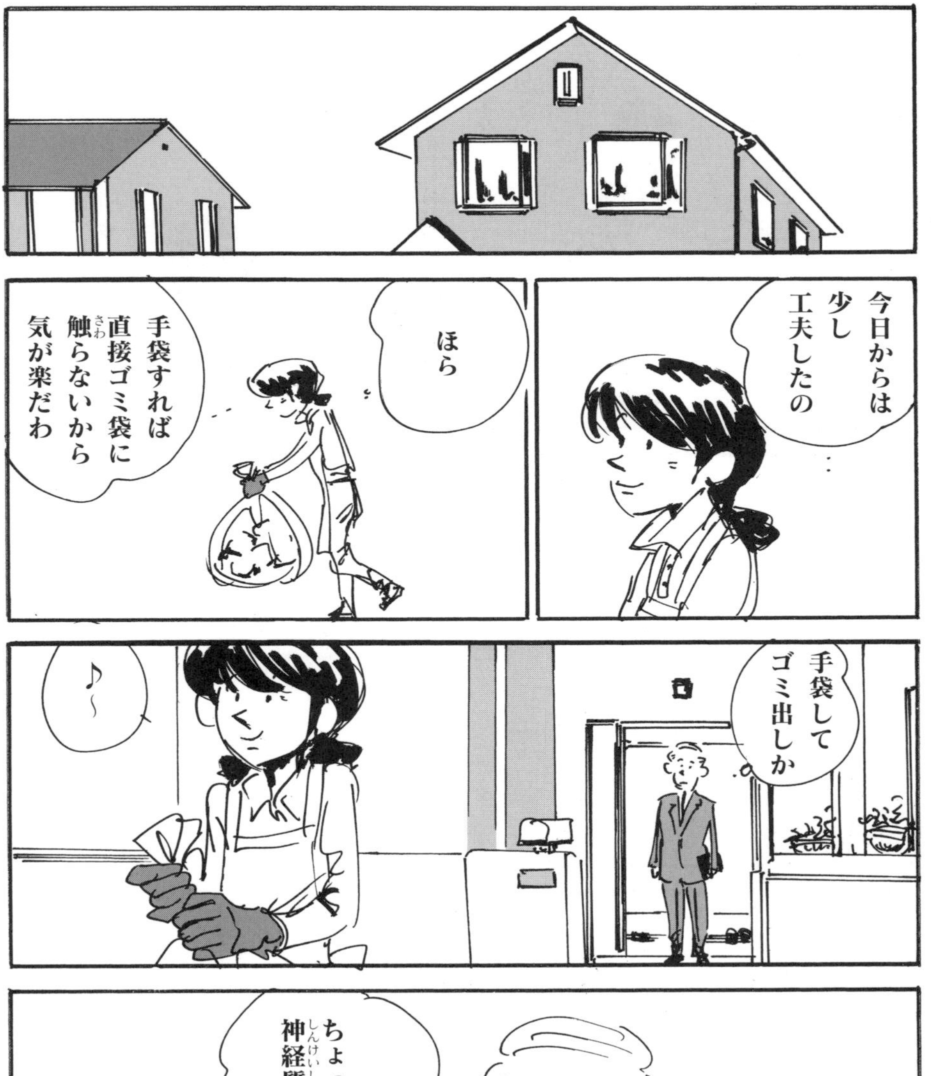
今日からは少し工夫したの
ほら
手袋すれば直接ゴミ袋に触《さわ》らないから気が楽だわ
手袋してゴミ出しか
♪～
ちょっと神経質《しんけいしつ》かなぁ

豆知識 リラクセーション（弛緩療法）▷全身の緊張を訓練によって弛緩させる治療法。はじめに筋肉を収縮させ、次に弛緩させる。手・足から始め、全身各部へ。不安・緊張の解消に役立つ。

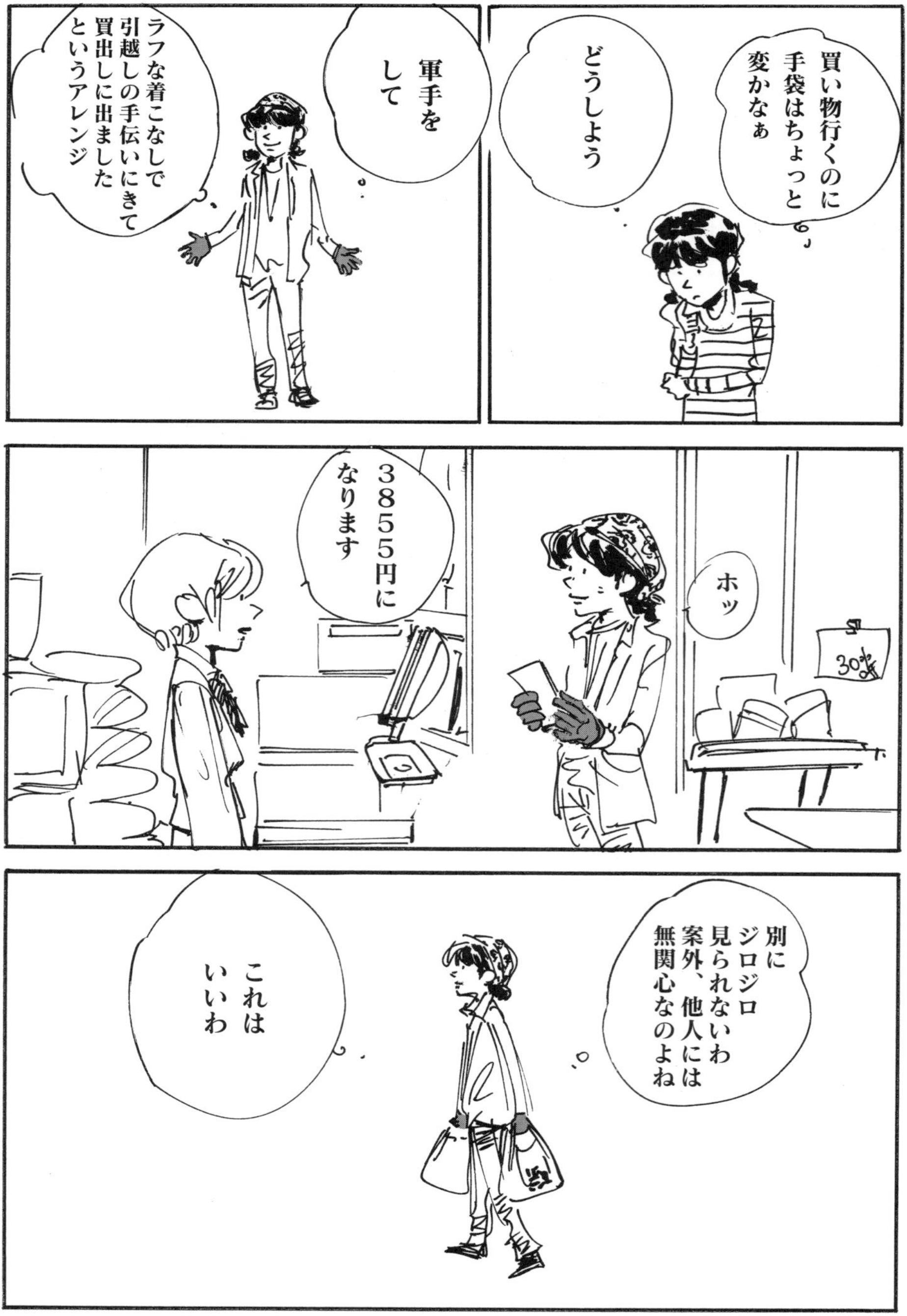
買い物行くのに手袋はちょっと変かなぁ
どうしよう
軍手をして
ラフな着こなしで引越しの手伝いにきて買出しに出ましたというアレンジ
ホッ
３８５５円になります
別にジロジロ見られないわ案外、他人には無関心なのよね
これはいいわ

豆知識 自律訓練法▷ドイツのシュルツが創始した自己催眠法。６段階のトレーニングにより自分で全身の弛緩状態をつくり出す方法。心身症、不眠症や一般的な健康増進に用いられる。

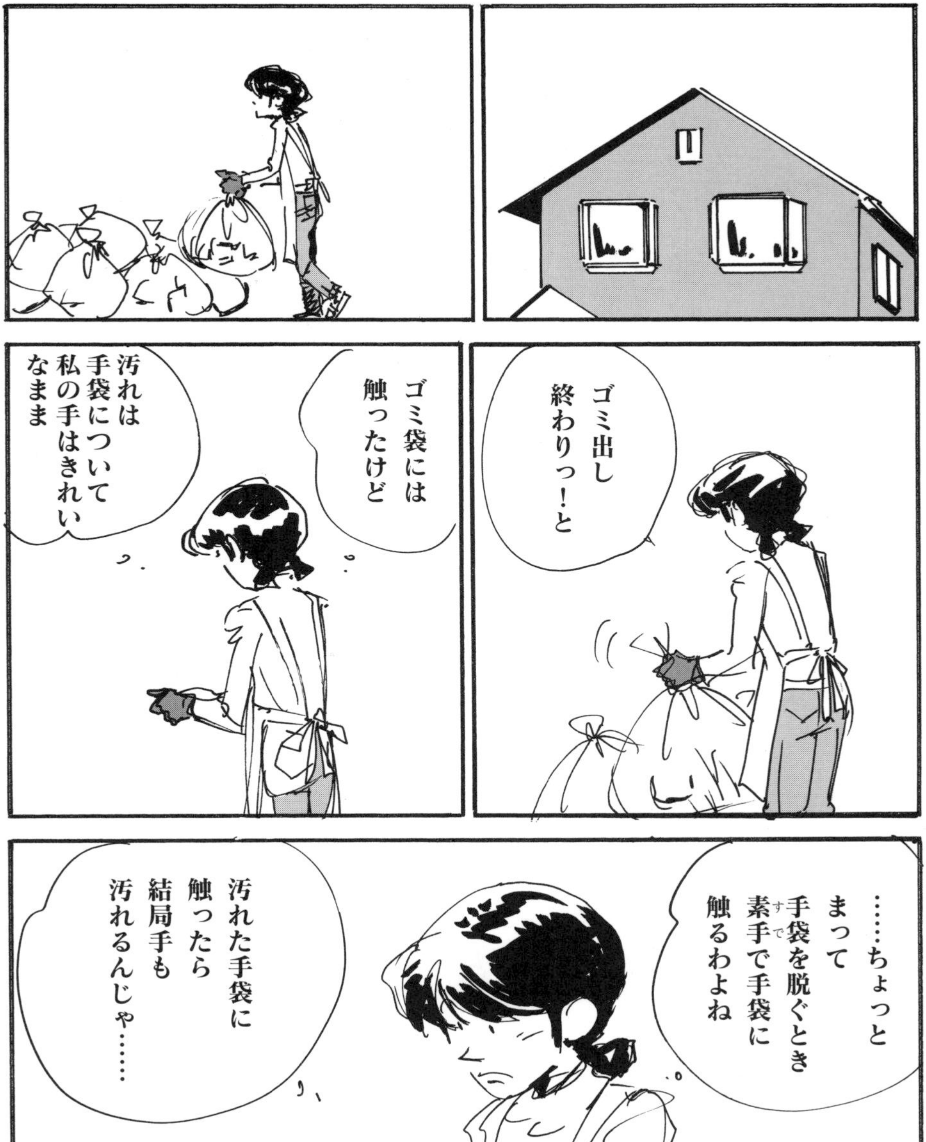
ゴミ出し終わりっ！と
ゴミ袋には触ったけど
汚れは手袋について私の手はきれいなまま
……ちょっとまって手袋を脱ぐとき素手《すで》で手袋に触るわよね
汚れた手袋に触ったら結局手も汚れるんじゃ……

強迫性障害のなかで一番多いものは、不潔恐怖からくる洗浄行為です。

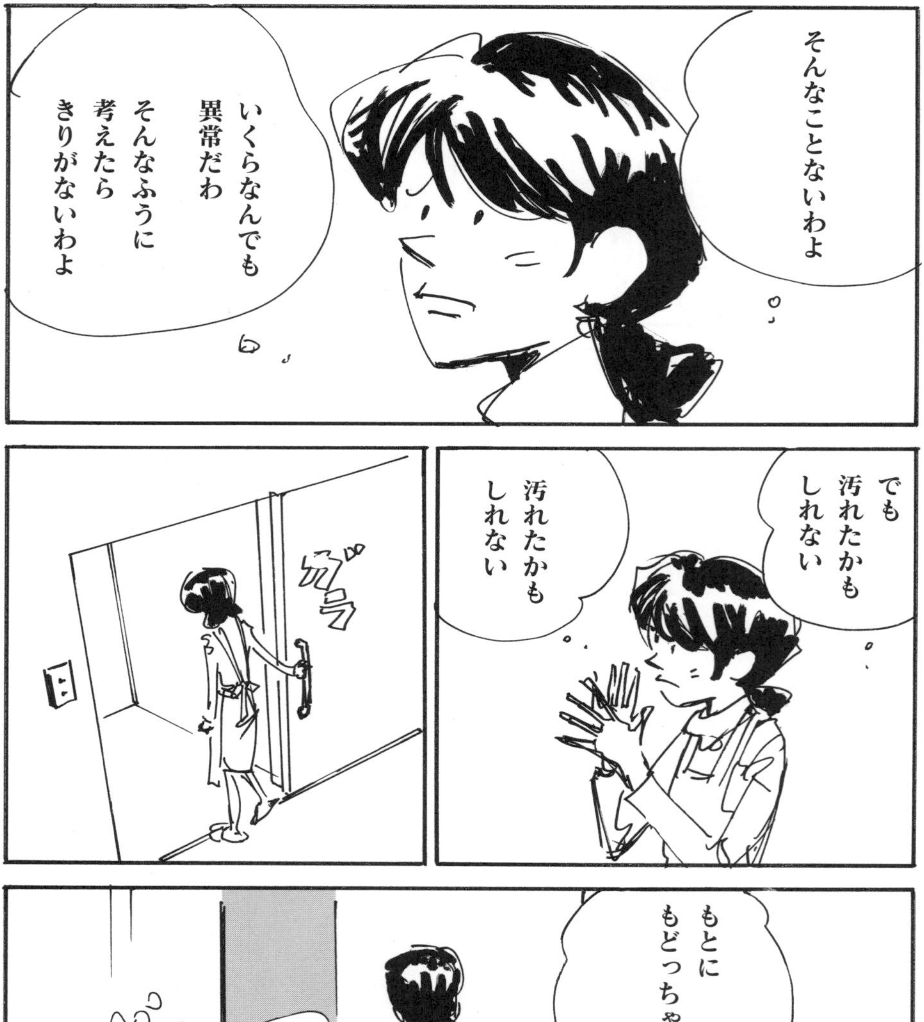
そんなことないわよ
いくらなんでも異常だわ そんなふうに考えたらきりがないわよ
でも汚れたかもしれない
汚れたかもしれない
もとにもどっちゃったわ

強迫性障害の症状には、「強迫観念」と「強迫行為」があります。

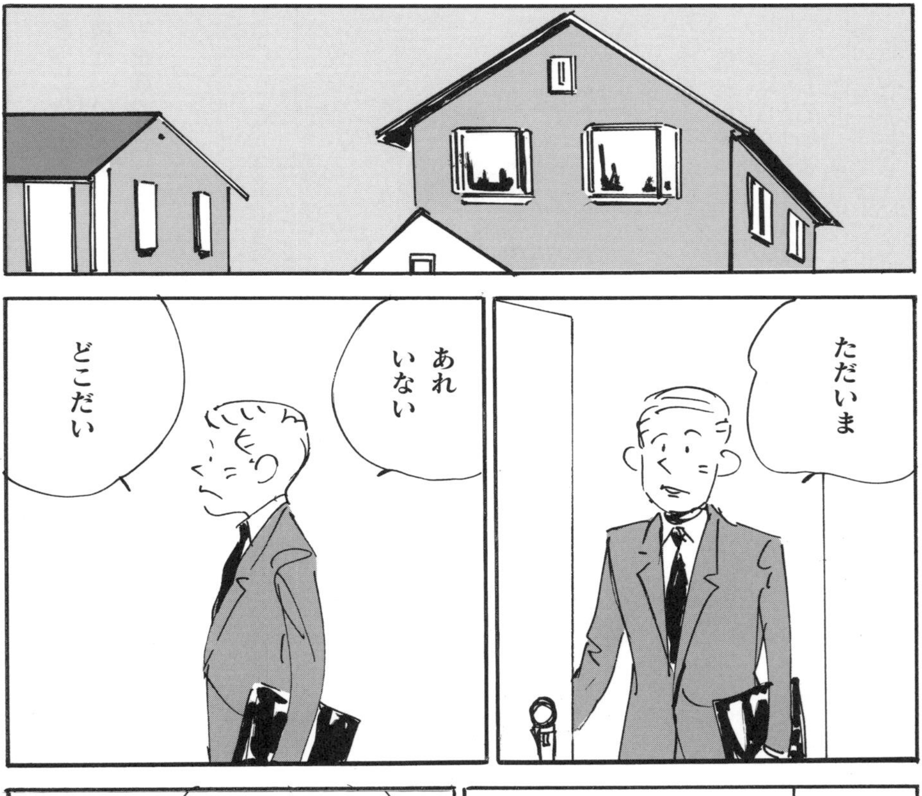
ただいま
あれ
いない
どこだい
水の音が
あぁ
なんだい
また
手を洗ってる！

強迫観念とは、たとえば不潔や汚染への恐れをいい、強迫行為とは、強迫観念によって手洗いやせんたく、そうじなどを長時間または何度も行うことです。

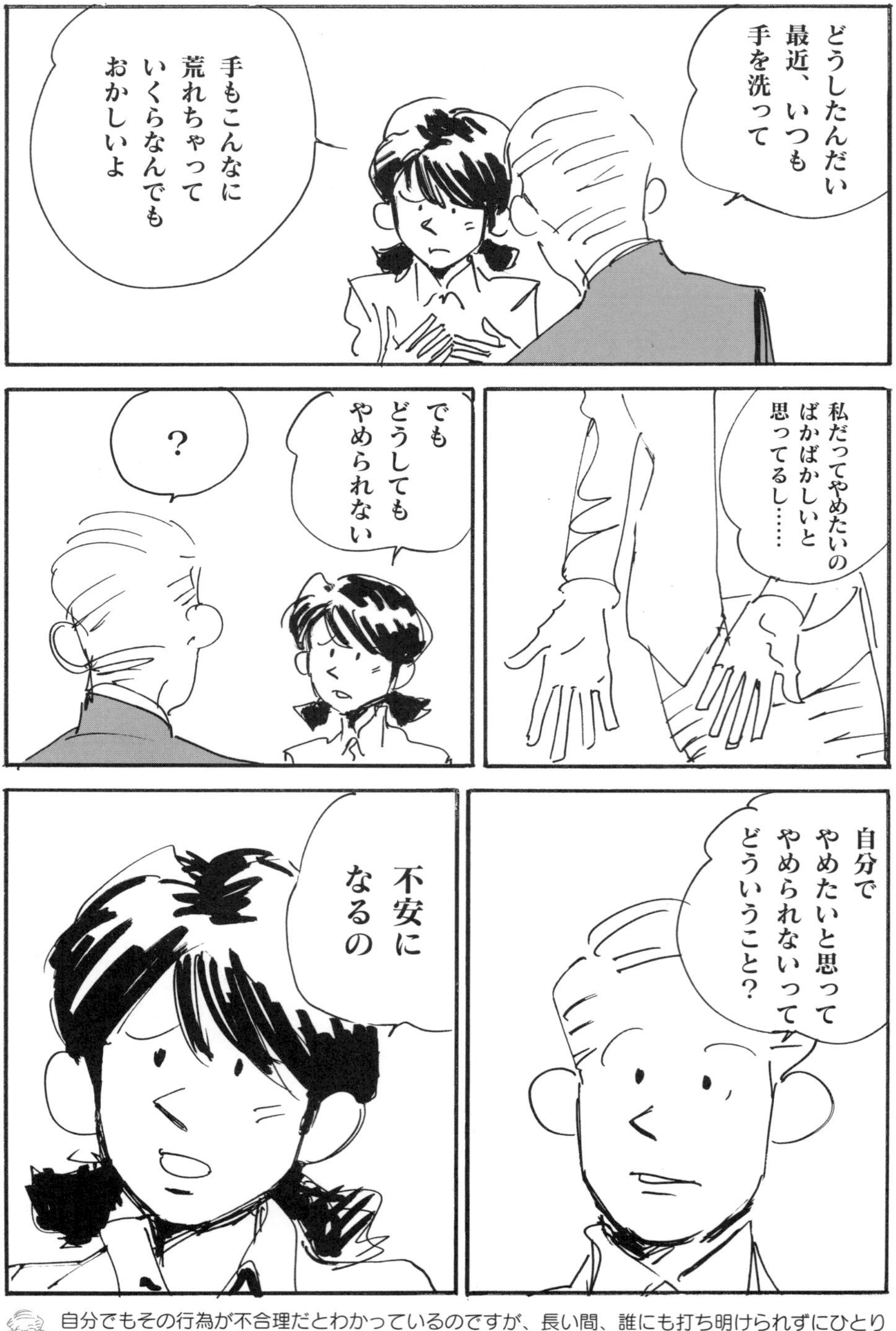
どうしたんだい最近、いつも手を洗って
手もこんなに荒れちゃっていくらなんでもおかしいよ
私だってやめたいのばかばかしいと思ってるし……
でもどうしてもやめられない
？
自分でやめたいと思ってやめられないってどういうこと？
不安になるの

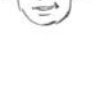

自分でもその行為が不合理だとわかっているのですが、長い間、誰にも打ち明けられずにひとりで悩むことが多いようです。

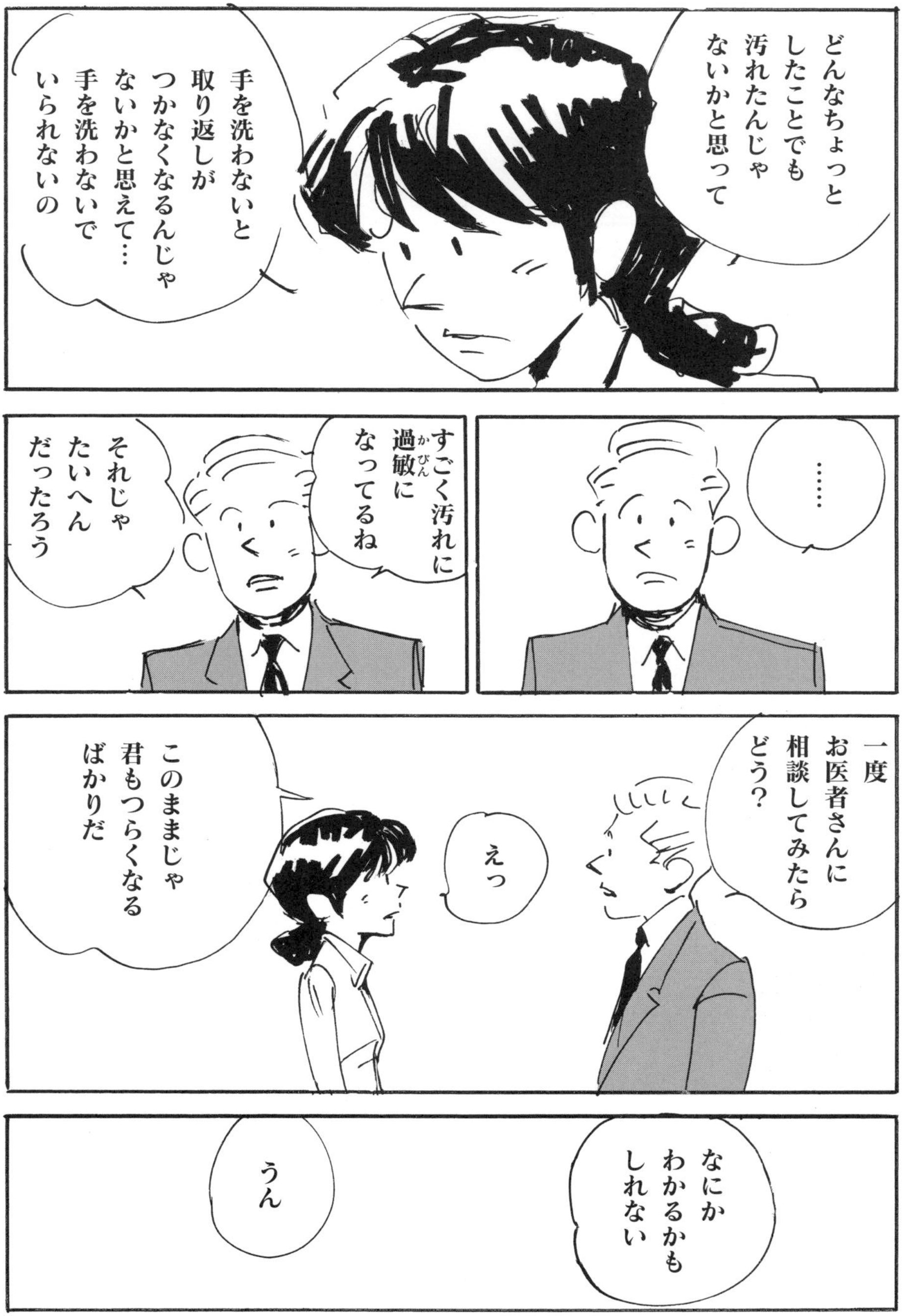
どんなちょっとしたことでも汚れたんじゃないかと思って
手を洗わないと取り返しがつかなくなるんじゃないかと思えて…手を洗わないでいられないの
……
すごく汚れに過敏《かびん》になってるね
それじゃたいへんだったろう
一度お医者さんに相談してみたらどう？
えっ
このままじゃ君もつらくなるばかりだ
なにかわかるかもしれない
うん

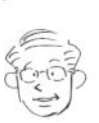
有病率は２％（100人のうち２人）と高いにもかかわらず精神科への受診率は低いのが現状です。

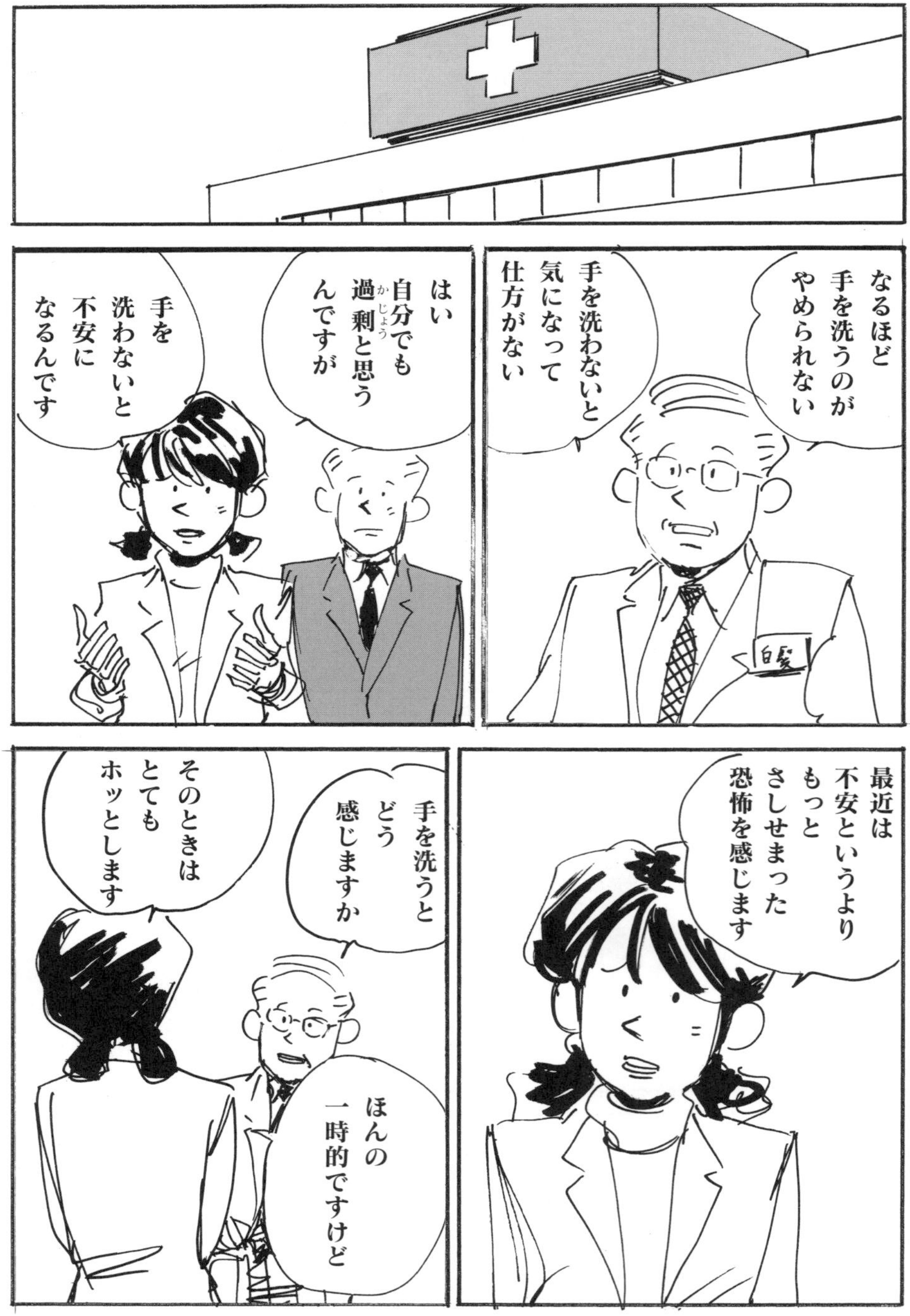
なるほど 手を洗うのが やめられない
手を洗わないと 気になって 仕方がない
はい 自分でも 過剰《かじょう》と思う んですが
手を 洗わないと 不安に なるんです
最近は 不安というより もっと さしせまった 恐怖を感じます
手を洗うと どう 感じますか
そのときは とても ホッとします
ほんの 一時的ですけど

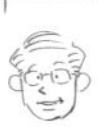

強迫性障害の症状が出現してから病院を受診するまで、平均して７年が過ぎているという統計があります。

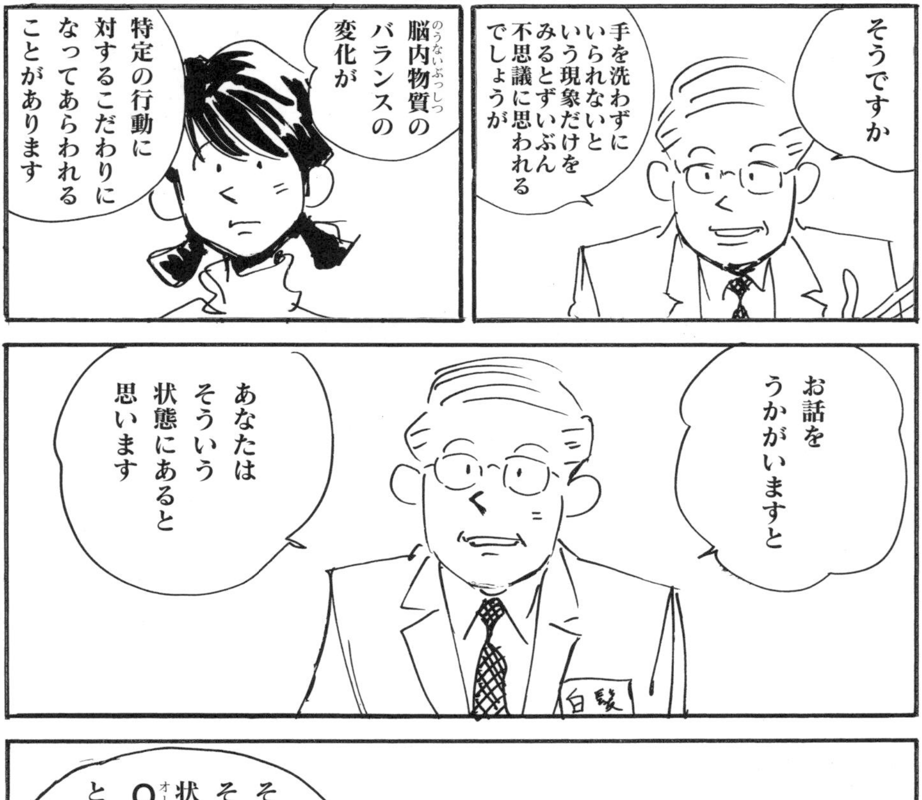
そうですか
手を洗わずにいられないという現象だけをみるとずいぶん不思議に思われるでしょうが
脳内物質《のうないぶっしつ》のバランスの変化が
特定の行動に対するこだわりになってあらわれることがあります
お話をうかがいますと
あなたはそういう状態にあると思います
白髪
そしてそういう状態をOCD《オーシーディー》（強迫性障害《きょうはくせいしょうがい》）と呼んでいます

単なる癖や性格の問題ではありません。脳のシステムの故障（セロトニンの異常）だと考えられています。

！ 実はありふれた病気だった

20年前まではまれな病気で、しかも有効な治療法《ちりょうほう》はないと考えられていました。それは、OCDの人は自分が行っていることが過剰《かじょう》で不合理なことだとわかっていて、周囲の人に隠《かく》そうとしていたからです。実際はありふれた病気だったのです。

現在では全人口の２％（100人のうち２人）もの人がOCDに罹《り》患《かん》していることが明らかになっています*。

1980年代にはいって、アメリカで行動療法《こうどうりょうほう》と薬物療法《やくぶつりょうほう》の併用による治療法が劇的に発展しました。日本でもOCDの治療は日々進歩しています。しかし残念ながら十分な治療体制が整っているとはいえないのが現状です。

＊Robins、L.N.ら（1984）の研究から

心のクリニック

強迫性障害(OCD)

?

どんな病気

　奇妙なあるいは不合理な行動を自分でもやめたいと思っても、わきあがる不安のために繰り返さずにはいられない病気です。この「やめたいと思っていても……できない」というのが特徴です。

　マンガで取り上げた「手を洗うのがやめられない」というケースがもっとも多い症状です。

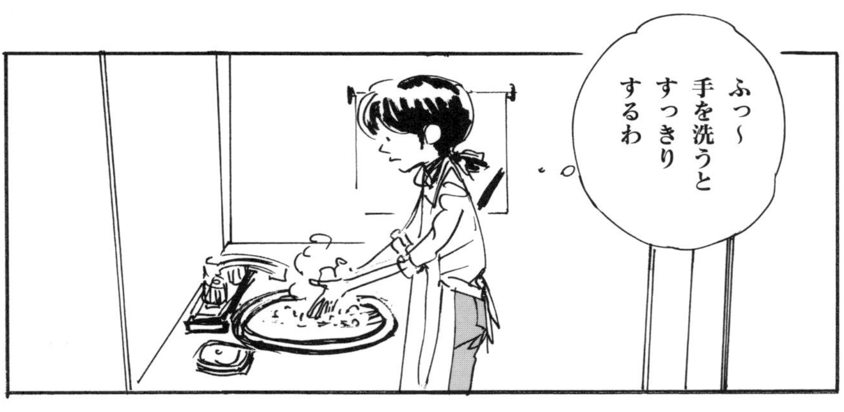

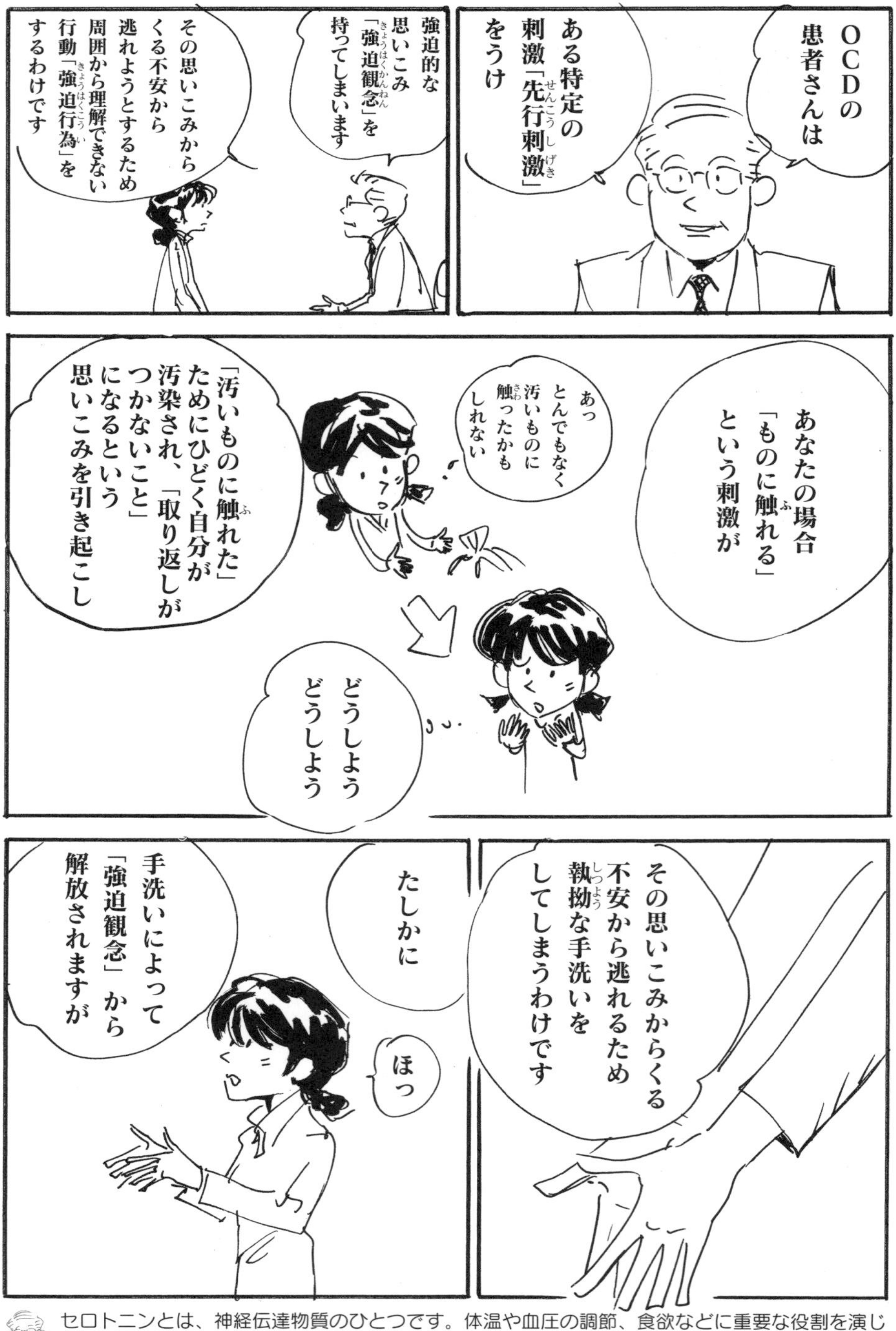
OCDの患者さんは
ある特定の刺激「先行《せんこう》刺《し》激《げき》」をうけ
強迫的な思いこみ「強迫観念《きょうはくかんねん》」を持ってしまいます
その思いこみからくる不安から逃れようとするため周囲から理解できない行動「強迫行《きょうはくこう》為《い》」をするわけです
あなたの場合「ものに触《ふ》れる」という刺激が
あっ とんでもなく汚いものに触《さわ》ったかもしれない
「汚いものに触《ふ》れた」ためにひどく自分が汚染され、「取り返しがつかないこと」になるという思いこみを引き起こし
どうしよう どうしよう
その思いこみからくる不安から逃れるため執拗《しつよう》な手洗いをしてしまうわけです
たしかに
手洗いによって「強迫観念」から解放されますが
ほっ

セロトニンとは、神経伝達物質のひとつです。体温や血圧の調節、食欲などに重要な役割を演じています。睡眠や不安障害･うつ病との関連が深く､不眠が続くと脳内のセロトニンが減少します。

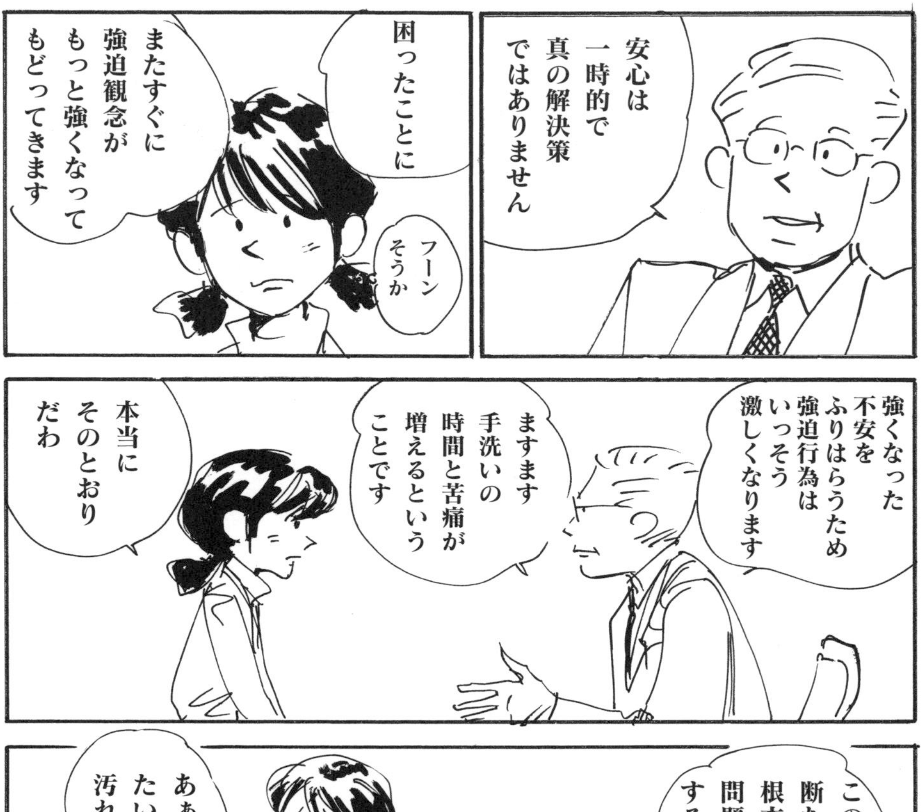
安心は
一時的で
真の解決策
ではありません
困ったことに
フーン
そうか
またすぐに
強迫観念が
もっと強くなって
もどってきます
強くなった
不安を
ふりはらうため
強迫行為は
いっそう
激しくなります
ますます
手洗いの
時間と苦痛が
増えるという
ことです
本当に
そのとおり
だわ
この悪循環《あくじゅんかん》を
断ち切って
根本的に
問題を解決を
するためには
「先行刺激」を
うけても
「強迫観念」が
起こらないよう
改善しなくては
なりません
あぁ
たいへん
汚れたわ
別に

アメリカの健康と活力の象徴だったハワード・ヒューズ（実業家）が、ホテルに閉じこもり謎につつまれた哀れな最後をとげたのは、強迫性障害（不潔恐怖）のためといわれています。

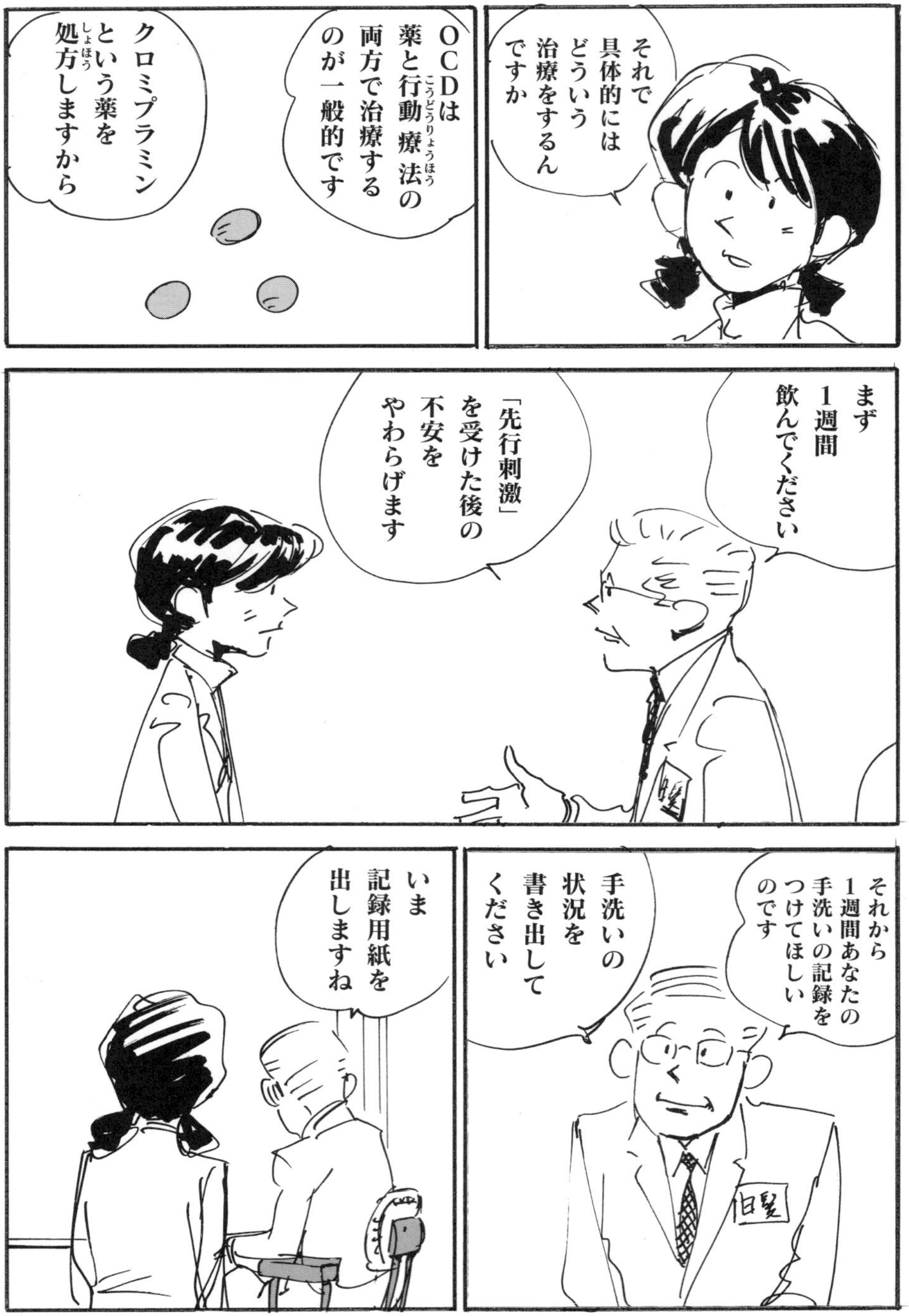
それで具体的にはどういう治療をするんですか
OCDは薬と行動療法《こうどうりょうほう》の両方で治療するのが一般的です
クロミプラミンという薬を処方《しょほう》しますから
まず1週間飲んでください
「先行刺激」を受けた後の不安をやわらげます
それから1週間あなたの手洗いの記録をつけてほしいのです
手洗いの状況を書き出してください
白髪
いま記録用紙を出しますね

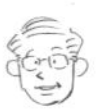
このケースはクロミプラミンという薬を第一選択薬（その病気に適した薬としてまず一番目に選択される薬）としました。現在はSSRI（28ページ参照）を使うことが多くなっています。

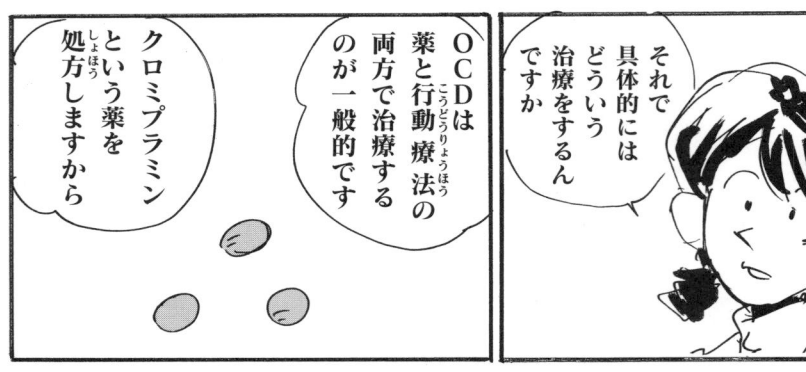

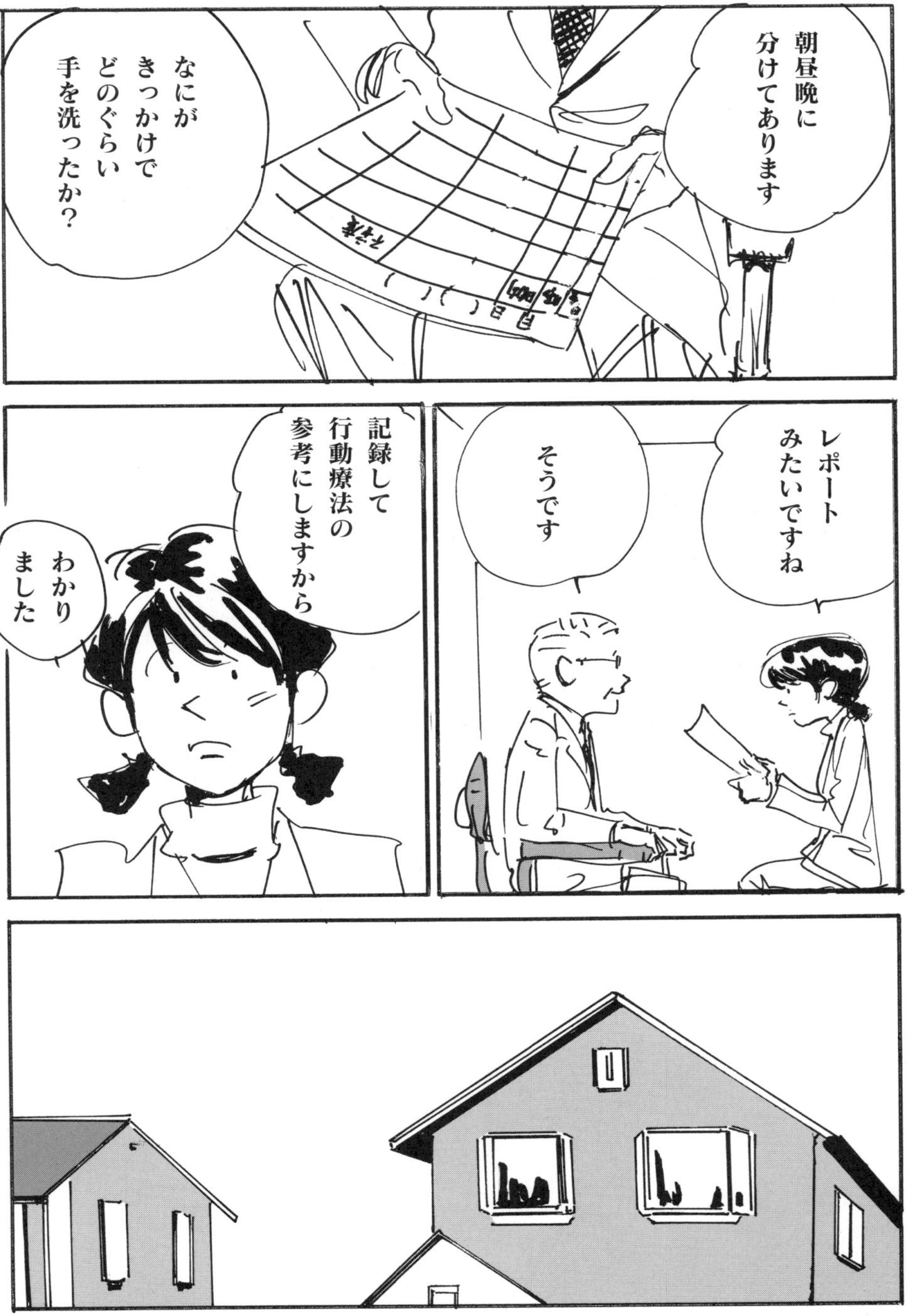
朝昼晩に分けてあります
なにがきっかけでどのぐらい手を洗ったか？
レポートみたいですね
そうです
記録して行動療法の参考にしますから
わかりました

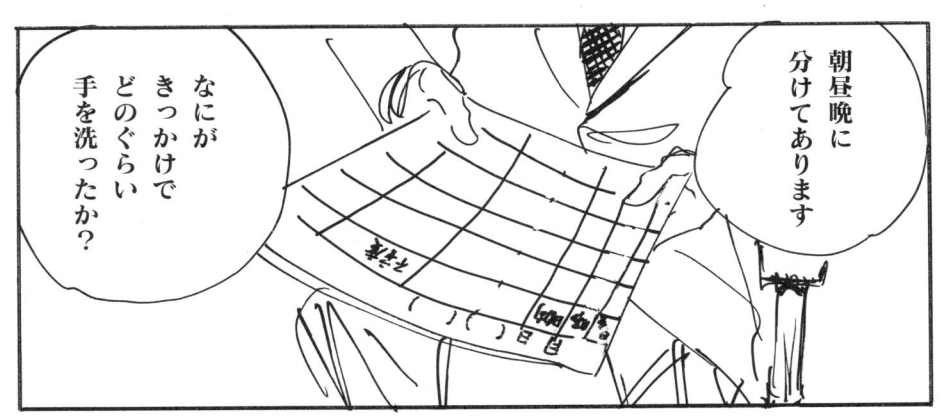

薬物療法と行動療法の併用が効果的です。軽度の場合は行動療法だけで症状がコントロールできる場合もあります。

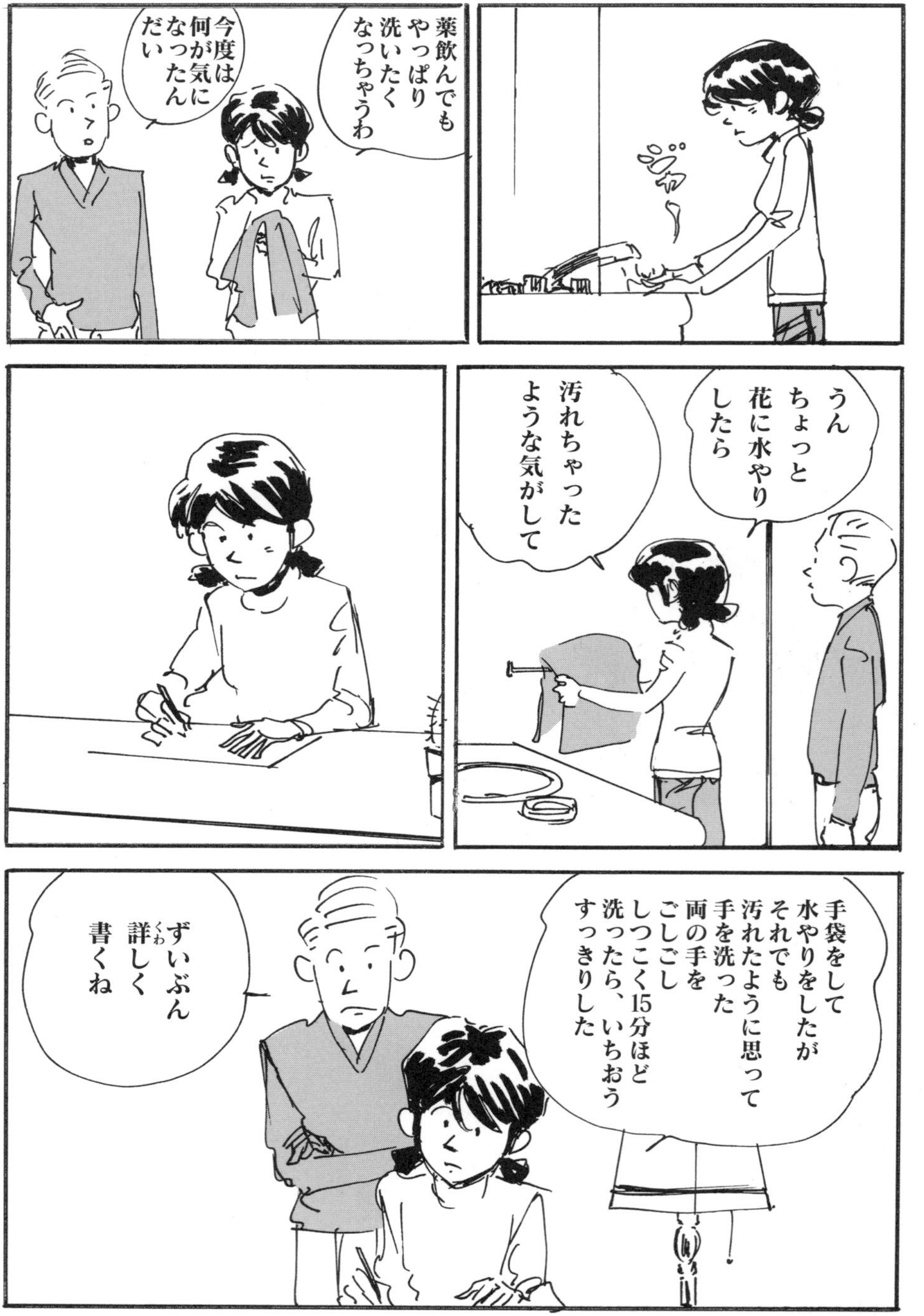

豆知識 ストレス▷外部からの刺激で生体に生じる緊張状態をストレスといい、ストレスを生じる刺激をストレッサーと呼ぶ。一般的にはストレスとストレッサーは同じ意味に使われている。

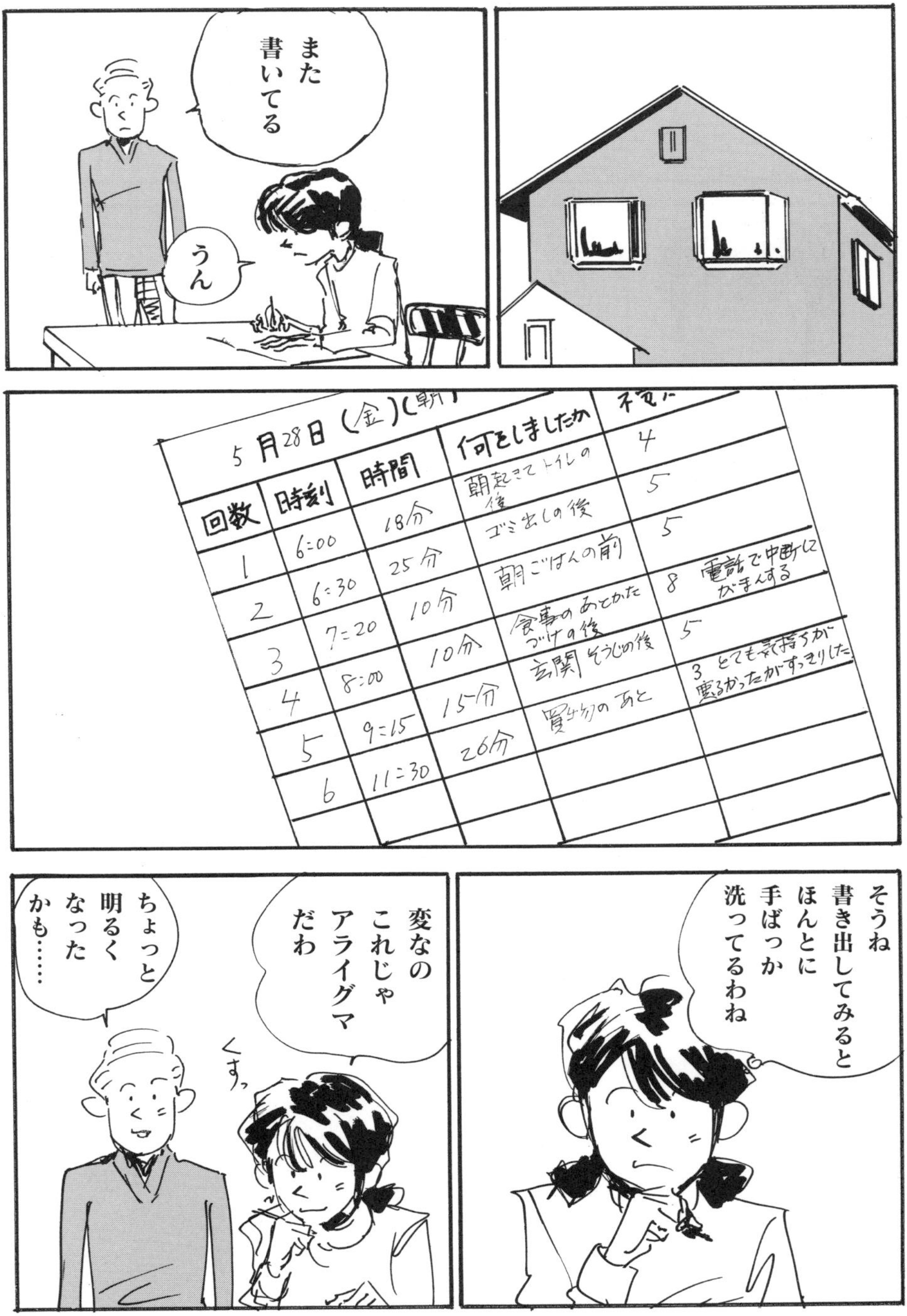

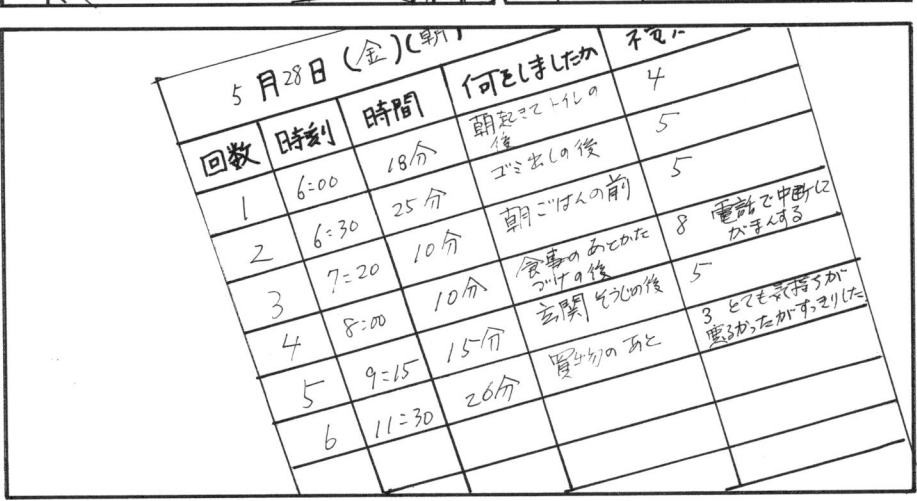

豆知識 ストレスに対する反応▷ストレスをうまく処理できないと不適応を生じる。身体的には十二指腸潰瘍や高血圧など心身症として現れる。精神的には外傷後ストレス障害（PTSD）が有名。

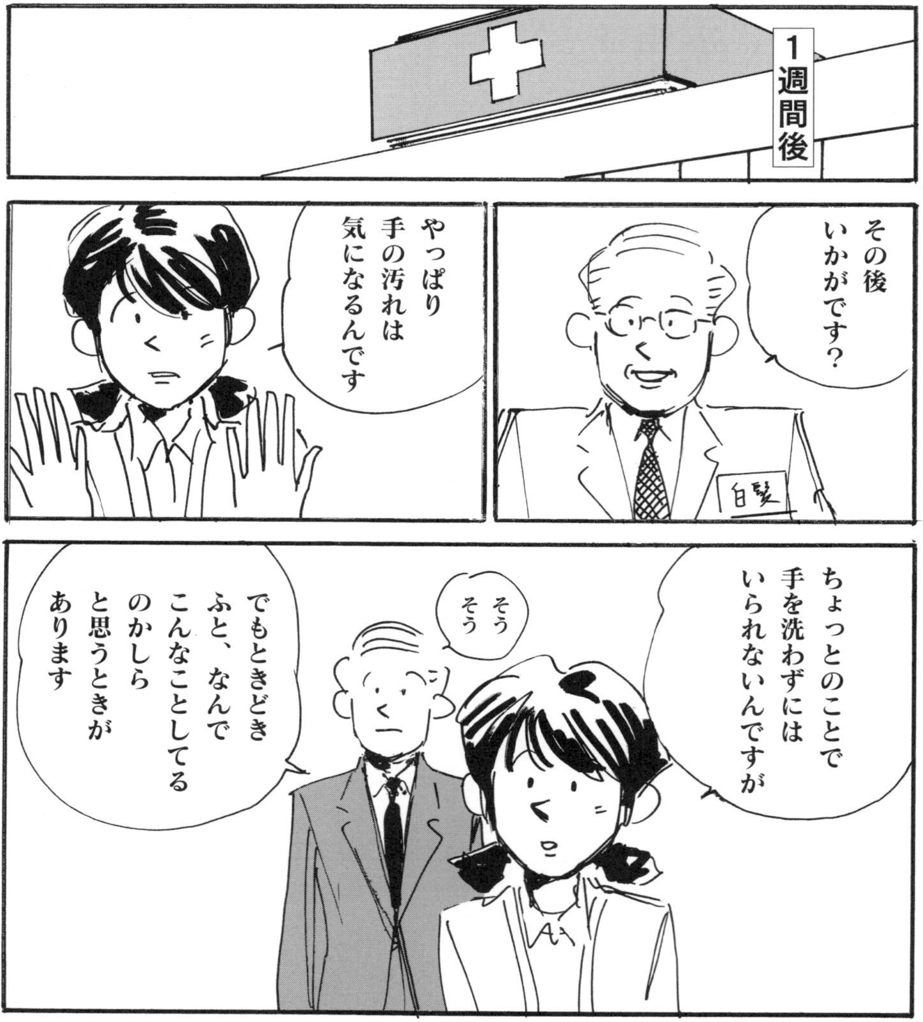

1週間後
その後いかがです？
白髪
やっぱり手の汚れは気になるんです
ちょっとのことで手を洗わずにはいられないんですが
そうそう
でもときどきふと、なんでこんなことしてるのかしらと思うときがあります
ふと我に返るっていうかあたりを見回す余裕ができたというか……
そうですか不安が減ったようですね

劇作家で評論家の倉田百三は、森田療法によって強迫性障害を克服しました。その体験は「絶対的生活」に書き記されています。

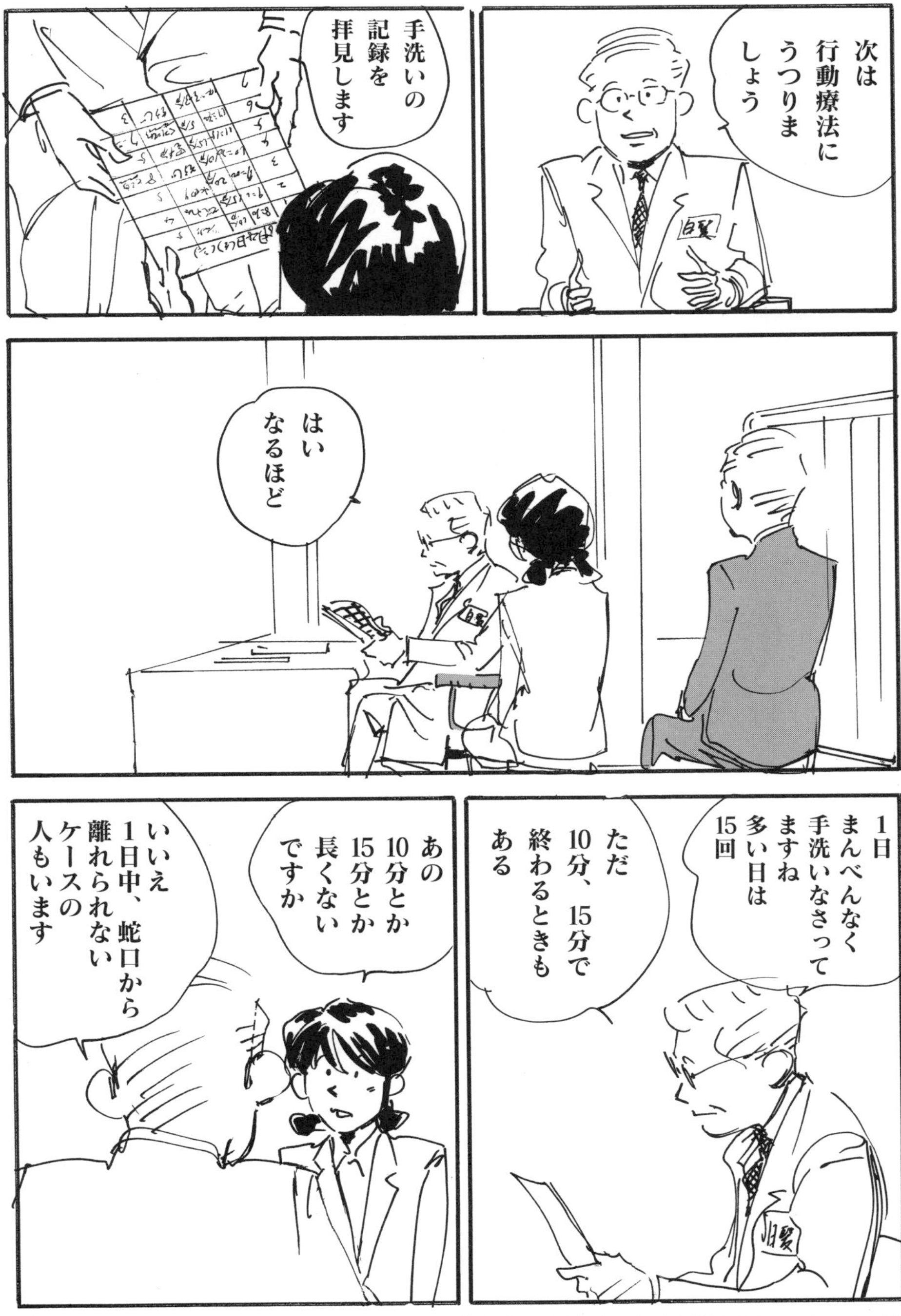
次は行動療法にうつりましょう
手洗いの記録を拝見します
はい　なるほど
1日まんべんなく手洗いなさってますね　多い日は15回
ただ10分、15分で終わるときもある
あの10分とか15分とか長くないですか
いいえ　1日中、蛇口から離れられないケースの人もいます

行動療法とは、学習理論に基づいて人間の異常行動を治癒しようとする精神療法のことです。強迫性障害や広場恐怖の治療に効果があります。

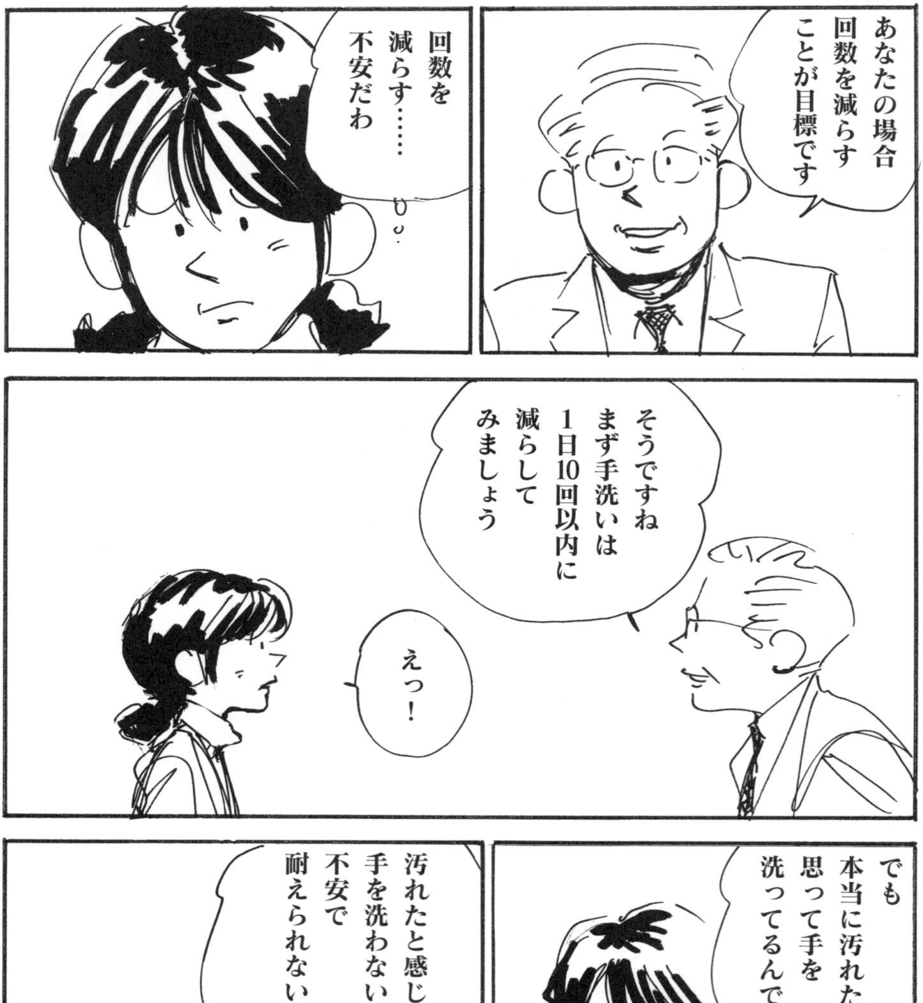
あなたの場合 回数を減らす ことが目標です
回数を 減らす…… 不安だわ
そうですね まず手洗いは 1日10回以内に 減らして みましょう
えっ！
でも 本当に汚れたと 思って手を 洗ってるんです
汚れたと感じても 手を洗わないなんて 不安で 耐えられないわ

行動療法のなかでは「エキスポージャー（暴露）法」と「反応妨害法」の組み合わせが強迫性障害に有効です。

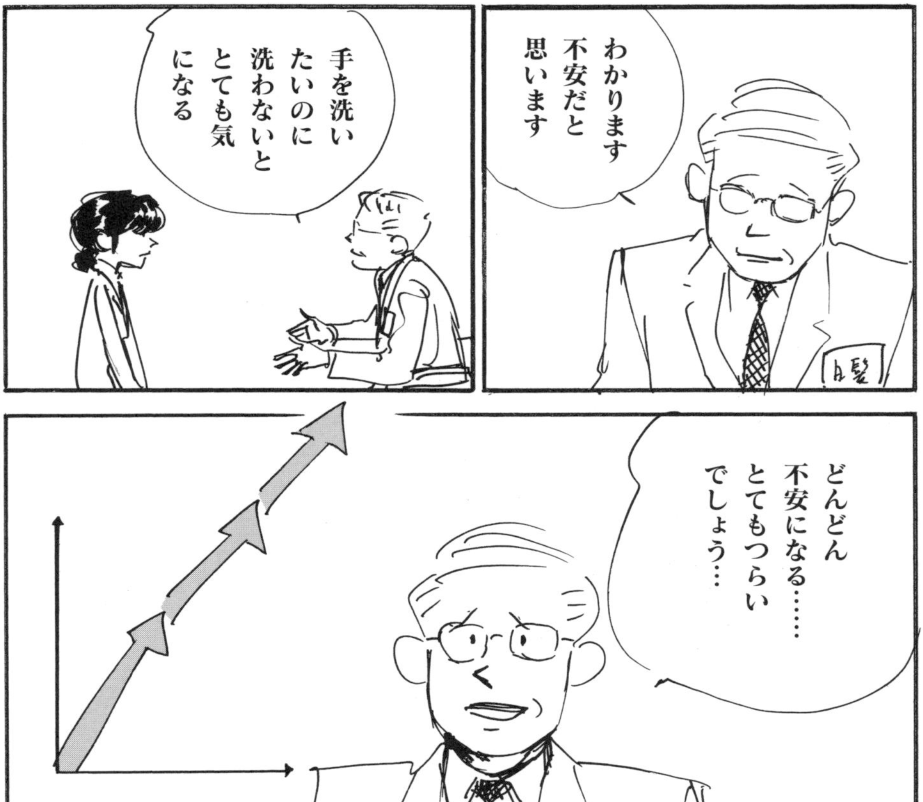
わかります不安だと思います
手を洗いたいのに洗わないととても気になる
どんどん不安になる……とてもつらいでしょう…
しかし不安そのものは限りなく増大するものではありません
ある一定のところまでくればそれ以上強くなることはありません

豆知識 精神保健（メンタル・ヘルス）▷精神の健康をより良く保つことを目的とする活動。社会の複雑化で、その活動の必要度は高まっている。なお、精神衛生とは心の病気の予防をめざすもの。

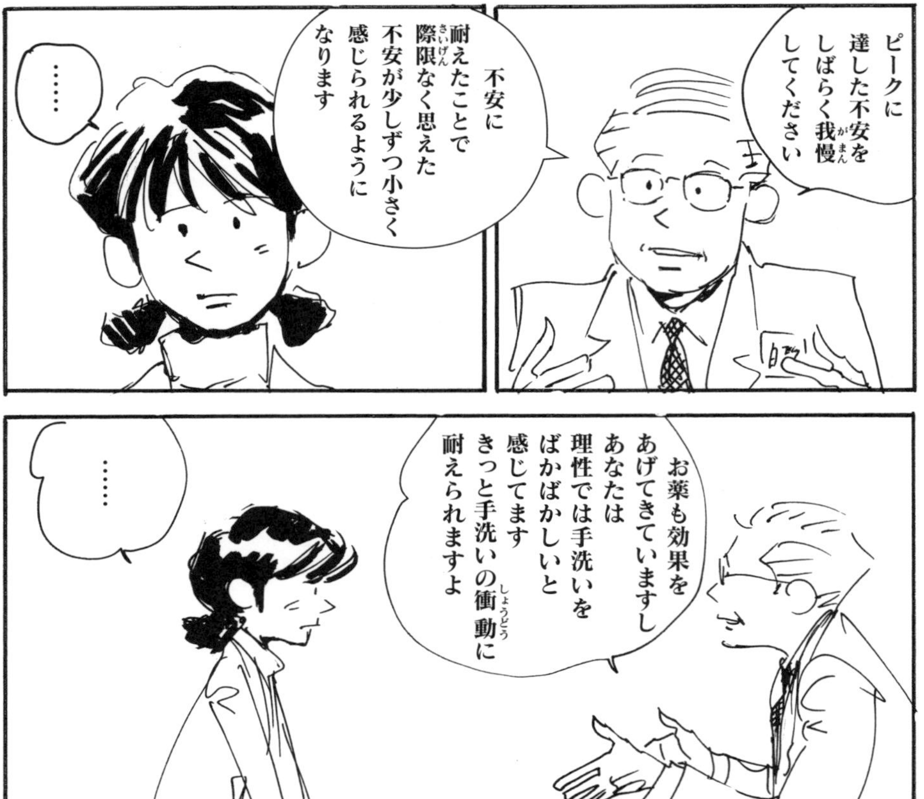
ピークに達した不安をしばらく我慢《がまん》してください
不安に耐えたことで際限《さいげん》なく思えた不安が少しずつ小さく感じられるようになります
……
お薬も効果をあげてきていますしあなたは理性では手洗いをばかばかしいと感じてますきっと手洗いの衝動《しょうどう》に耐えられますよ
……
やってみようよ
たいへんだろうけど出口に近づくんだから
はい
ここが勝負どころなんだわ

豆知識 呪術（マジナイ）▷病気を治したい願いを超自然的な力で達成しようとするもの。民間医療に用いられることもある。占い師や祈祷師の指導で、呪力で病気を除去しようとする。

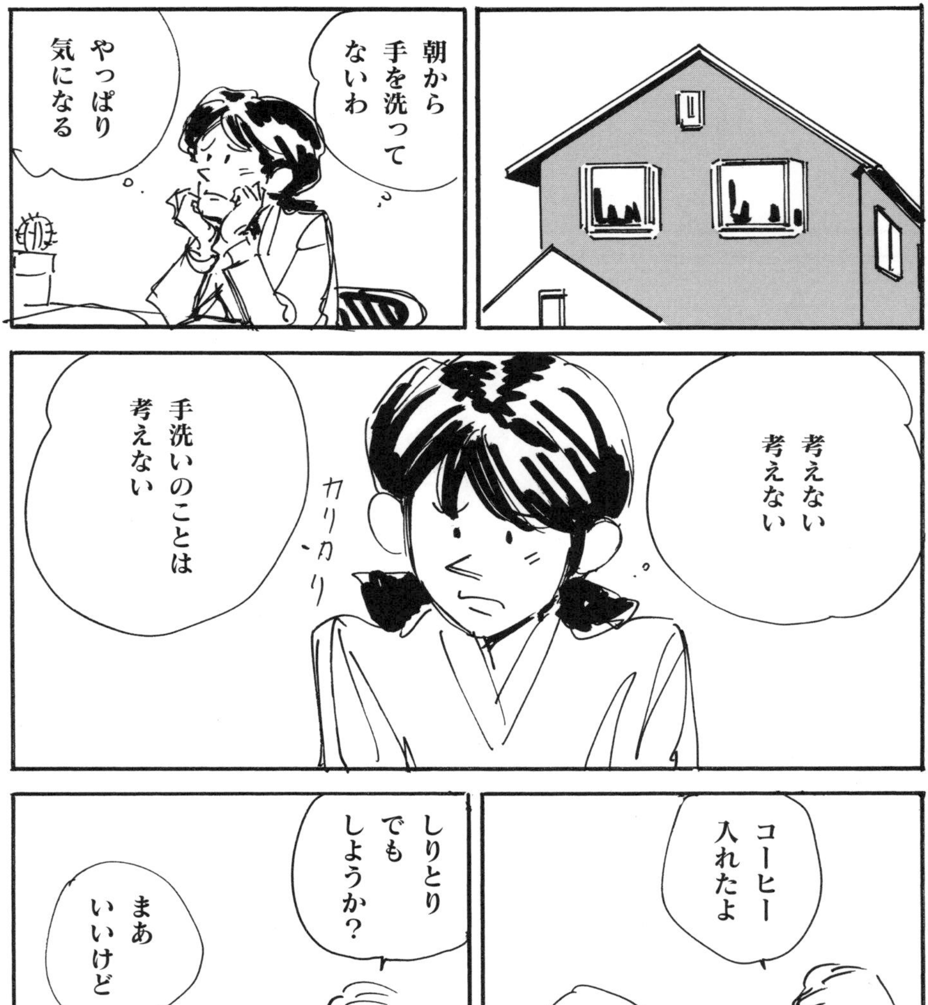
朝から手を洗ってないわ
やっぱり気になる
考えない考えない
カリカリ
手洗いのことは考えない
コーヒー入れたよ
ありがとう
しりとりでもしようか？
まあいいけど
イライラ
ガマン

エキスポージャー療法は、こわくて避けていること（手を汚れたままにしておく）をあえて行い、恐怖のために高まった不安が時間の経過とともに鎮まることを体験します。

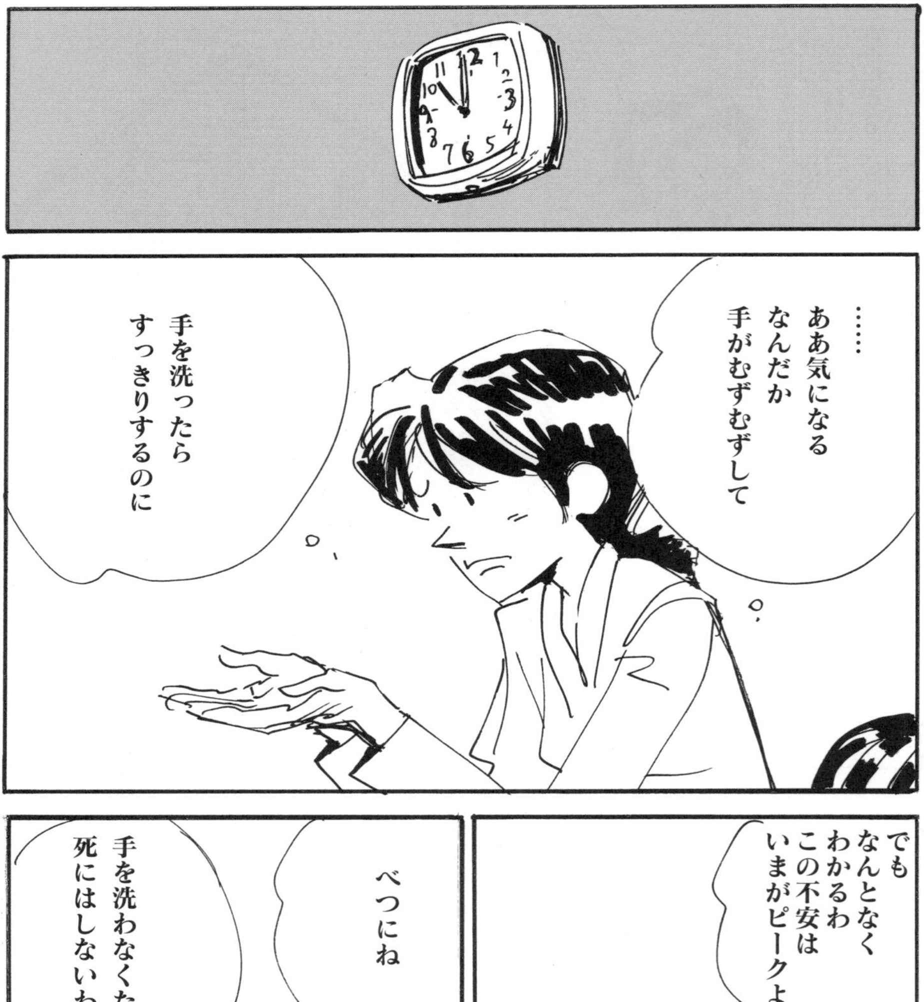
……ああ気になる
なんだか
手がむずむずして
手を洗ったら
すっきりするのに
でも
なんとなく
わかるわ
この不安は
いまがピークよ
べつにね
手を洗わなくたって
死にはしないわ

反応妨害法は、エキスポージャー法をした後で、強迫行為（たとえば手を洗うこと）を我慢して、少しずつ自信をつけていきます。

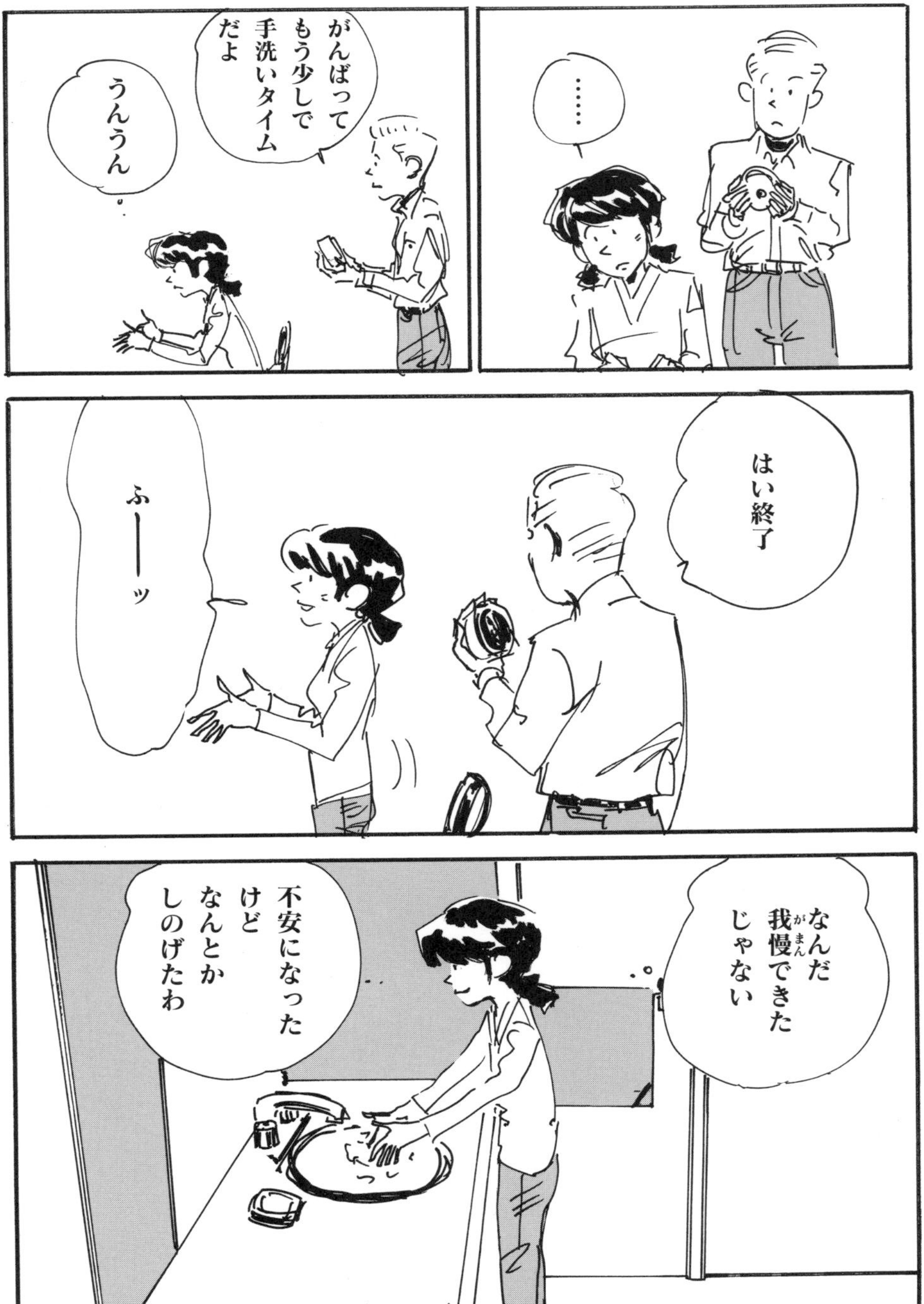
……
がんばって もう少しで 手洗いタイム だよ
うんうん
はい終了
ふーーッ
なんだ 我慢《がまん》できた じゃない
不安になった けど なんとか しのげたわ

豆知識　いのちの電話▷自殺予防のために設けられた電話による相談機関。多くの機関では自殺以外の悩みごとの相談にも応じている。

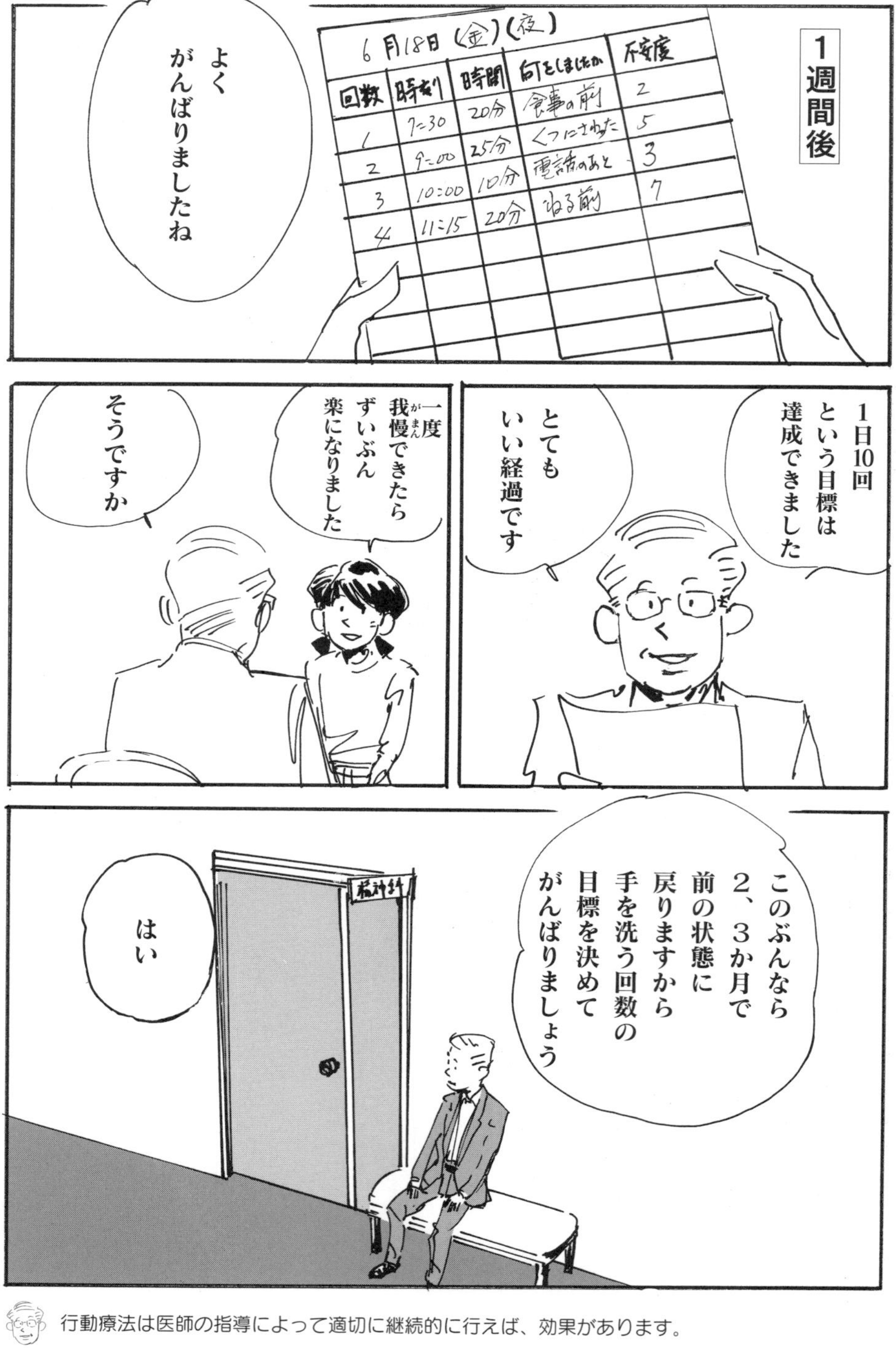
1週間後
6月18日(金)(夜)
回数 時刻 時間 何をしましたか 不安度
1 7:30 20分 食事の前 2
2 9:00 25分 くつにさわった 5
3 10:00 10分 電話のあと 3
4 11:15 20分 ねる前 7
よく がんばりましたね
1日10回 という目標は 達成できました
とても いい経過です
一度 我慢《がまん》できたら ずいぶん 楽になりました
そうですか
このぶんなら 2、3か月で 前の状態に 戻りますから 手を洗う回数の 目標を決めて がんばりましょう
はい

行動療法は医師の指導によって適切に継続的に行えば、効果があります。

心のクリニック

強迫性障害（OCD）

原因

心理的な原因で起きるのではありません。セロトニンという脳内にある神経伝達物質《しんけいでんたつぶっしつ》が十分に働かないことが原因だと考えられています。

症状

症状には強迫観念《きょうはくかんねん》と強迫行為《きょうはくこうい》があります。

＜強迫観念＞

強迫観念とは繰り返し、繰り返し、心を占めてしまう不快な考えや衝動《しょうどう》のことです。恐怖や不安を引き起こします。取り除こうと思っても、取り除かれなくて強く心に迫ってきます。

＜強迫行為＞

強迫観念による不安や恐怖、不快感をなくすために強迫行為を行います。具体的には次のようなものがあります。

●手を洗うのがやめられない

●不用なものを捨てられない

●ドアのノブや大勢の人が触《さわ》るものに触《ふ》れられない

●カギをかけたか、ガスの栓《せん》をしめたかなどの確認を何回も繰り返す。

●必要もないのに数をかぞえてばかりいる

●整理整頓《せいりせいとん》に極端《きょくたん》にこだわる

強迫行為をすれば、強迫観念からくる強力なマイナスの感情は一時的に軽くなります。しかしすぐに強迫観念はよみがえってきます。強迫観念と行為とのループ（繰り返し）が際限《さいげん》なく繰り返され、日常生活に支障《ししょう》をきたします。

またOCDによって引き起こされる不安感のために、心身ともに疲れ果ててしまう場合もあります。

治療

薬物療法《やくぶつりょうほう》と行動療法《こうどうりょうほう》を併用するのがもっとも効果的です。

＜薬物療法＞

使用されている薬として、脳内《のうない》のセロトニンの作用をたかめるクロミプラミン（三環系抗《さんかんけいこう》うつ薬《やく》の1つ）とSSRI（28ページ参照）が有効です。しかし、十分な効果が現れるまでには1～2か月かかります。医者の指示を守り、自分勝手に薬をやめないようにしましょう。

＜行動療法＞

エキスポージャー（暴露《ばくろ》）・反応妨害法《はんのうぼうがいほう》が有効です。

これは、こわくて避《さ》けている（例：手が汚《よご》れたと感じるような）ことにあえて直面（エキスポージャー＝暴露）してもらい、その後、強迫行為《きょうはくこうい》（手洗いなど）を行うのを我慢《がまん》する（妨害《ぼうがい》する：妨害反応《ぼうがいはんのう》）方法です。

医者と協力して根気よく治療すれば、よい結果が得られます。

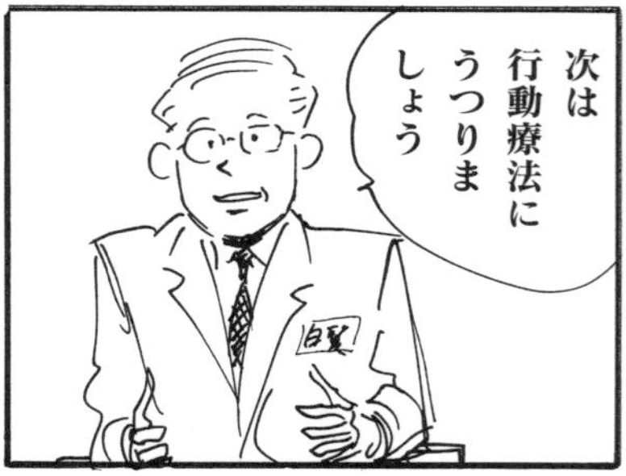
次は行動療法にうつりましょう

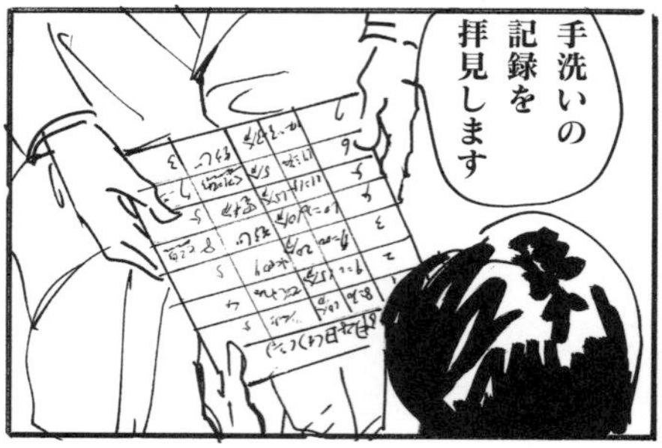
手洗いの記録を拝見します

3　元気がでないの

うつ病

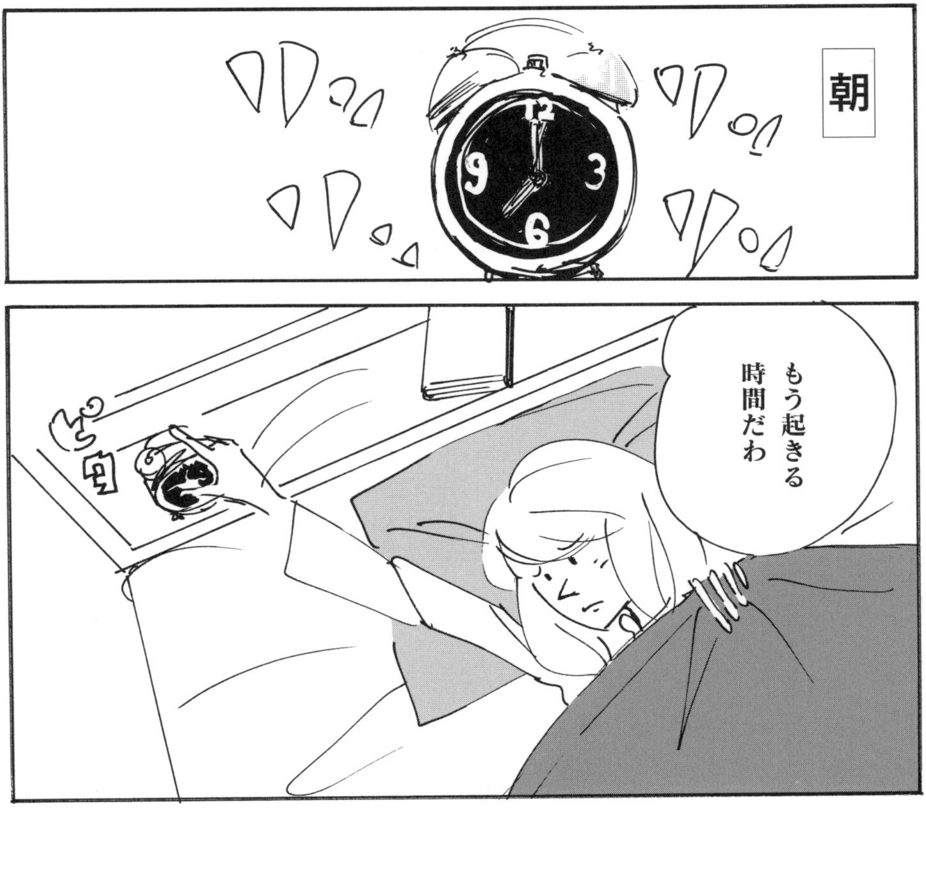

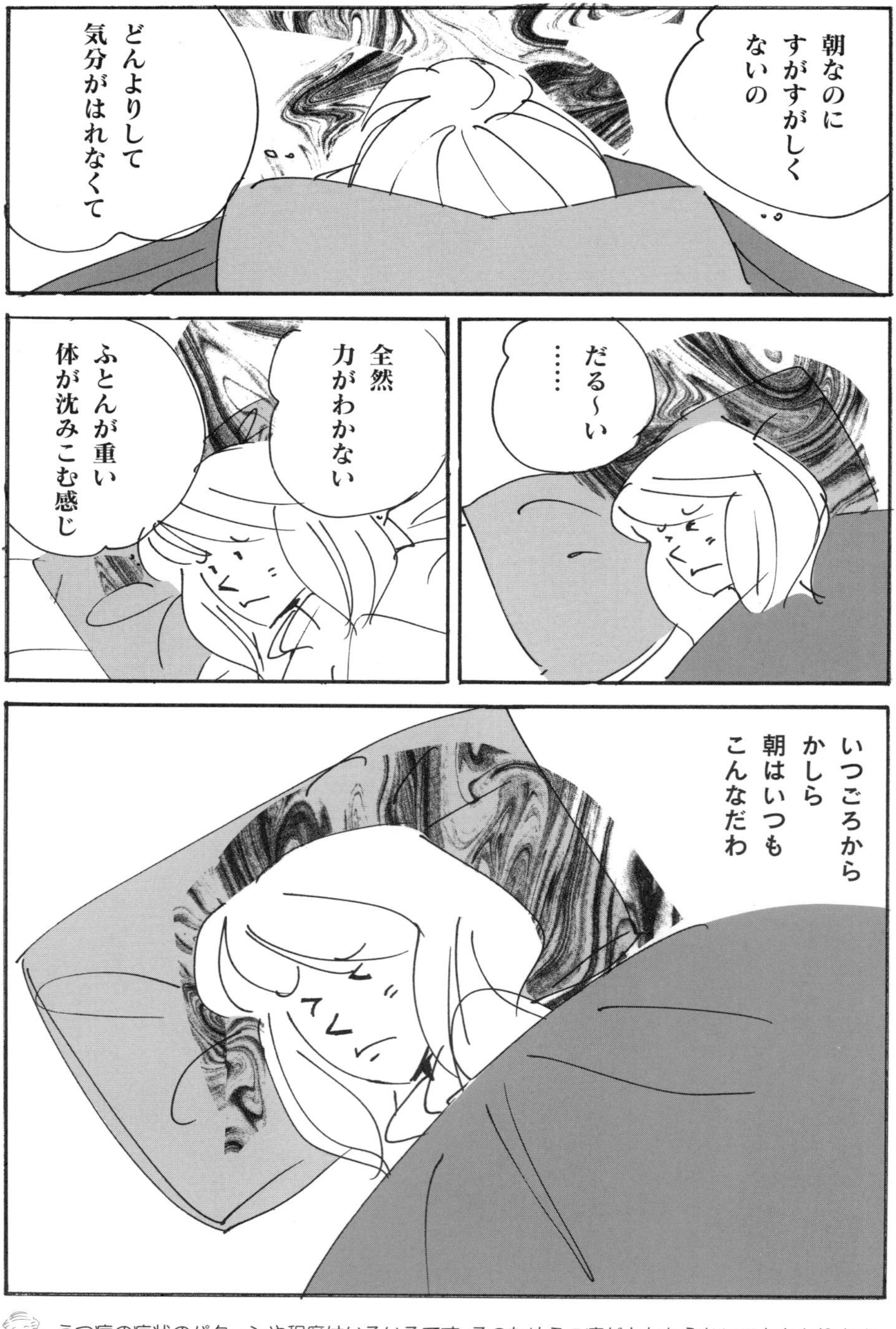
朝なのに
すがすがしく
ないの
どんよりして
気分がはれなくて
だる〜い
……
全然
力がわかない
ふとんが重い
体が沈みこむ感じ
いつごろから
かしら
朝はいつも
こんなだわ

うつ病の症状のパターンや程度はいろいろです。そのためうつ病だとわからないこともあります。

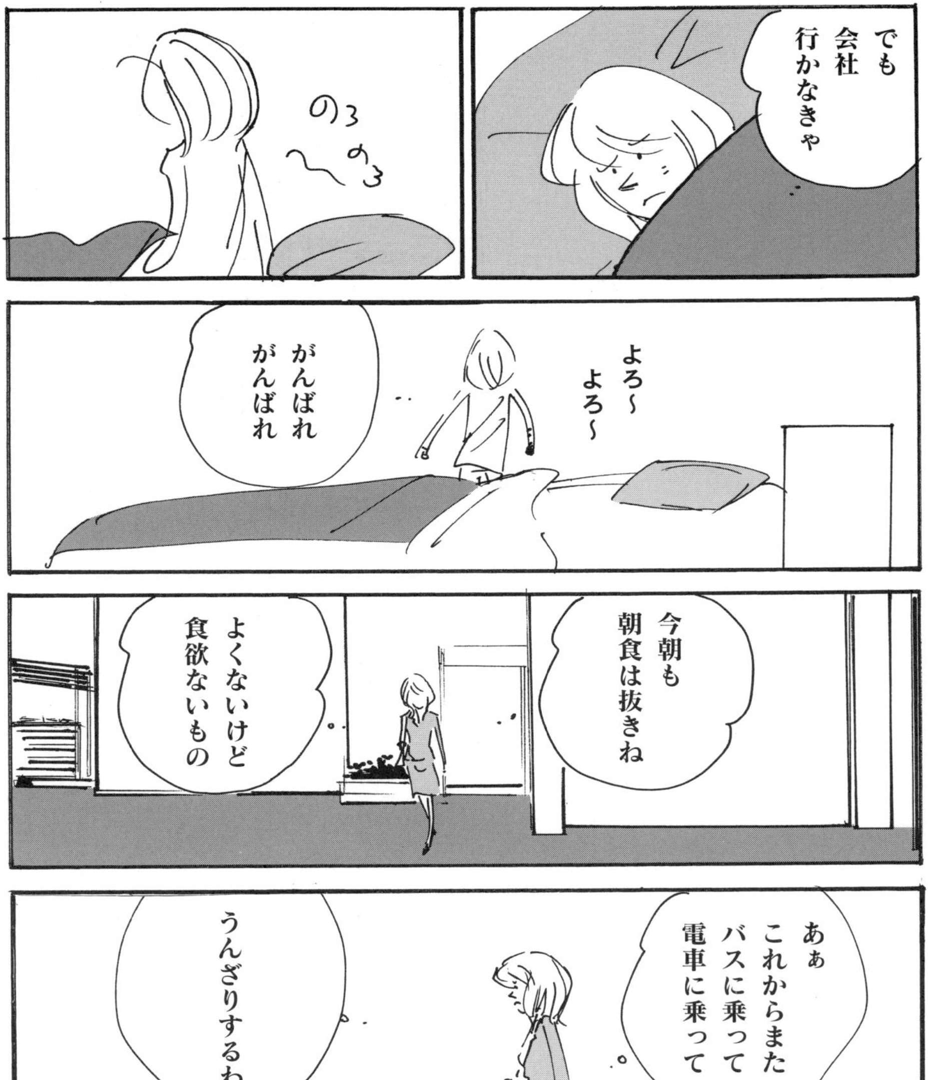

身体症状という仮面をかぶっているうつ病を「仮面うつ病」といいます。身体症状が前面に出ていて、抑うつ気分や悲哀感などの精神症状を覆い隠しています。

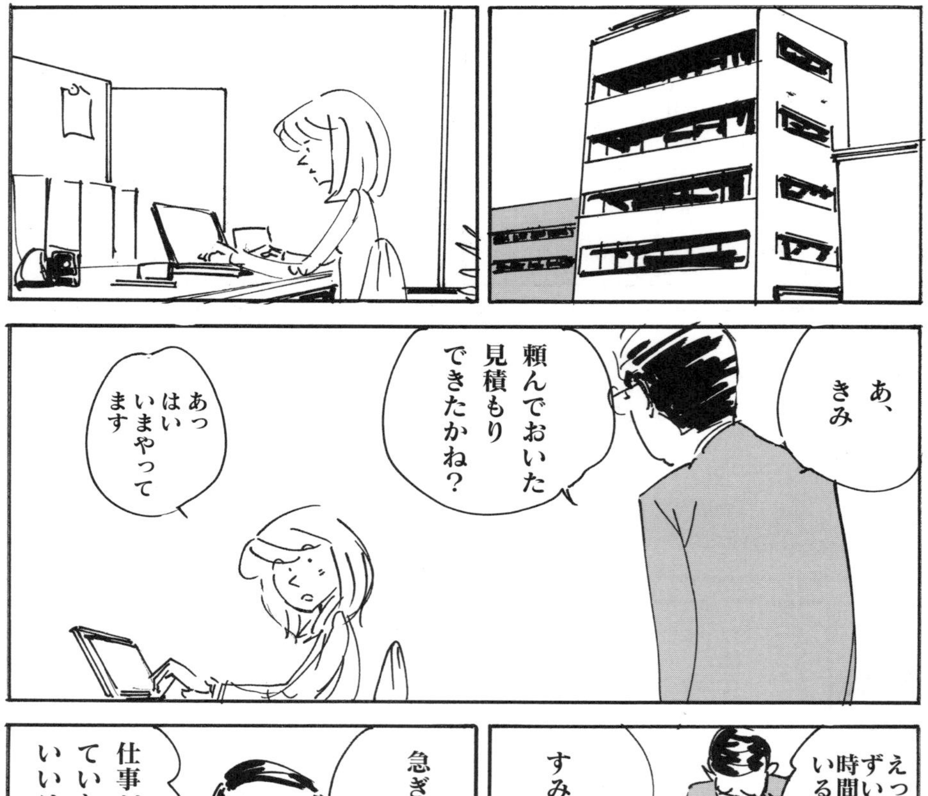
あ、きみ
頼んでおいた見積もりできたかね？
あっ はい いまやってます
えっ ずいぶん時間かかっているね
すみません
急ぎなんだ
仕事がていねいなのはいいけど
締め切りがあるんだからテキパキとね
はい

豆知識 精神分析▷フロイトによって創始された。無意識の中に抑圧されている精神的な外傷などを意識化する方法。自由連想法を用いて人間の行動や夢の無意識的意味を理解しようとする。

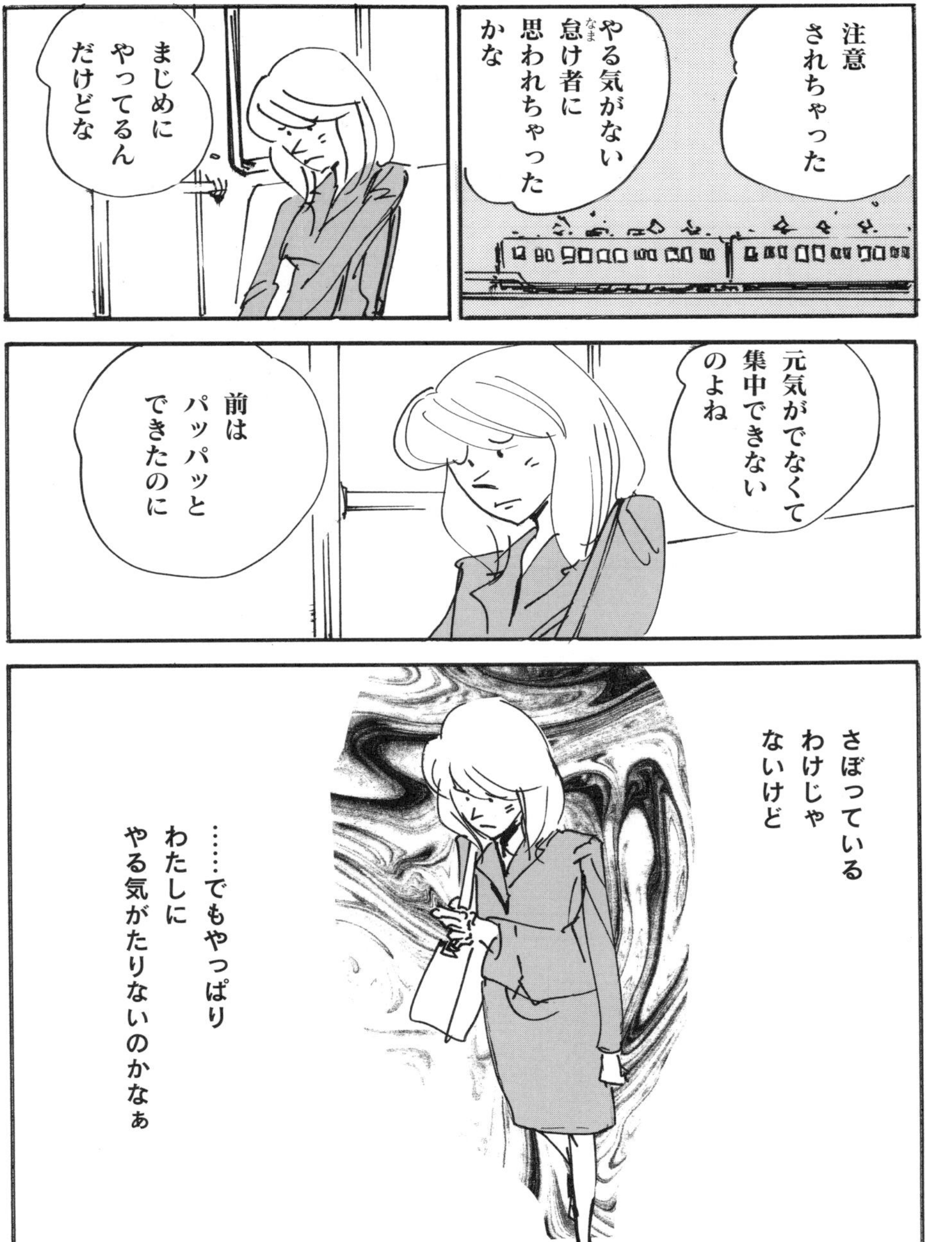
注意されちゃった
やる気がない怠《なま》け者に思われちゃったかな
まじめにやってるんだけどな
元気がでなくて集中できないのよね
前はパッパッとできたのに
さぼっているわけじゃないけど
……でもやっぱりわたしにやる気がたりないのかなぁ

うつ病の時は自分ではがんばろうと思っているのにできません。

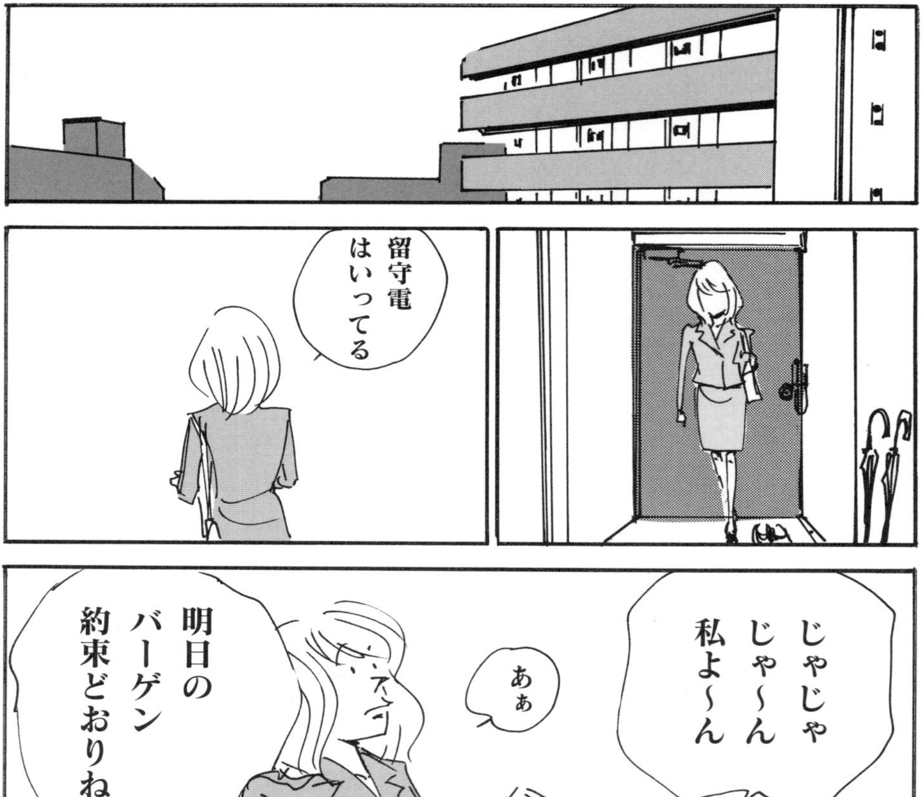

豆知識 精神分析療法▷代表的な精神療法のひとつで、フロイトの精神分析理論に基づき、自由連想法や夢の解釈などを用いて、無意識を意識化することによって神経症を治癒に導こうとする。

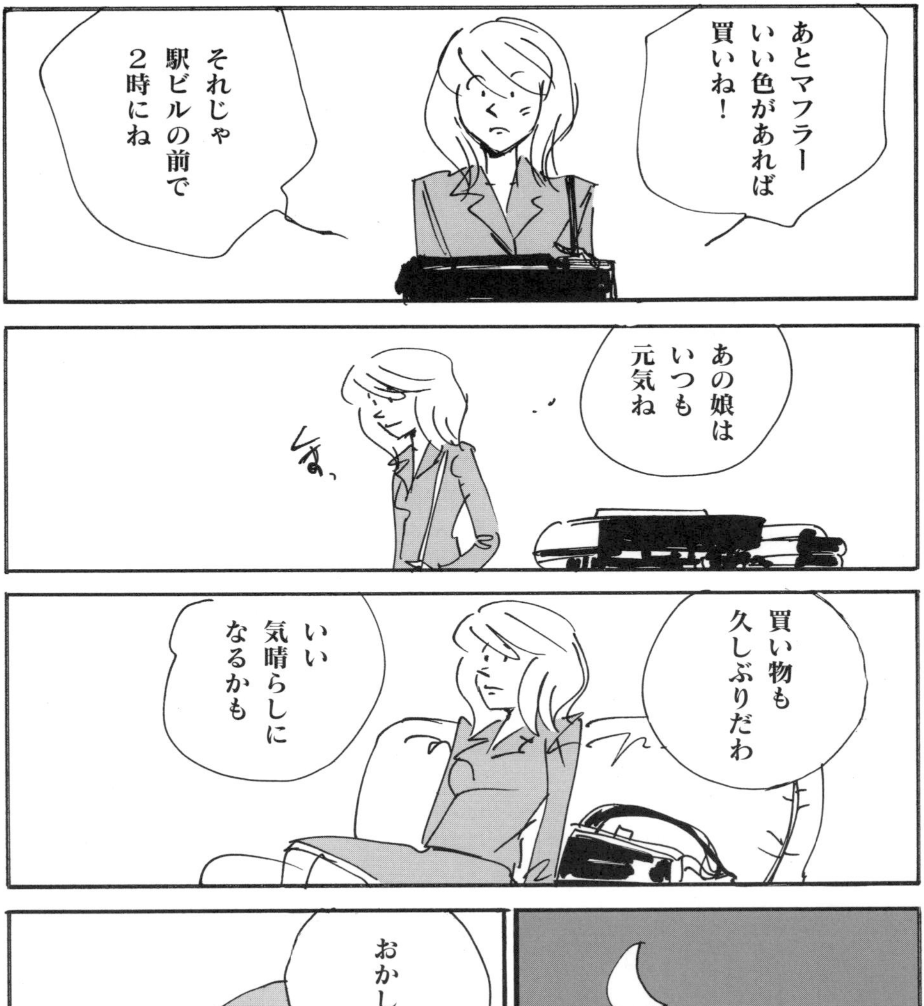
あとマフラーいい色があれば買いね！
それじゃ駅ビルの前で2時にね
あの娘はいつも元気ね
買い物も久しぶりだわ
いい気晴らしになるかも
おかしいわ
あんまりわくわくしない

神経伝達物質のバランスの異常により、気分が沈んだり元気がでなかったりするのではないかといわれています。

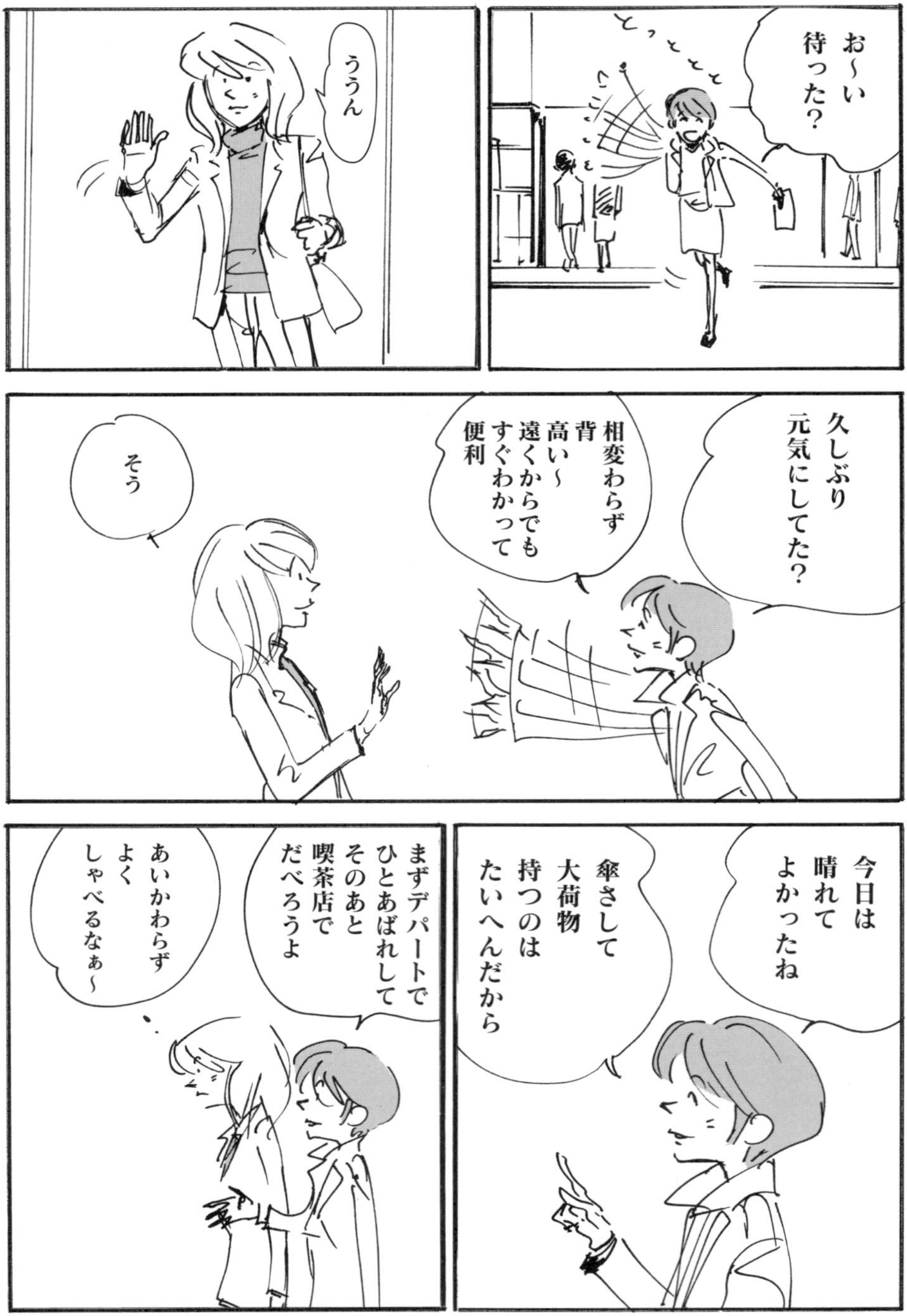
お〜い待った?
とっとととと
ううん
久しぶり元気にしてた?
相変わらず背高い〜遠くからでもすぐわかって便利
そう
今日は晴れてよかったね
傘さして大荷物持つのはたいへんだから
まずデパートでひとあばれしてそのあと喫茶店でだべろうよ
あいかわらずよくしゃべるなぁ〜

豆知識 集団精神療法の利点▷同じ悩みを持った人が他にもいることを知ることは大きな救いである。参加者同士の話し合いの中で自己の問題点が明らかになる。断酒会の活動などが知られている。

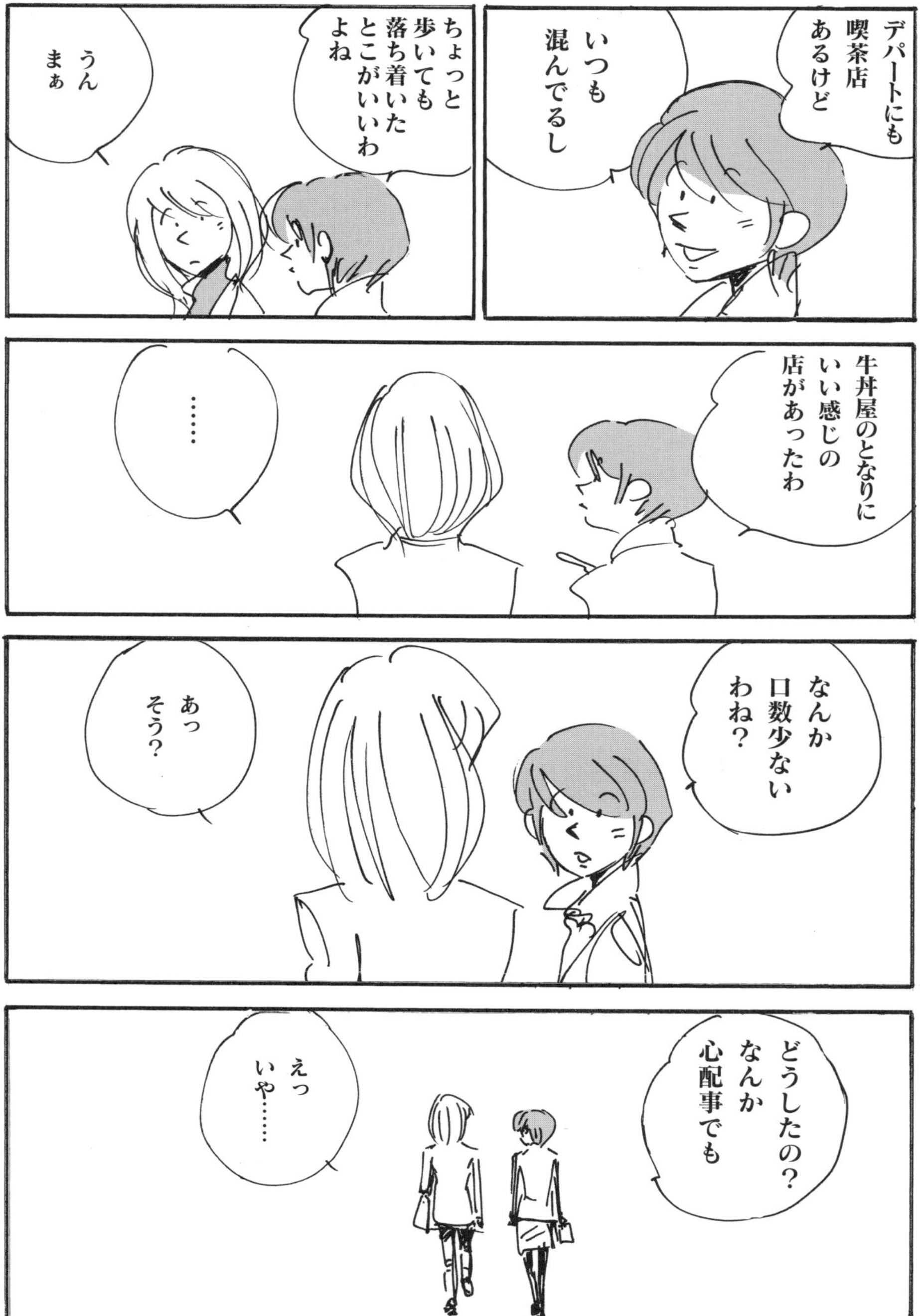
デパートにも喫茶店あるけど
いつも混んでるし
ちょっと歩いても落ち着いたとこがいいわよね
うんまぁ
牛丼屋のとなりにいい感じの店があったわ
……
なんか口数少ないわね？
あっそう？
どうしたの？なんか心配事でも
えっいや……

豆知識　遊戯療法▷児童では言葉によるコミュニケーションが十分でなく、精神療法を行えない場合も多い。そのため玩具、遊戯を通じて治療を行う。児童神経症、幼児自閉症などに用いられる。

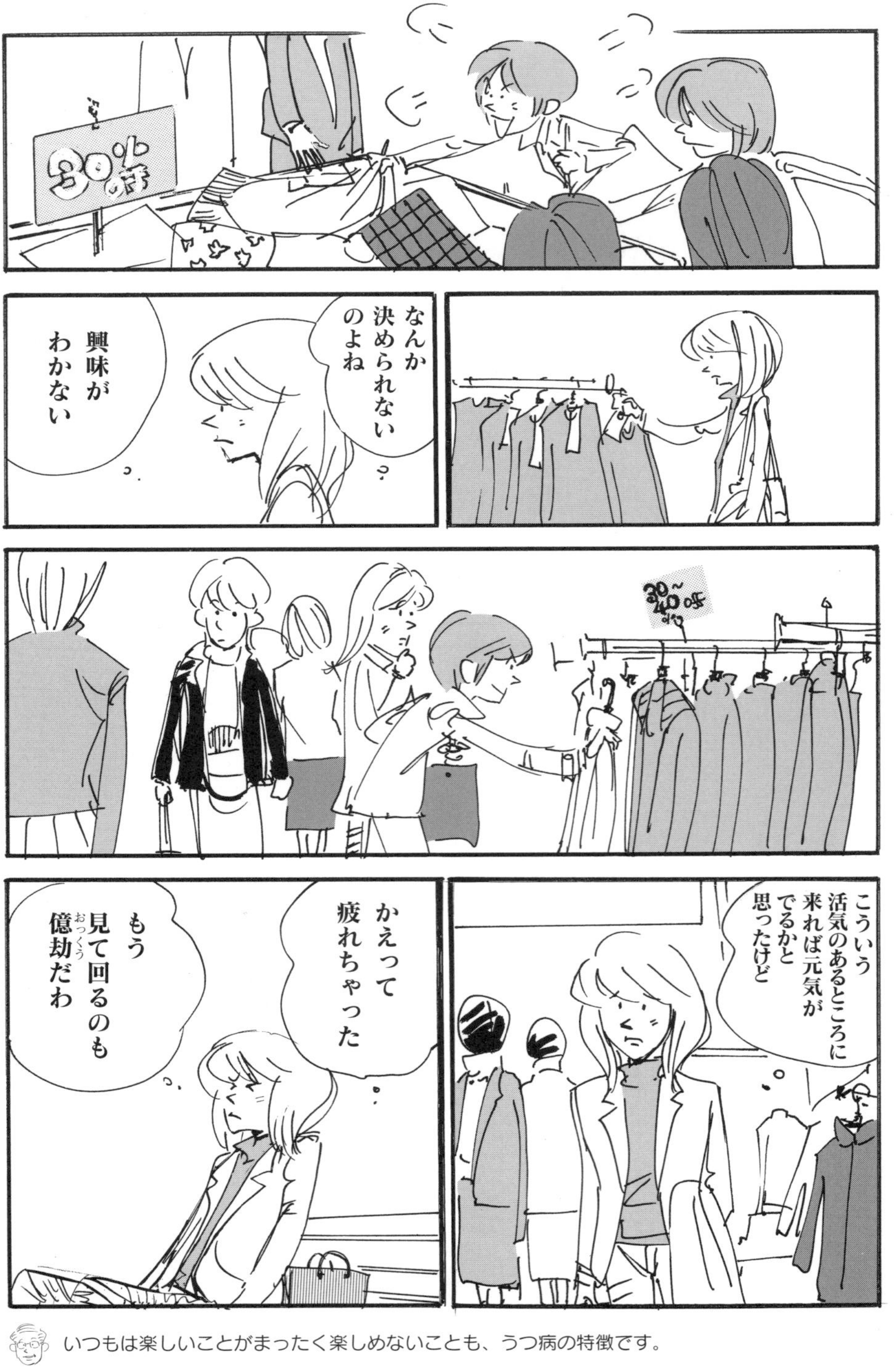

なんか決められないのよね
興味がわかない
こういう活気のあるところに来れば元気がでるかと思ったけど
かえって疲れちゃった
もう見て回るのも億劫《おっくう》だわ

いつもは楽しいことがまったく楽しめないことも、うつ病の特徴です。

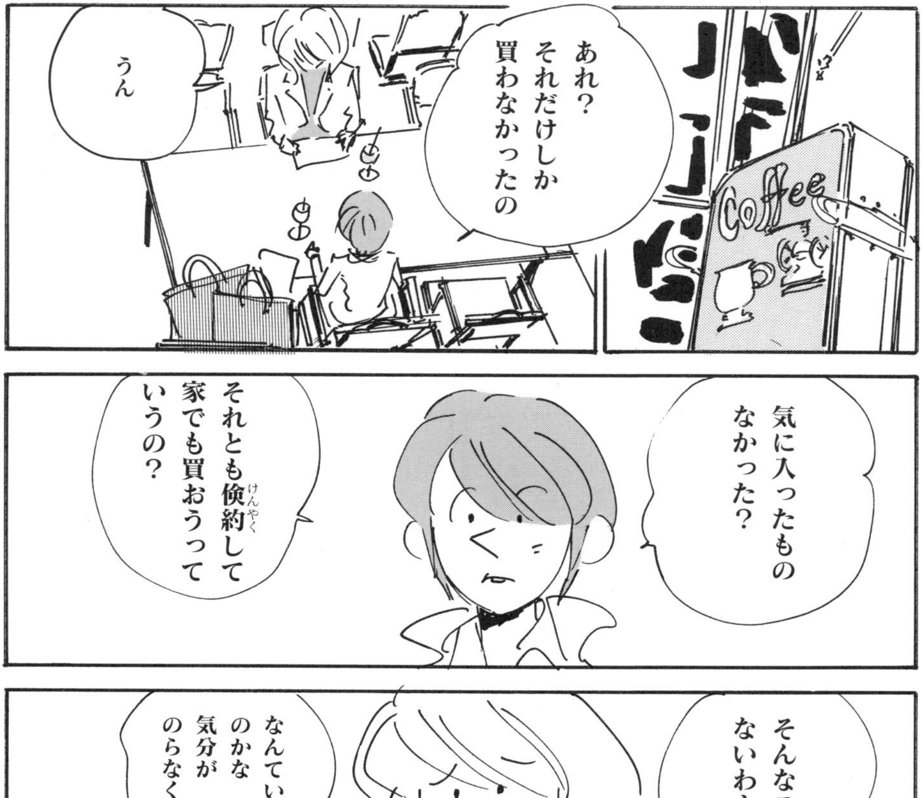
Coffee
あれ？それだけしか買わなかったの
うん
気に入ったものなかった？
それとも倹約《けんやく》して家でも買おうっていうの？
そんなことないわよ
なんていうのかな気分がのらなくて
やっぱりちょっとおかしいよ
どうしたの？体調でもわるいの？
…うん…疲れてるかな

豆知識 芸術療法▷芸術活動を手段として行う治療法。絵画、音楽、ダンス、劇などのイメージを使ったコミュニケーションを介して心身に働きかけ、障害の改善に導く精神療法のひとつ。

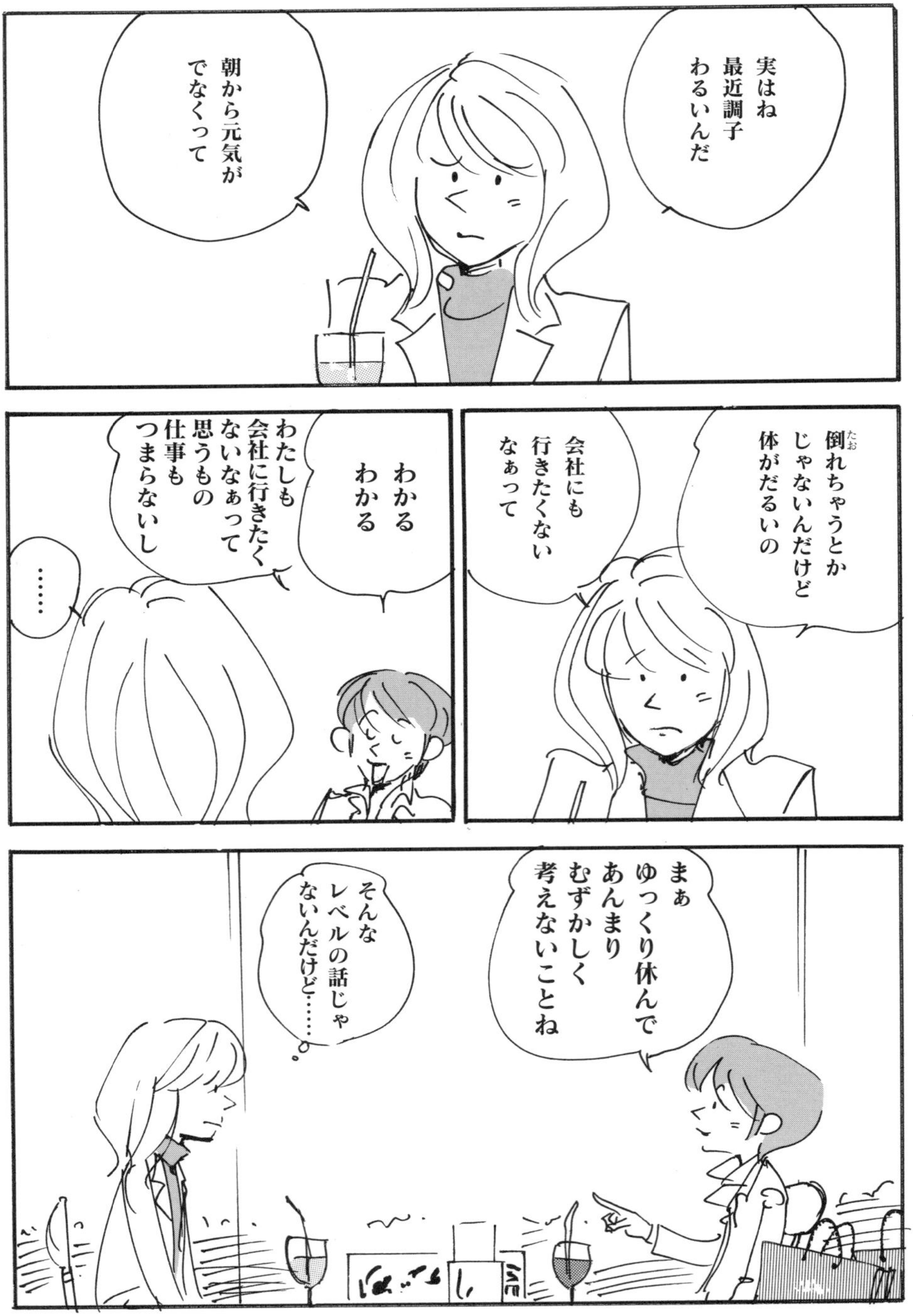
実はね 最近調子 わるいんだ
朝から元気が でなくって
倒《たお》れちゃうとか じゃないんだけど 体がだるいの
会社にも 行きたくない なぁって
わかる わかる
わたしも 会社に行きたく ないなぁって 思うもの 仕事も つまらないし
……
まぁ ゆっくり休んで あんまり むずかしく 考えないことね
そんな レベルの話じゃ ないんだけど……

豆知識 作業療法▷農耕、牧畜、木工、手芸などの生産的作業を介して行う治療法。レクリエーション療法や生活指導も作業療法に含めることもある。

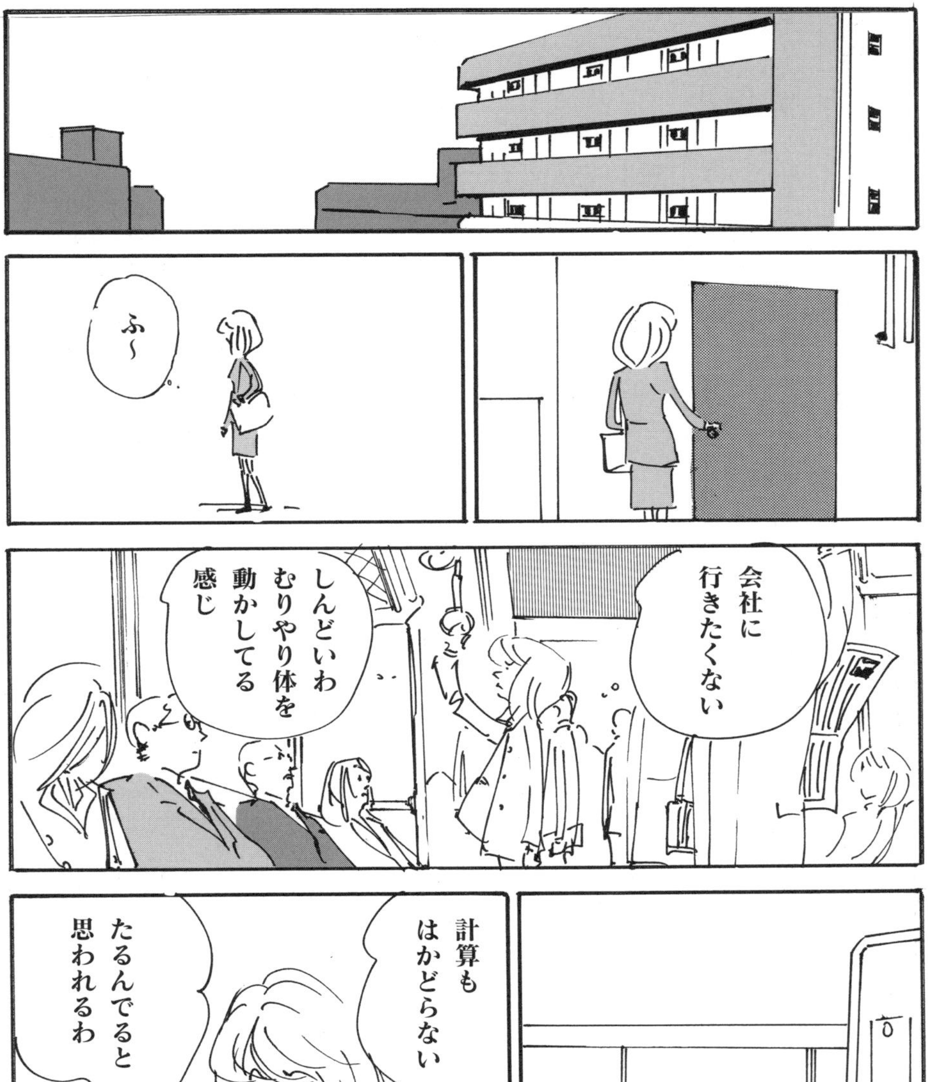
ふ〜
会社に行きたくない
しんどいわ むりやり体を動かしてる感じ
計算もはかどらない
たるんでると思われるわ

豆知識 森田療法▷森田正馬が創始した日本独自の精神療法。自己の症状をあるがままに受けいれ、本来やるべきことを実行するように指導する。自然治癒力を発揮させることを目的としている。

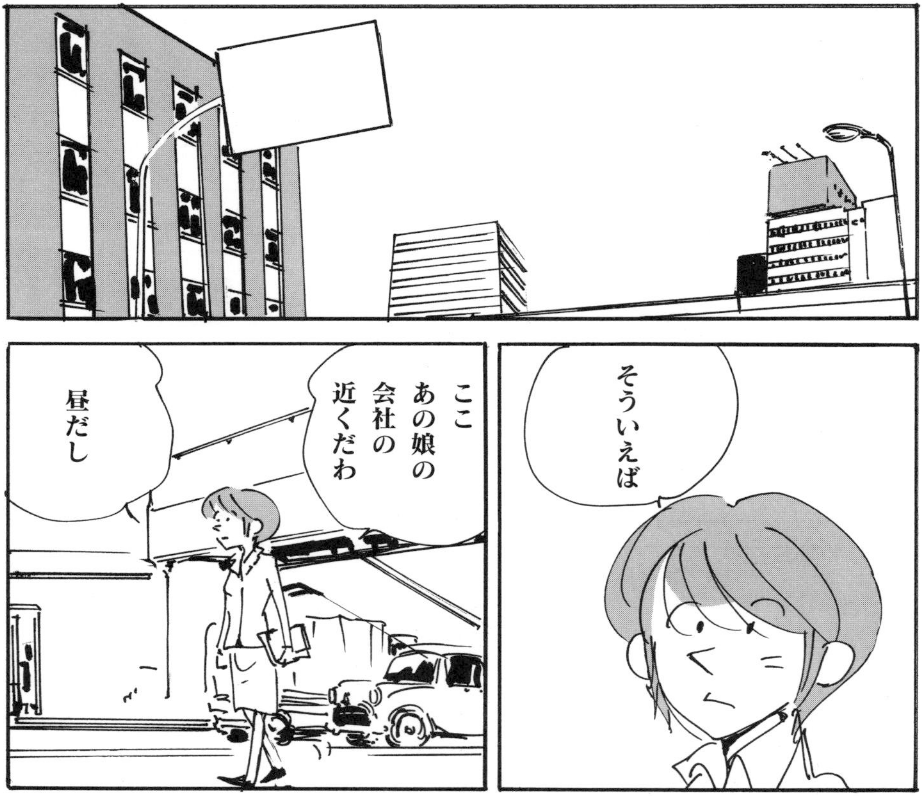
そういえば
ここ
あの娘の
会社の
近くだわ
昼だし
定礎
いたら
ランチ
いっしょに
食べるか
らんちょん
らんちょん

豆知識 家族療法▷家族をひとつのシステムととらえ、親子関係、夫婦関係などの人間関係を見直し治療にいかす精神療法。家族間の協力で問題を解決する方法を発見させることを目的としている。

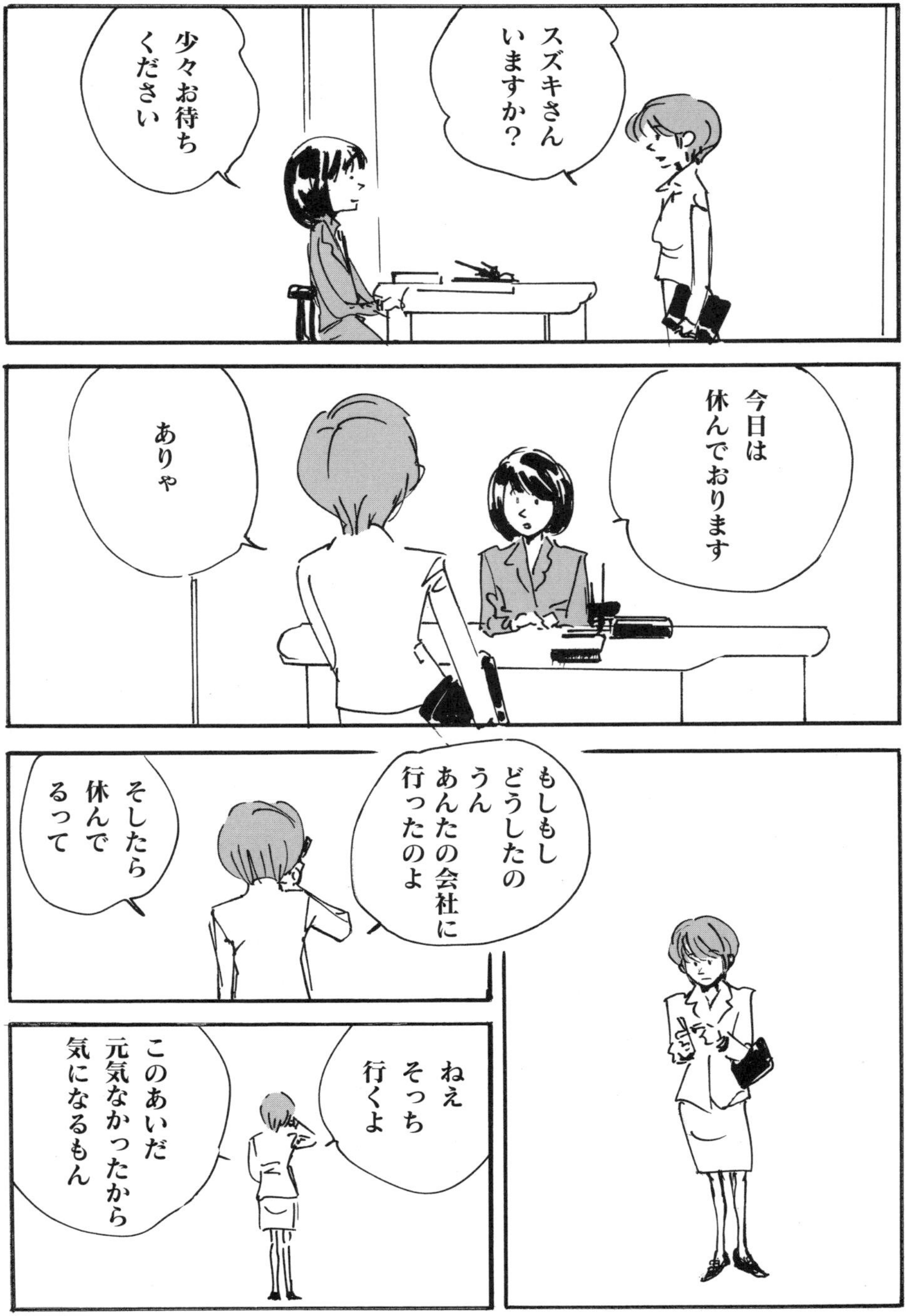
スズキさん いますか?
少々お待ち ください
今日は 休んでおります
ありゃ
もしもし どうしたの うん あんたの会社に 行ったのよ
そしたら 休んで るって
ねえ そっち 行くよ
このあいだ 元気なかったから 気になるもん

豆知識　精神科デイケア▷病院や施設などへ通って、レクリエーション療法、集団精神療法、作業療法、SST（社会生活技能訓練）などの治療に参加し社会復帰をめざす。

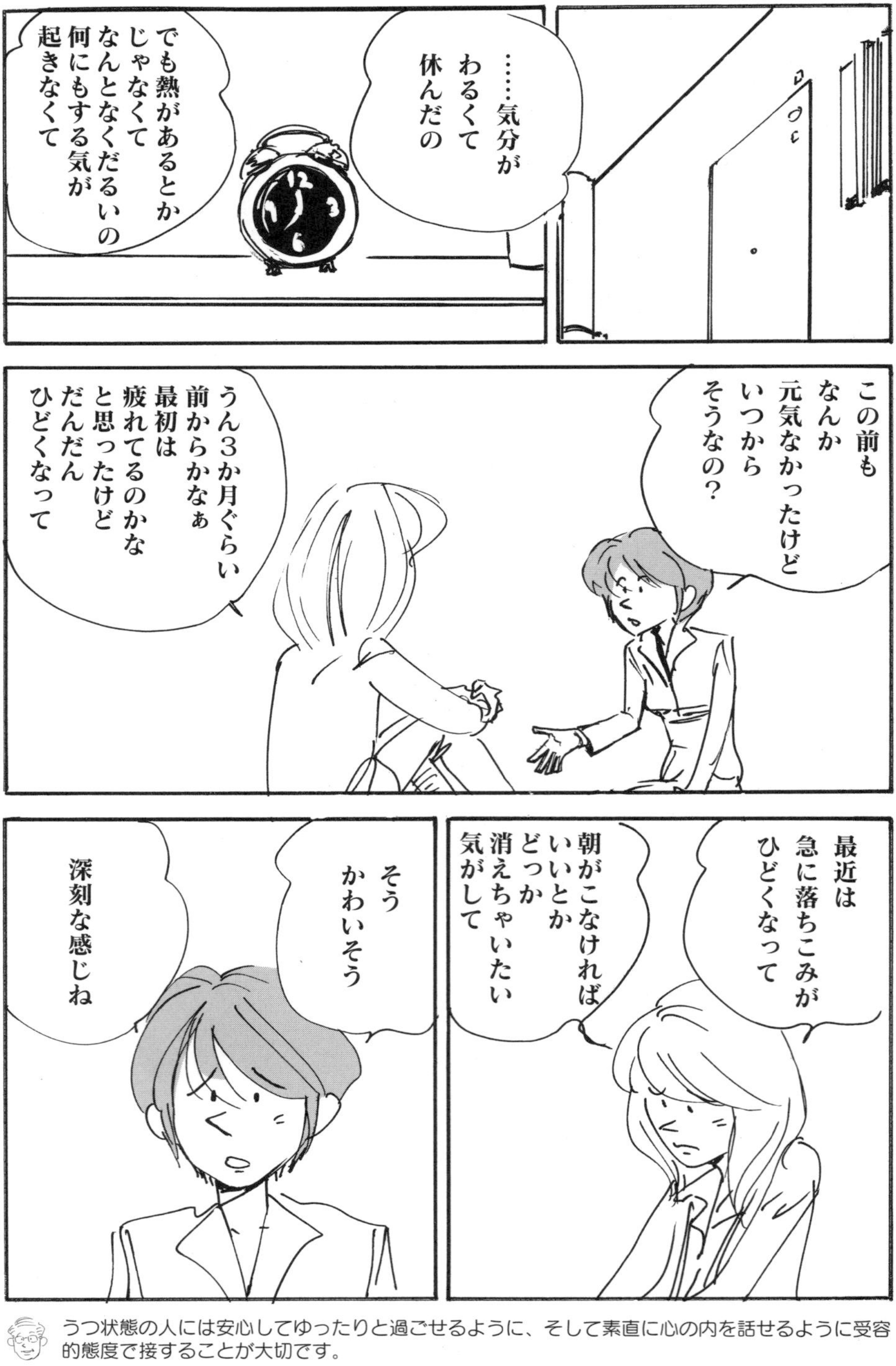
……気分が わるくて 休んだの
でも熱があるとか じゃなくて なんとなくだるいの 何にもする気が 起きなくて
この前も なんか 元気なかったけど いつから そうなの？
うん３か月ぐらい 前からかなぁ 最初は 疲れてるのかな と思ったけど だんだん ひどくなって
最近は 急に落ちこみが ひどくなって
朝がこなければ いいとか どっか 消えちゃいたい 気がして
そう かわいそう
深刻な感じね

うつ状態の人には安心してゆったりと過ごせるように、そして素直に心の内を話せるように受容的態度で接することが大切です。

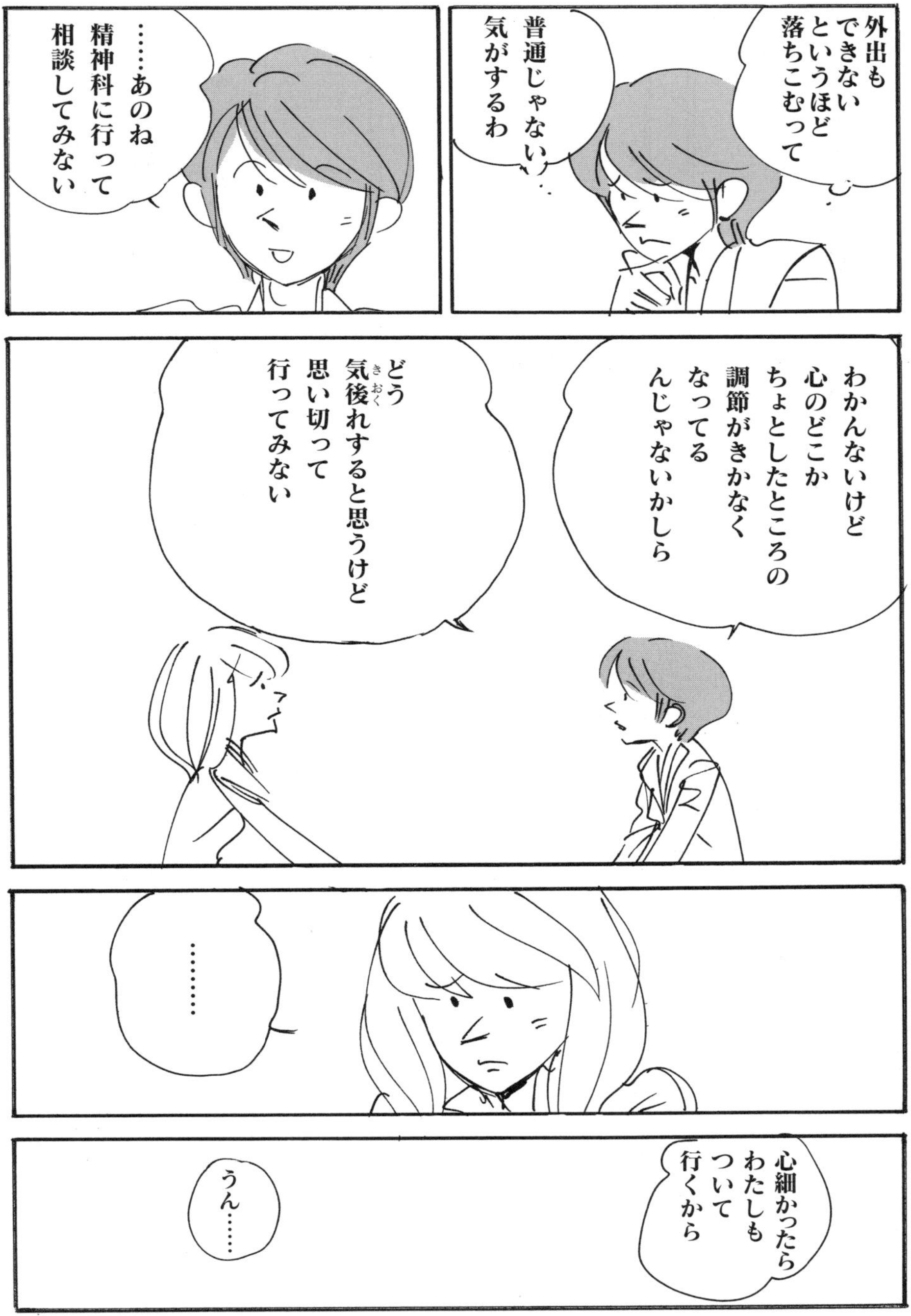
外出もできないというほど落ちこむって
普通じゃない気がするわ
……あのね精神科に行って相談してみない
わかんないけど心のどこかちょっとしたところの調節がきかなくなってるんじゃないかしら
どう気《き》後《おく》れすると思うけど思い切って行ってみない
………
心細かったらわたしもついて行くから
うん……

うつ病になるとものごとを判断したり決断したりするのが苦手になります。必要な指示をはっきり表示することで負担を減らしてあげましょう。

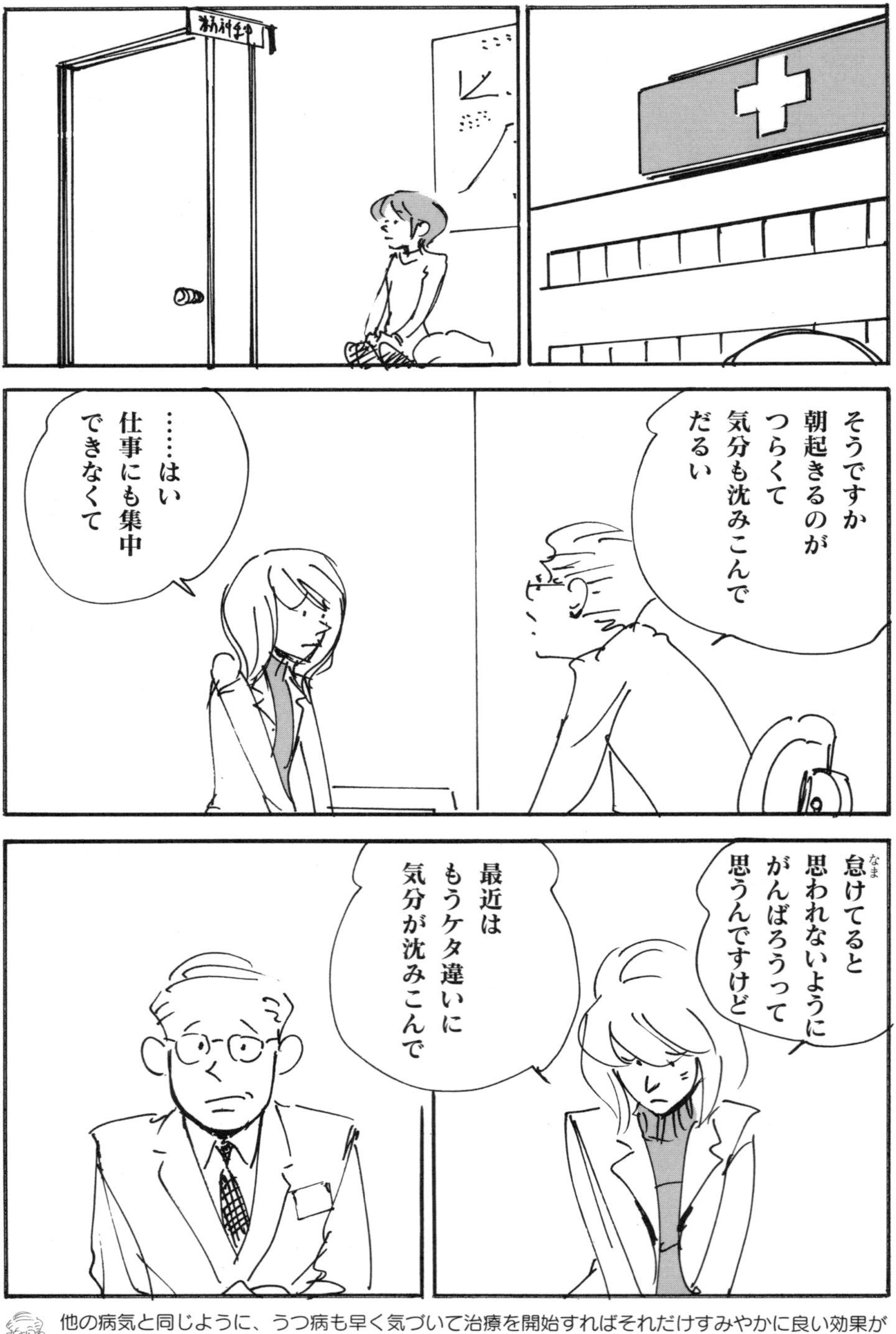
そうですか朝起きるのがつらくて気分も沈みこんでだるい
……はい仕事にも集中できなくて
怠《なま》けてると思われないようにがんばろうって思うんですけど
最近はもうケタ違いに気分が沈みこんで

他の病気と同じように、うつ病も早く気づいて治療を開始すればそれだけすみやかに良い効果が得られます。

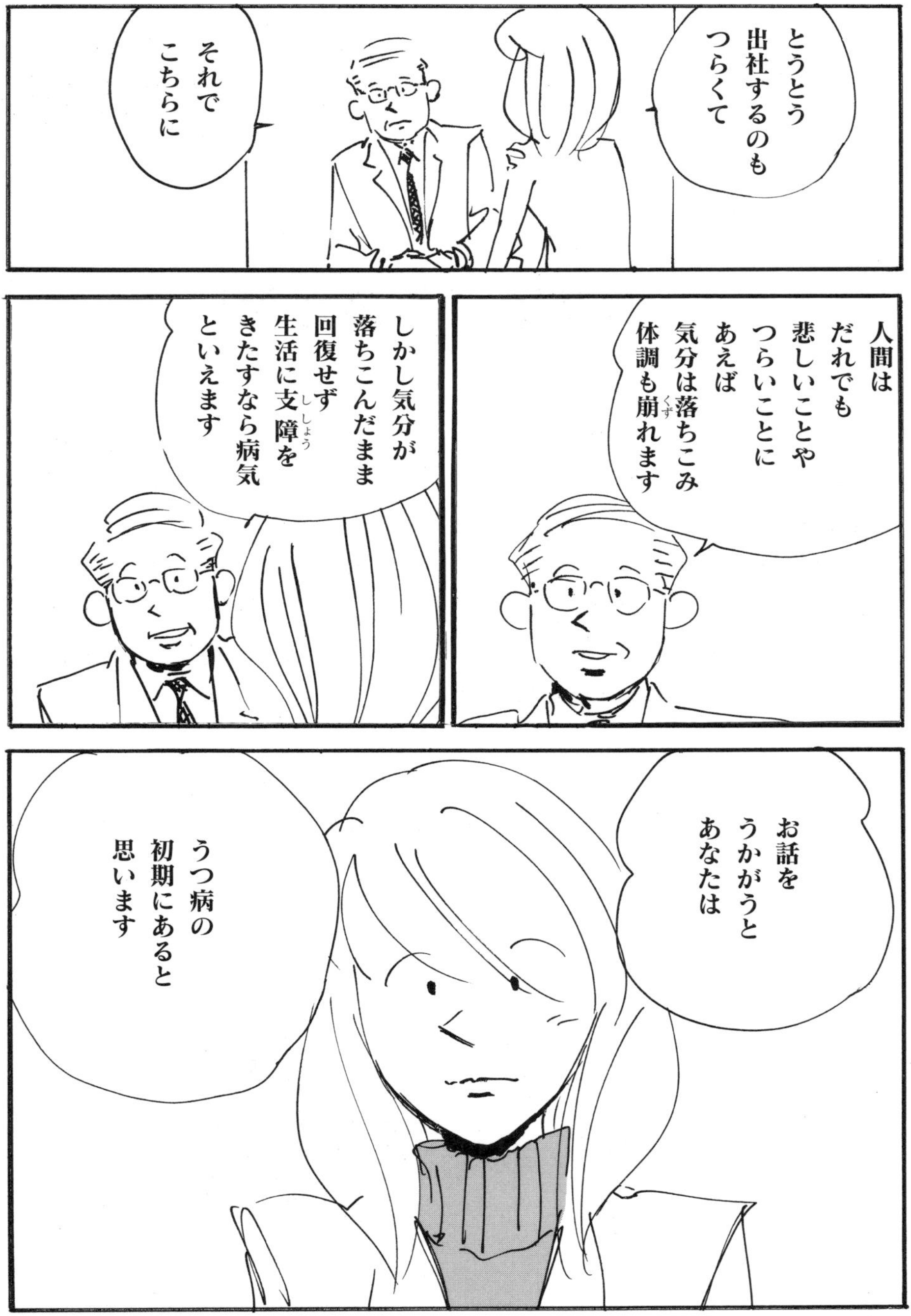
とうとう出社するのもつらくて
それでこちらに
人間はだれでも悲しいことやつらいことにあえば気分は落ちこみ体調も崩《くず》れます
しかし気分が落ちこんだまま回復せず生活に支《し》障《しょう》をきたすなら病気といえます
お話をうかがうとあなたは
うつ病の初期にあると思います

うつ病の患者さんは約５～10％（100人のうち５～10人）といわれています。ごくありふれた病気です。

!

うつ病は「心のカゼ」

日常のストレスや体の不調などが重なれば、誰でもがかかる可能性のある病気です。ですから「心のカゼ」といわれています。世界保健機構《せかいほけんきこう》（WHO）は全人口の5〜10%もの人が罹患《りかん》すると発表しています。

どちらかといえば　几帳面《きちょうめん》で真面目《まじめ》な人がかかりやすいのは、こうした人のほうがストレスの影響を強く受けやすく、心に負担がかかりやすいからでしょう。年齢的には、中高年・初老期に多く、責任のある管理職になったり、近親者との死別が増えるなど、環境が変化することも原因です。

また最近は、秋・冬に意欲の減退や体力の低下を訴え、春・夏には調子がよいという「季節性《きせつせい》うつ病《びょう》」の若い女性も増える傾向にあります。

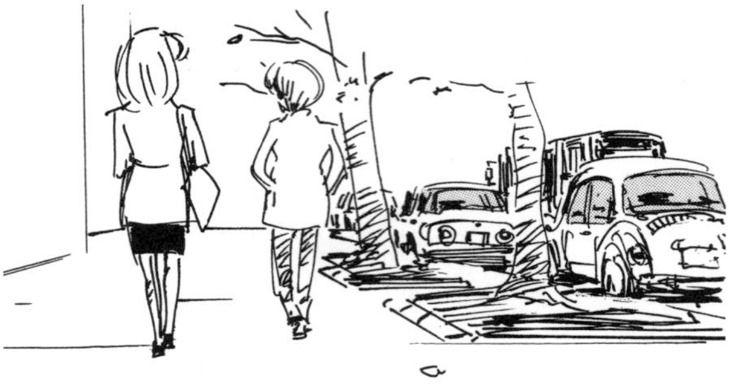

心のクリニック

うつ病

？ どんな病気

毎日の生活のなかで、悲しみや不安、虚無感《きょむかん》、寂《さび》しさなどは誰でも経験しています。しかし、うつ病《びょう》の場合はその程度も強く、長い期間続きます。また眠ることができず食事もおいしくなく、気力や体力がなくなります。仕事や趣味に興味がわかなくなり、毎日がつらいと感じるようになります。日常生活にも支障《ししょう》をきたします。

本人はこうした気力や体力の低下を努力でカバーしようとして、よけいにつらくなっています。そのうえ、本人や周《まわ》りの人も病気だとは気がつかないことが多いのです。

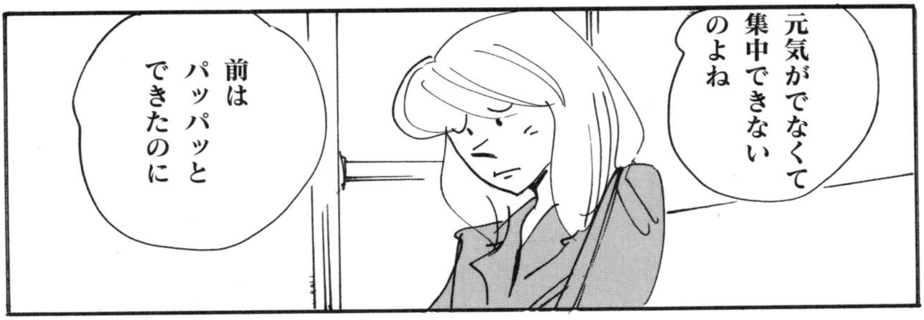
元気がでなくて集中できないのよね
前はパッパッとできたのに

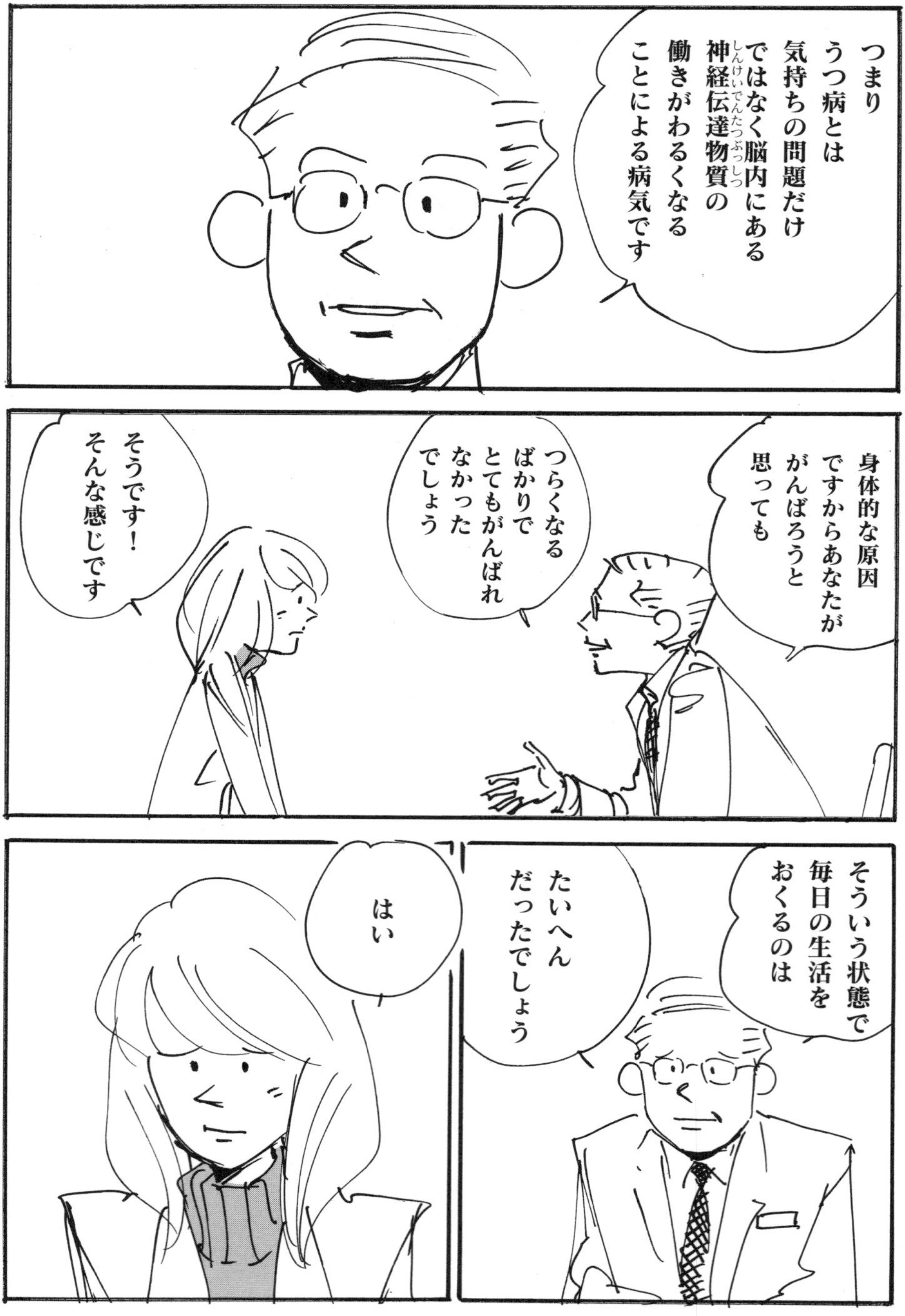

つまり
うつ病とは
気持ちの問題だけ
ではなく脳内にある
神経伝達物質《しんけいでんたつぶっしつ》の
働きがわるくなる
ことによる病気です
身体的な原因
ですからあなたが
がんばろうと
思っても
つらくなる
ばかりで
とてもがんばれ
なかった
でしょう
そうです！
そんな感じです
そういう状態で
毎日の生活を
おくるのは
たいへん
だったでしょう
はい

体の不調で内科などを受診している人のなかに心の病気の人が多くいます。

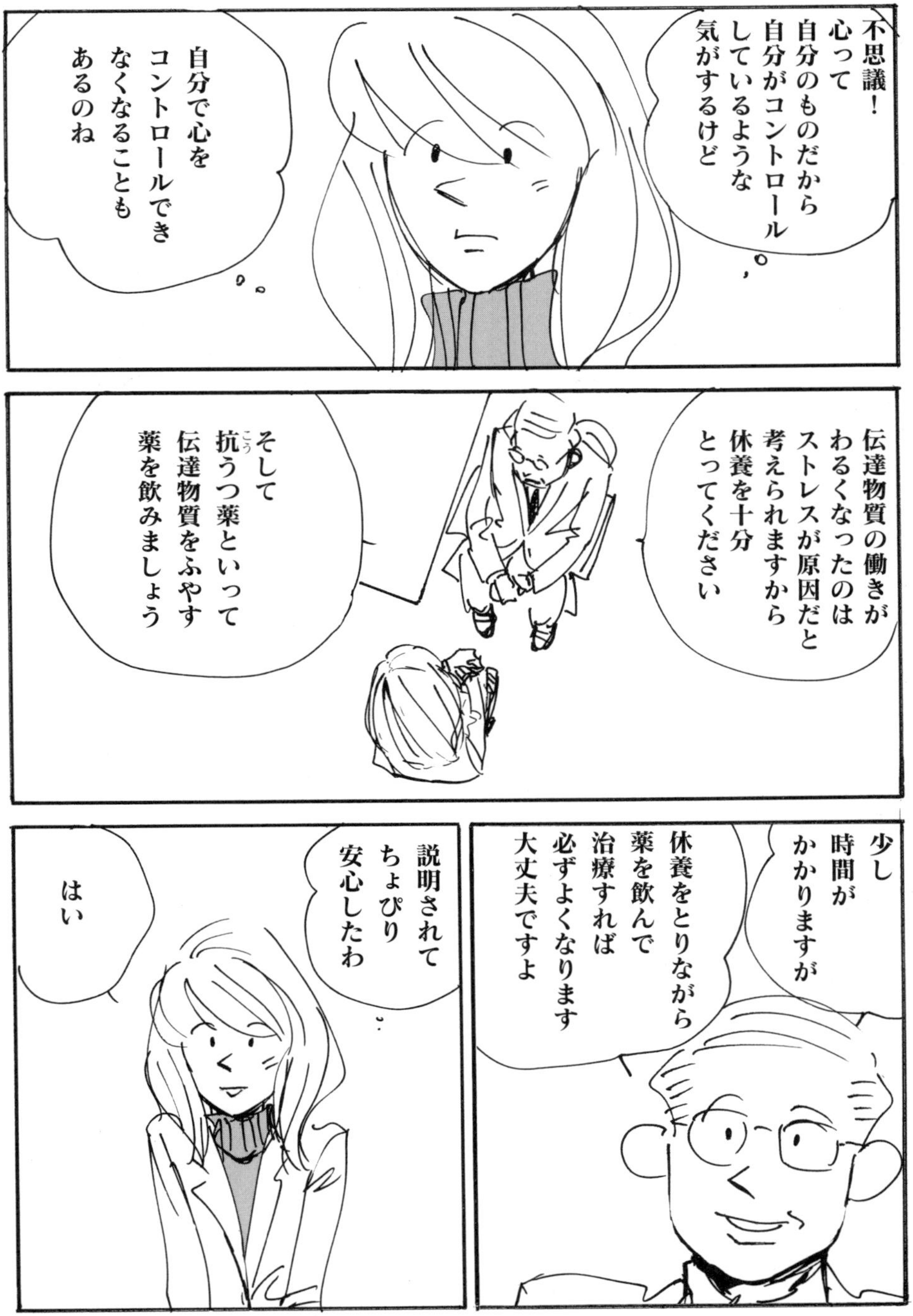
不思議！
心って
自分のものだから
自分がコントロール
しているような
気がするけど
自分で心を
コントロールでき
なくなることも
あるのね
伝達物質の働きが
わるくなったのは
ストレスが原因だと
考えられますから
休養を十分
とってください
そして
抗《こう》うつ薬といって
伝達物質をふやす
薬を飲みましょう
少し
時間が
かかりますが
休養をとりながら
薬を飲んで
治療すれば
必ずよくなります
大丈夫ですよ
説明されて
ちょぴり
安心したわ
はい

うつ病にかかっている人が多いにもかかわらず、十分な治療を受けている人は少ないのが現状です。

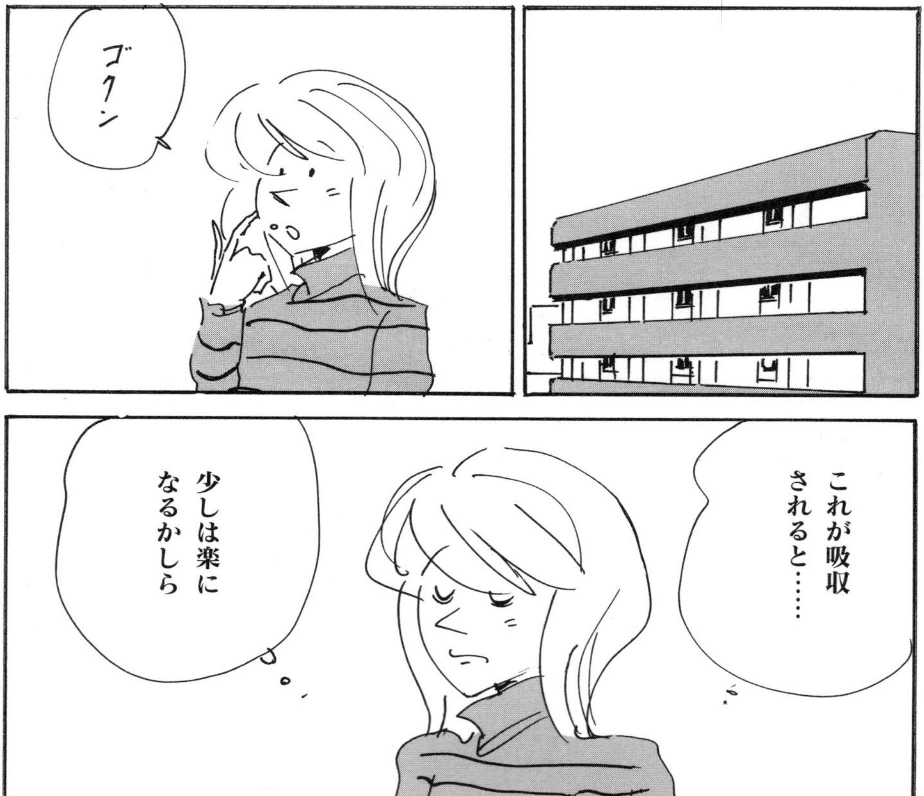
ゴクン
これが吸収されると……
少しは楽になるかしら
……別に変わんないわ
会社も有給いっぱい休むことになったし
あぁゆううつだわ

抗うつ薬は十分な効果がでるまでには多少時間がかかります。結果をあせらずに飲みつづけましょう。

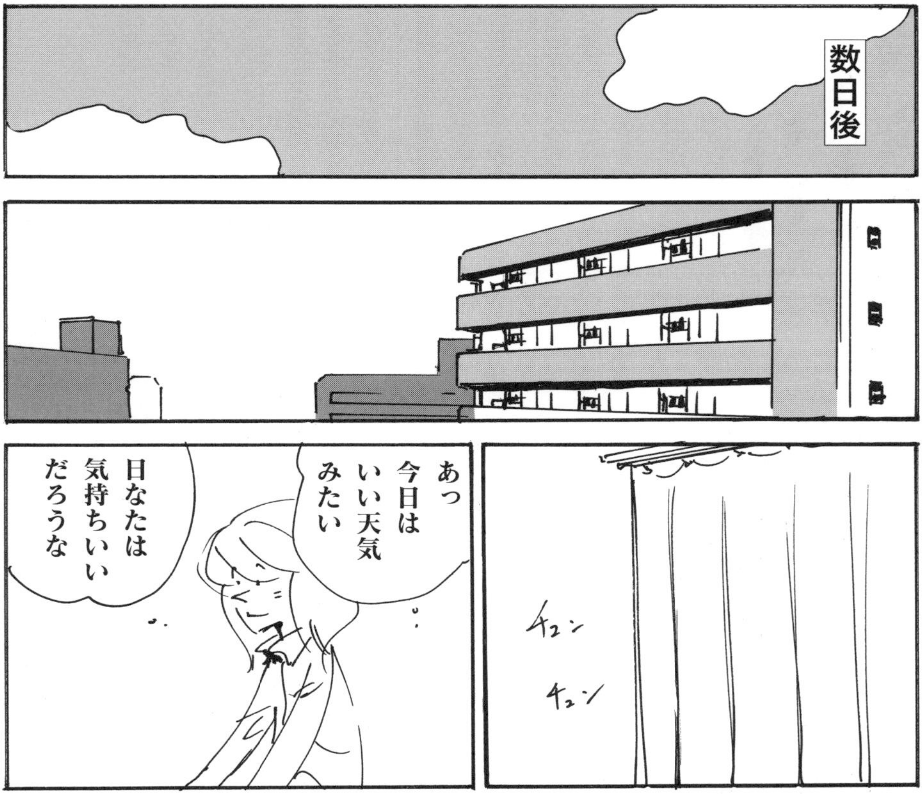
数日後
チュン
チュン
あっ 今日は いい天気 みたい
日なたは 気持ちいい だろうな
あれっ
わたし 笑ってる 少し うきうき している

「あせらずゆっくり治す」というのがうつ病治療の大原則です。

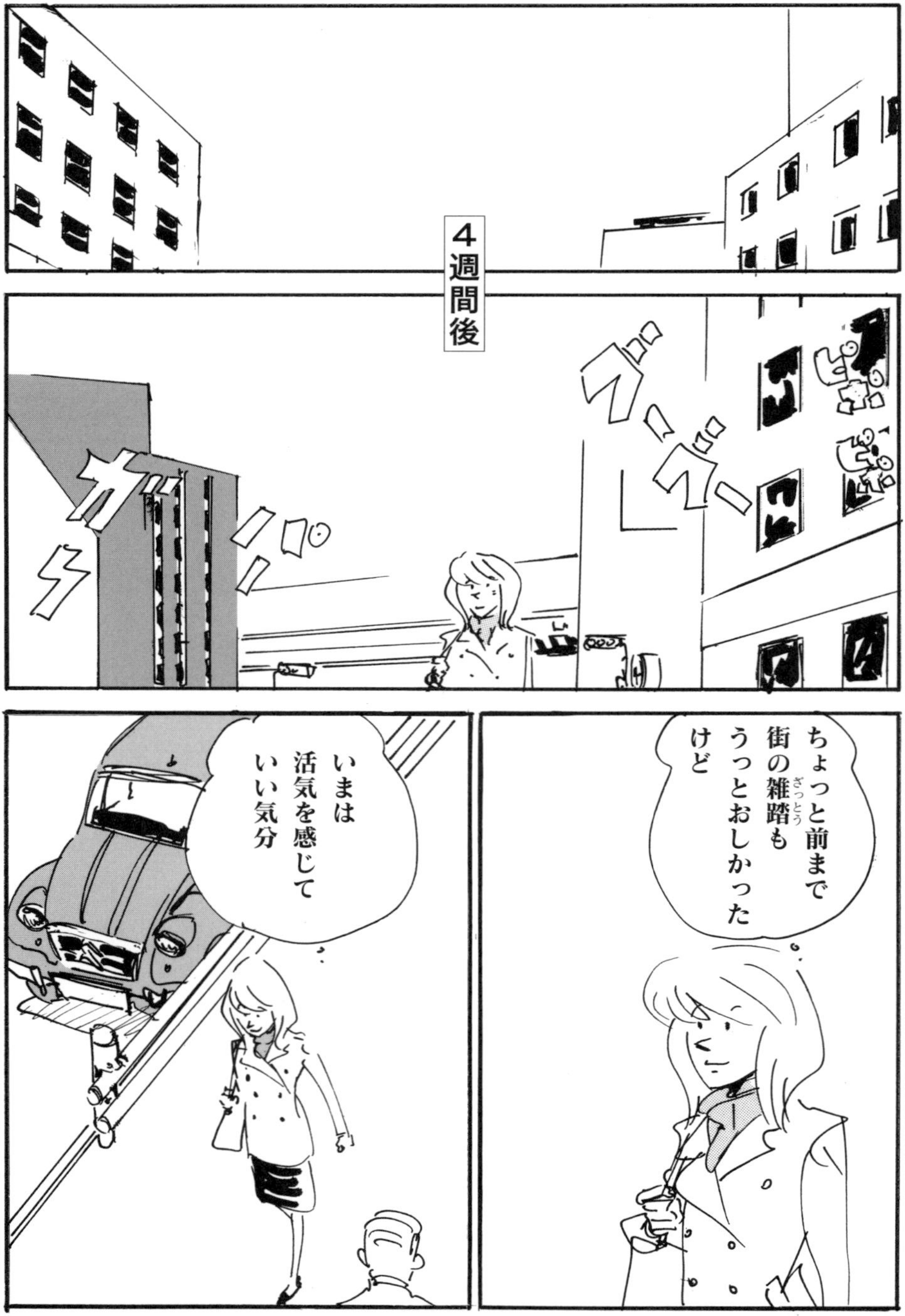
4週間後
ブーブー
ちょっと前まで街の雑踏《ざっとう》もうっとおしかったけど
いまは活気を感じていい気分

豆知識 民間療法▷公認されていない非医学的治療。呪術的療法に日本ではユタやイタコによる療法がある。その他に水治法、温泉療法、草根本皮による薬物療法などがある。

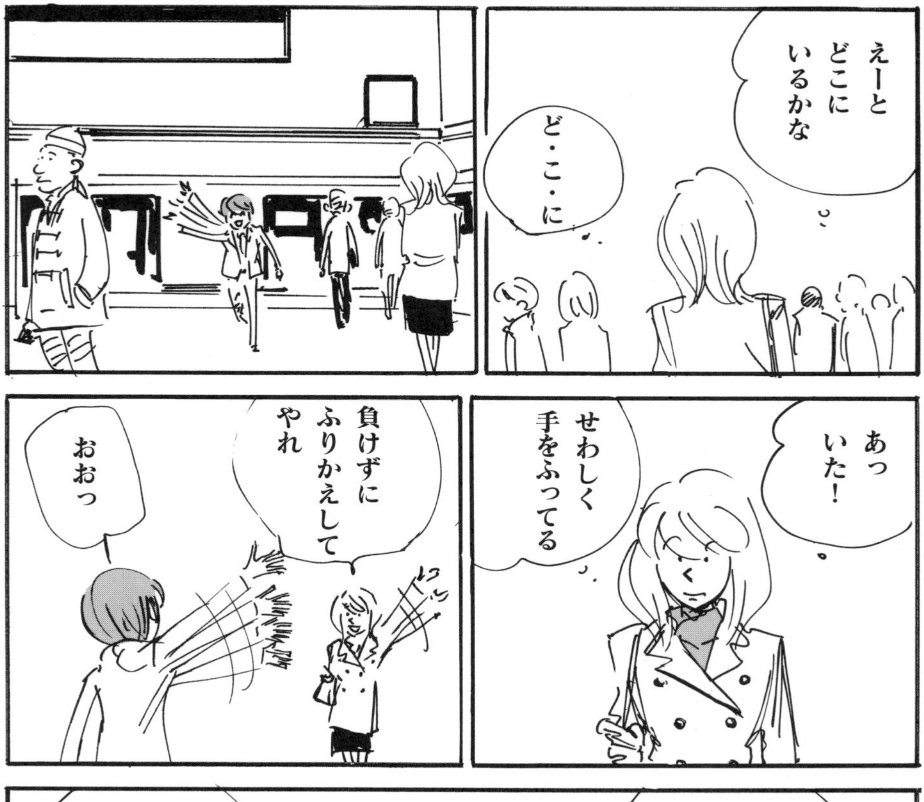

うつ病の治療には周りの人の協力が大切です。病気であることを理解して温かくバックアップしましょう。

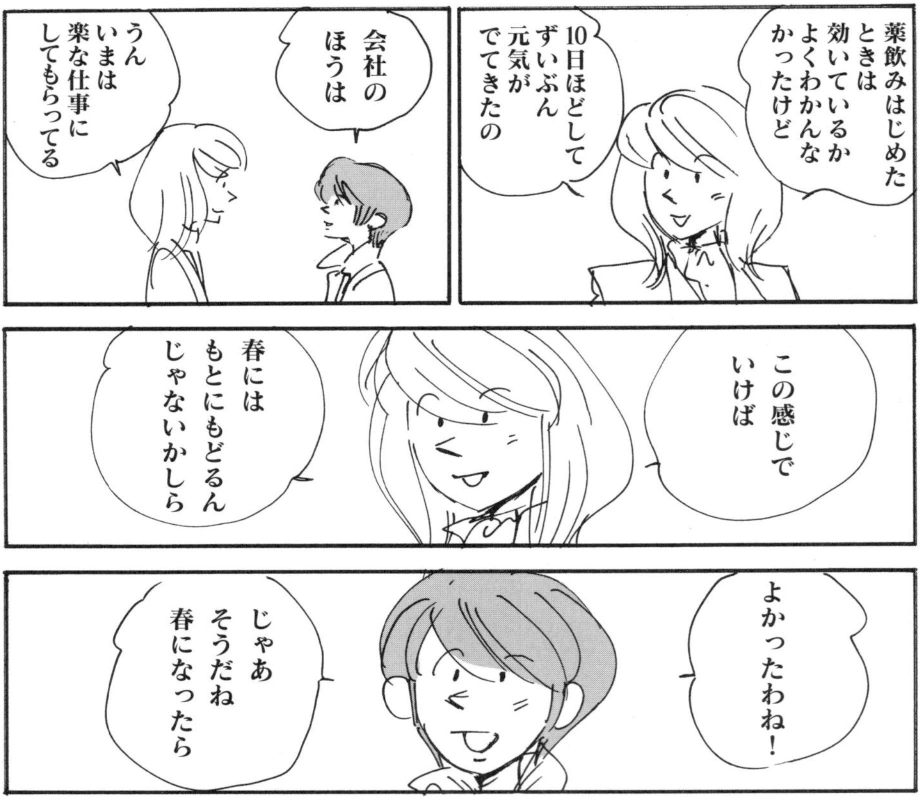
薬飲みはじめたときは効いているかよくわかんなかったけど
10日ほどしてずいぶん元気がでてきたの
会社のほうは
うん いまは楽な仕事にしてもらってる
この感じでいけば
春にはもとにもどるんじゃないかしら
よかったわね！
じゃあ そうだね 春になったら
スプリングバーゲン行こうね
行こう行こう

短い人は3か月、長い人は1年以上。6か月が一応の目安です。

心のクリニック

うつ病

原因

日常のストレスや体の不調などで、ノルアドレナリンやセロトニンといった神経伝達物質《しんけいでんたつぶっしつ》の働きが弱まることで起こると考えられています。

症状

＜体の症状＞

- 眠れない（とくに朝の目覚めの気分がよくないことが特徴です）
- 食欲がない
- 性欲がない
- 頭痛、腰痛
- 便秘《べんぴ》
- 息切れ、動悸《どうき》　　など

＜心の症状＞

- 気分が落ちこむ
- 悲しい
- 不安だ
- 落ち着かない
- やる気がでない
- 興味や関心が持てない　　など

朝は調子がわるく、夕方には元気になるのも特徴です。症状や程度は人によってさまざまです。そのため、疲れとか体の不調と考えて心の症状に気づかないことも多く、周《まわ》りの人からは怠《なま》けていると見られることもあります。

うつ状態にある時はものごとを否定的に、悲観的に考えます。会社を辞めるとか離婚をするとかいった重要な判断は、この時期にはしないようにしましょう。

治療

きちんと治療《ちりょう》すれば治ります。体と心のうつ状態は病気だという自覚を持ちましょう。

やる気がでないことで自分を責めないで、あせらずゆっくり体と心の休養をとることが大切です。

脳の神経伝達物質《しんけいでんたつぶっしつ》の作用を助ける抗《こう》うつ薬《やく》を用います。
使われている薬には、①三環系抗《さんかんけいこう》うつ薬《やく》、②四環系抗《よんかんけいこう》うつ薬《やく》、③SSRI（28ページ参照）、④SNRI*などがあります。

経過は、はじめのうちは一進一退しますが、あせりは禁物です。どの薬も効果が十分に現れるまでに１か月くらいかかります。医者の指示を守り、自分勝手に薬をやめないようにしましょう。

「季節性《きせつせい》うつ病《びょう》」には高照度光療法《こうしょうどひかりりょうほう》が有効な場合もあります。明るい高照度の光を1日2時間浴びることにより、うつ病が軽快します。

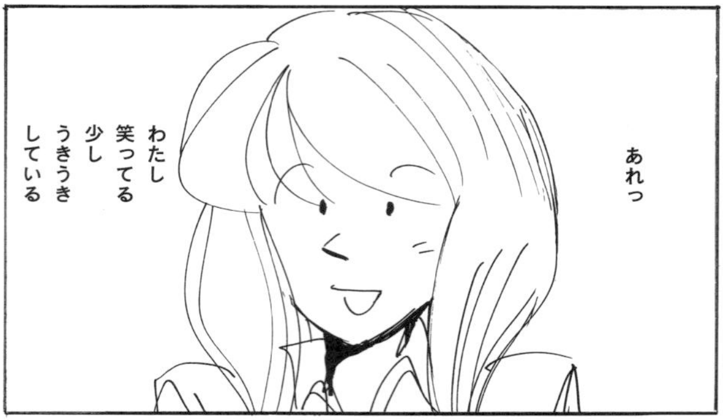
あれっ
わたし
笑ってる
少し
うきうき
している

＊SNRI：脳の神経伝達物質である、セロトニン・ノルアドレナリン再取り込み阻害薬

4　眠れない・起きられない

睡眠障害

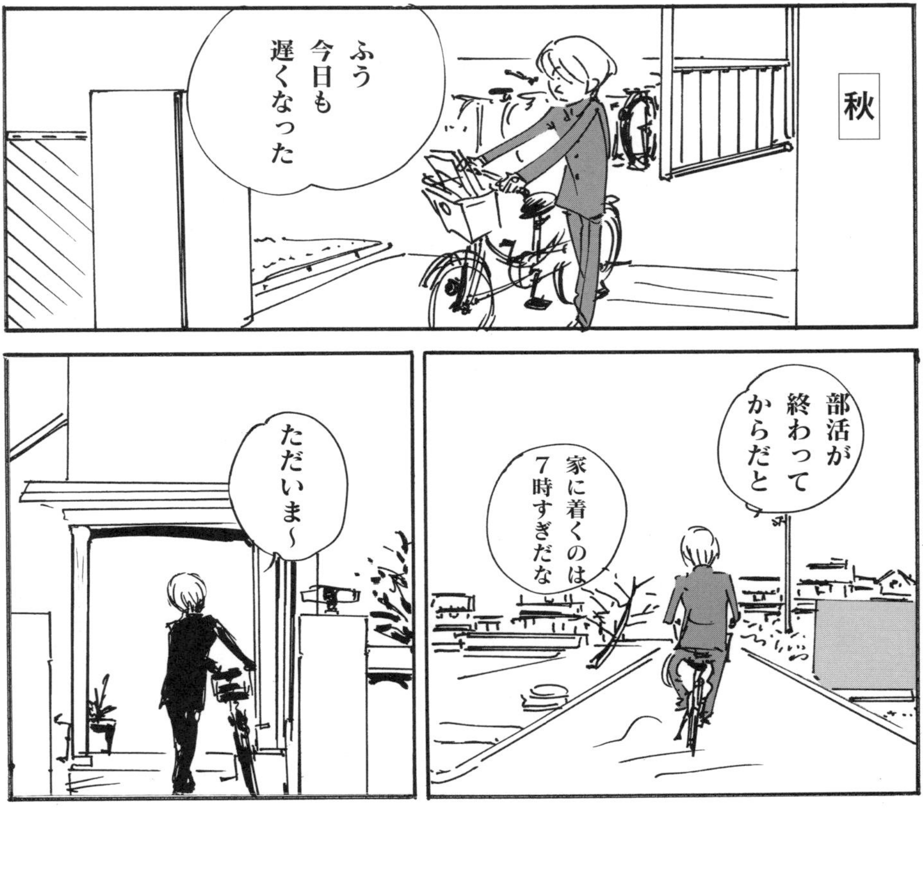

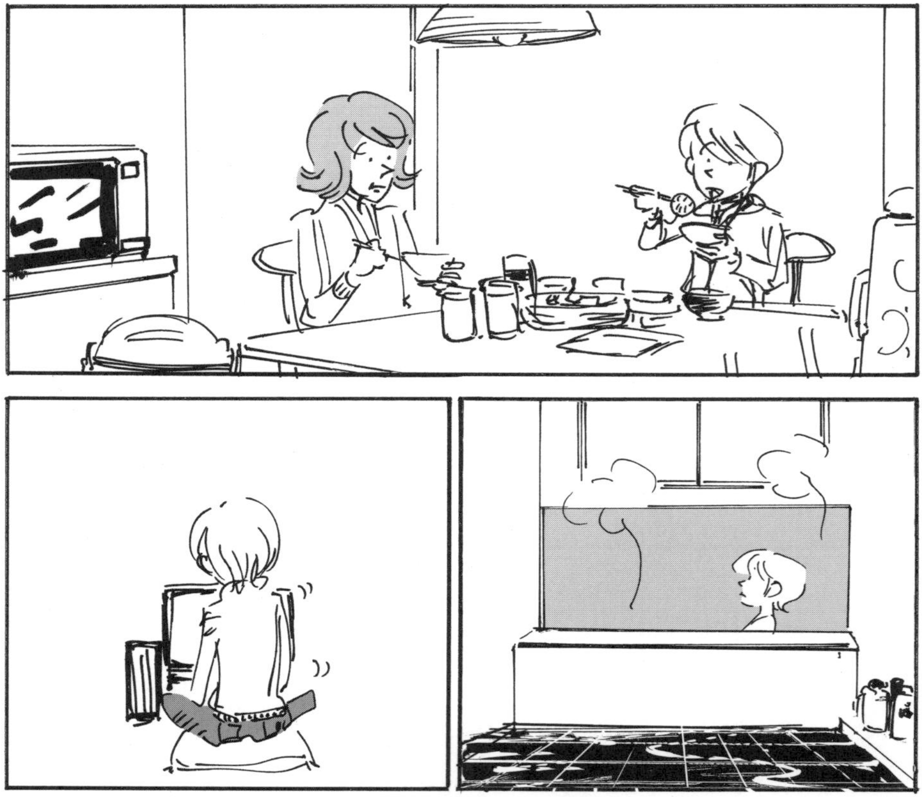

睡眠パターンは、朝型（ひばり型）と夜型（ふくろう型）に分けられます。

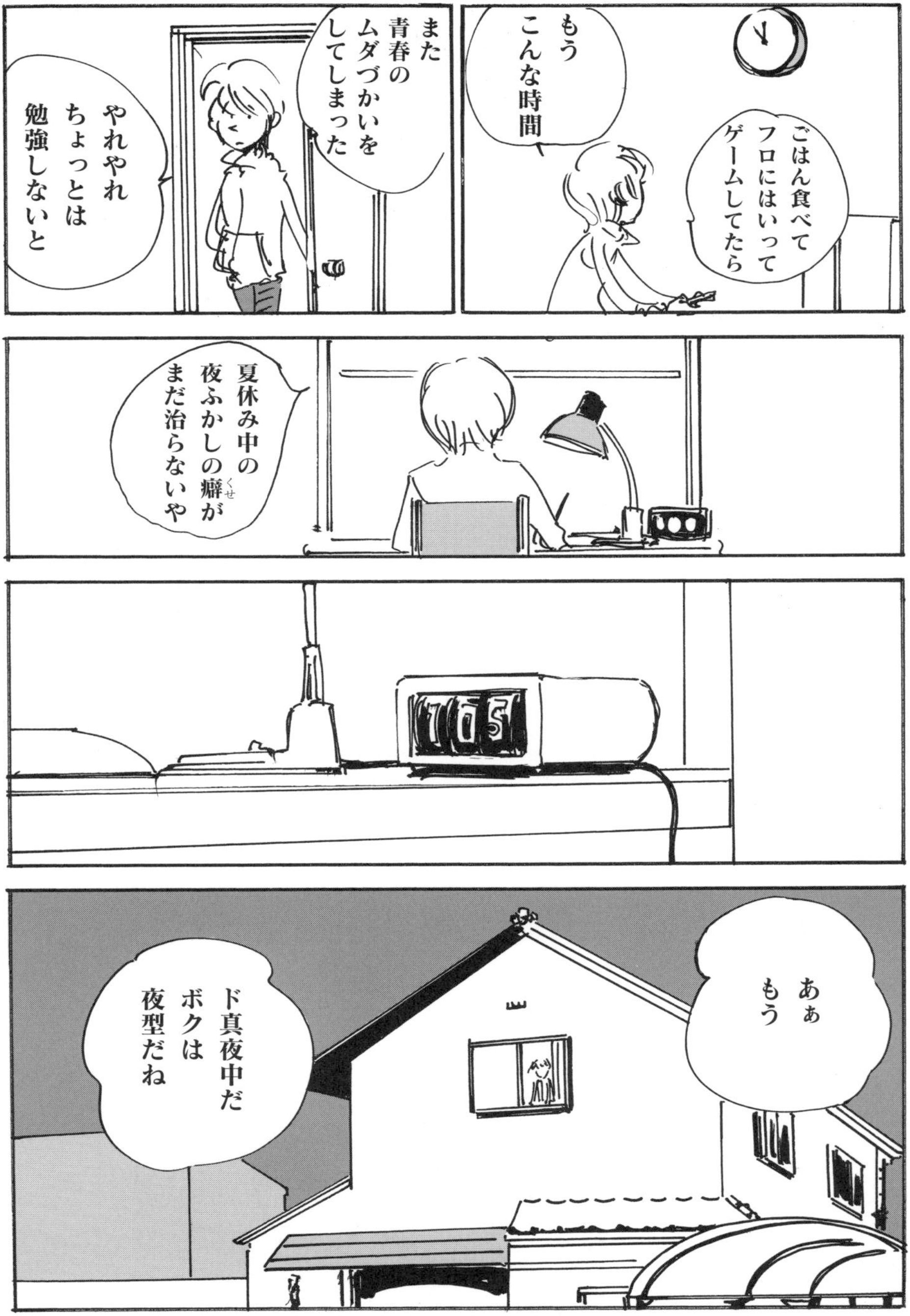
ごはん食べて
フロにはいって
ゲームしてたら
もう
こんな時間
また
青春の
ムダづかいを
してしまった
やれやれ
ちょっとは
勉強しないと
夏休み中の
夜ふかしの癖《くせ》が
まだ治らないや
あぁ
もう
ド真夜中だ
ボクは
夜型だね

豆知識 病跡学（パトグラフィー）▷傑出した人に見られる精神的異常性が、その業績や創造性にどのようにかかわっていたかを明らかにしようとする精神医学の一分野。

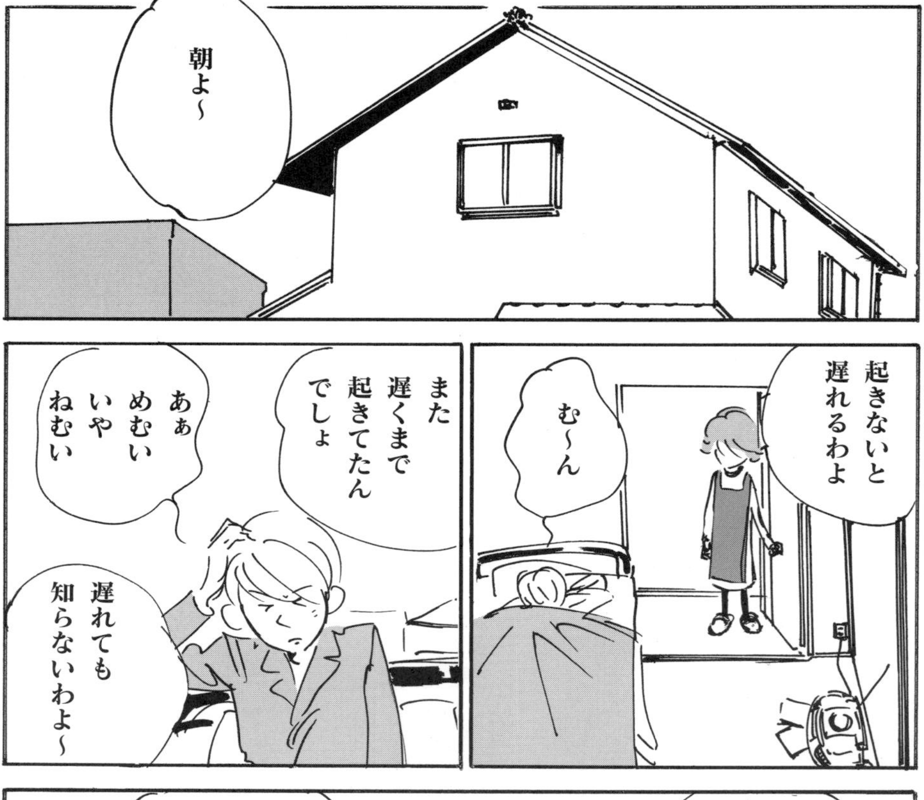

朝よ～
起きないと遅れるわよ
む～ん
また遅くまで起きてたんでしょ
あぁめむいいやねむい
遅れても知らないわよ～
きのう寝たのはたしか3時過ぎだった
まいったなー4時間ぐらいしか寝てない
キ～コ
キ～コ

豆知識 夏目漱石▷作家。ロンドン留学時代の体験には精神病様症状が認められ、「明暗」には抑うつ気分･不安感が描かれている。感情障害圏の疾患が考えられる。

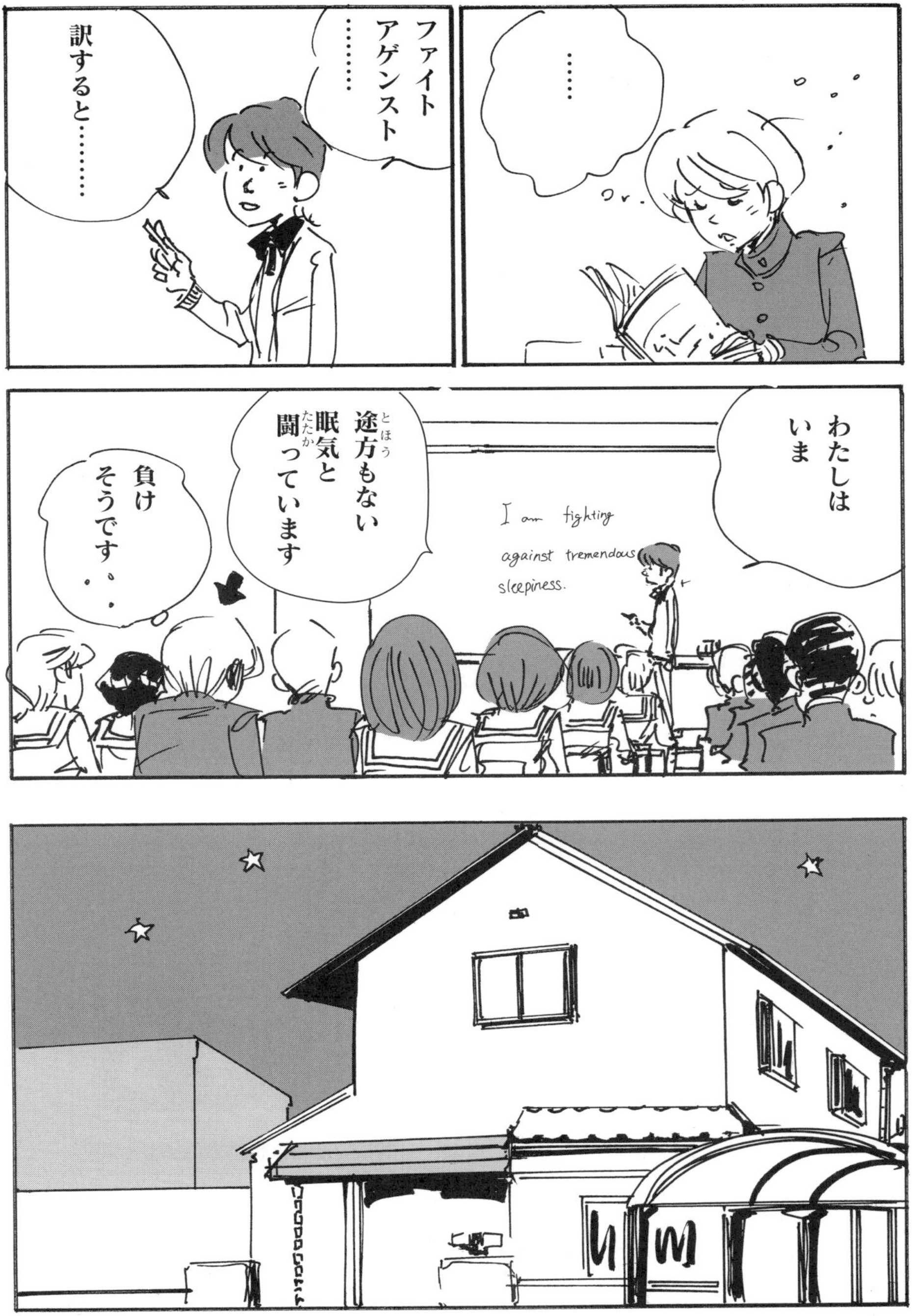
……
ファイト アゲンスト………
訳すると………
わたしは いま
途方《とほう》もない 眠気と 闘《たたか》っています
I am fighting against tremendous sleepiness.
負け そうです。。。

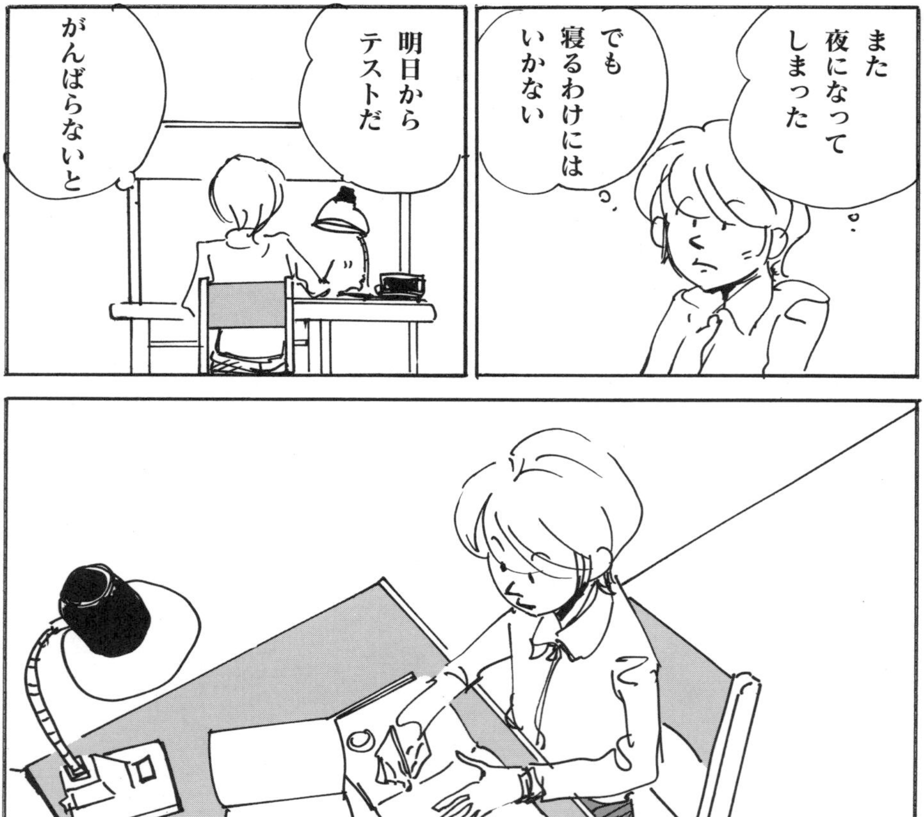
また夜になってしまった
でも寝るわけにはいかない
明日からテストだ
がんばらないと
145
もうこんな時間だけど
眠くならないや

日本人の生活は夜型（ふくろう型）化し、睡眠時間もそれにともなって減少しています。子どもや若者にも同様の傾向がみられ、成長ホルモンの分泌が阻害されています。

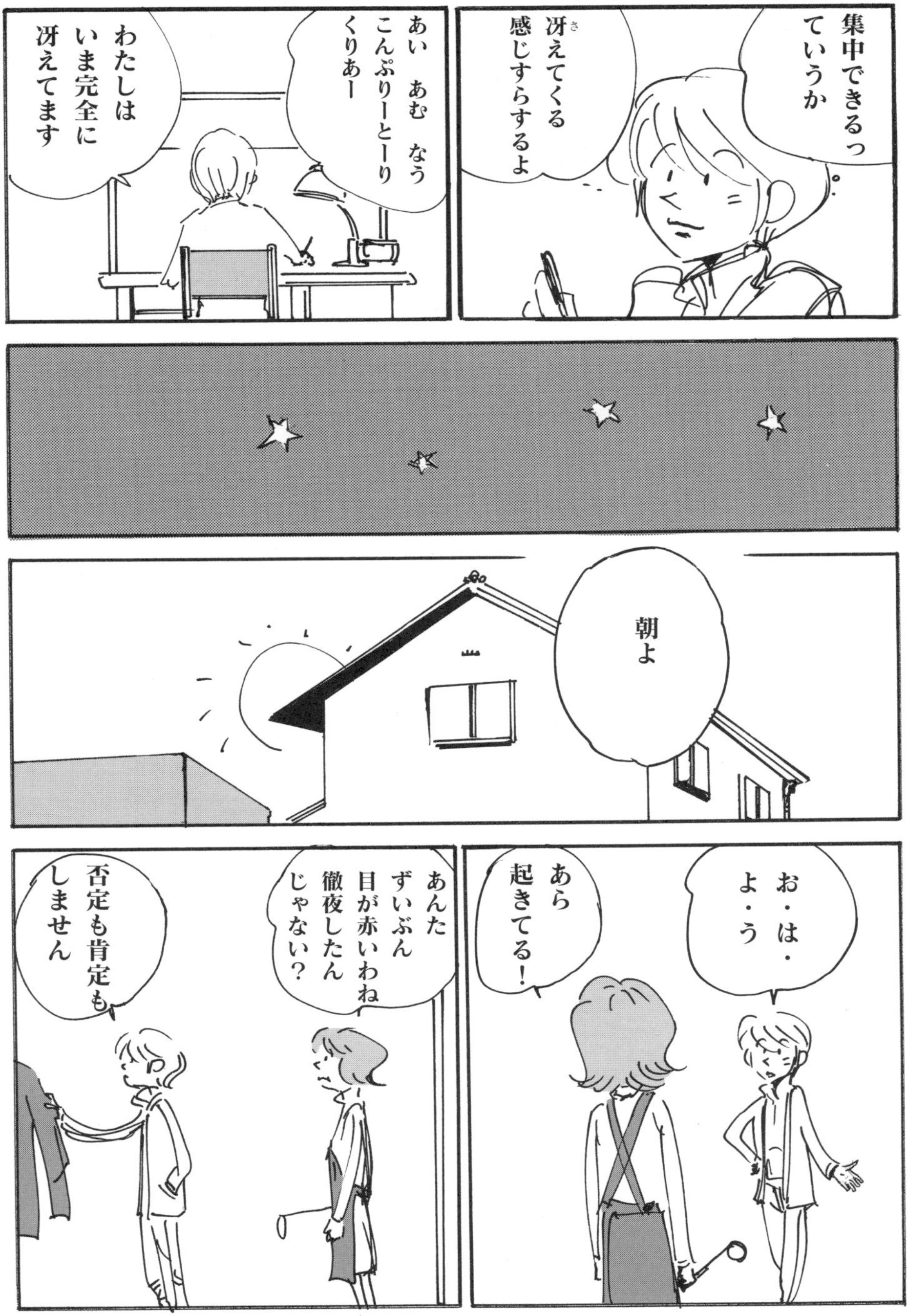

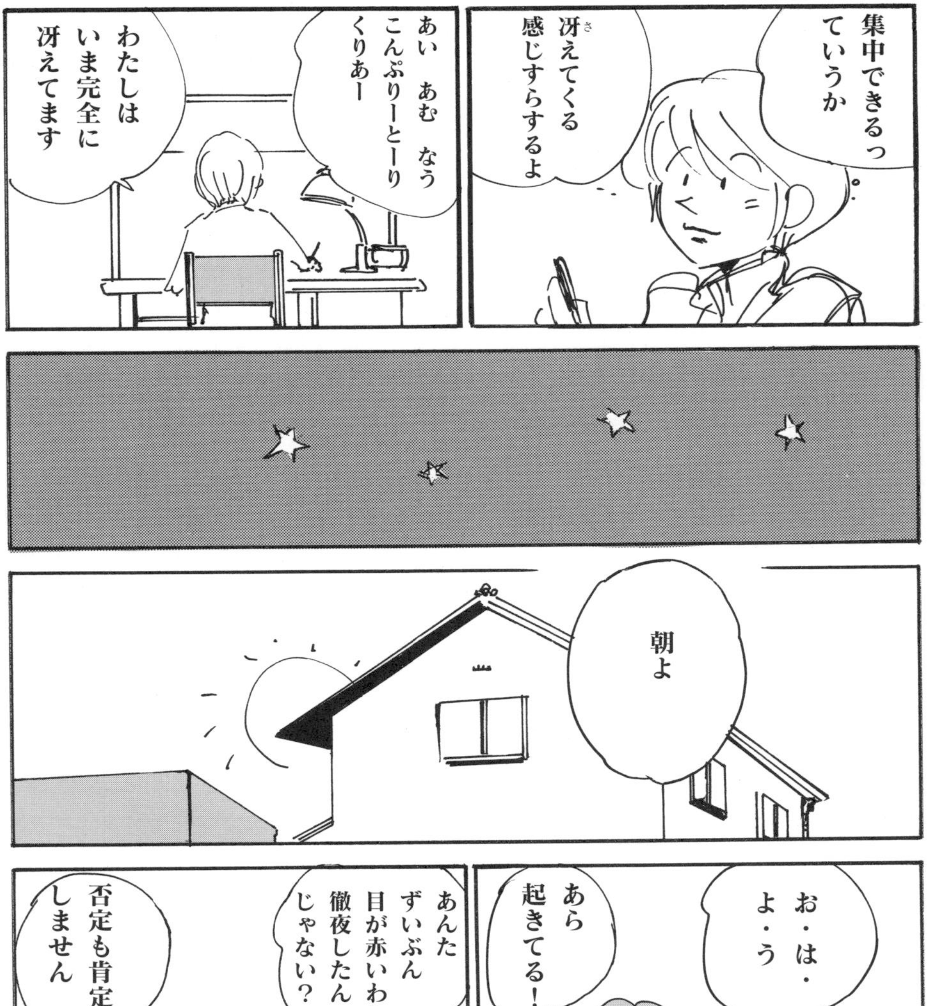

豆知識 芥川龍之介▷作家。夏目漱石の弟子。代表作「鼻」「芋粥」「河童」など。精神分裂病圏の疾患と考えられる。作品の中に精神病的な体験の恐怖がリアルに描きだされている。

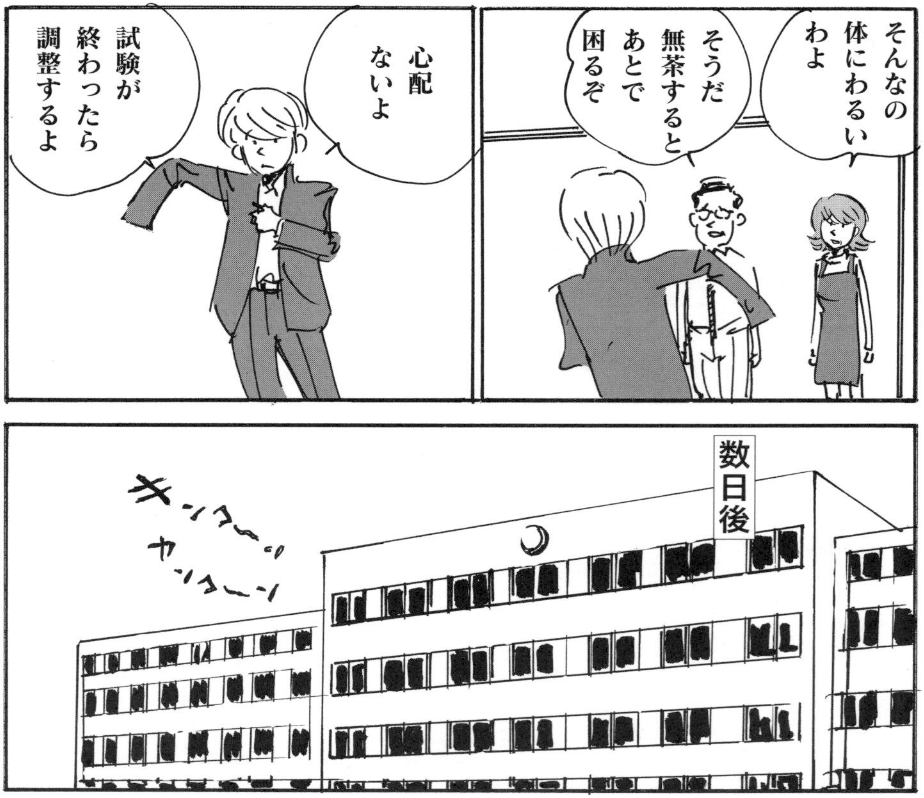
そんなの体にわるいわよ
そうだ無茶するとあとで困るぞ
心配ないよ
試験が終わったら調整するよ
数日後
キーンコーン
カーンコーン
この2日ほとんど寝なかったけど
乗りきったよなんだか大事業をなしとげた気分だね
さぁ帰って
キーコ
キーコ
泥のように眠るぞ

豆知識 睡眠時無呼吸症候群①▷夜間睡眠中に10秒以上続く呼吸停止を反復する。そのたびに眠りが中断されるので熟睡できず、昼間は眠気が強い。

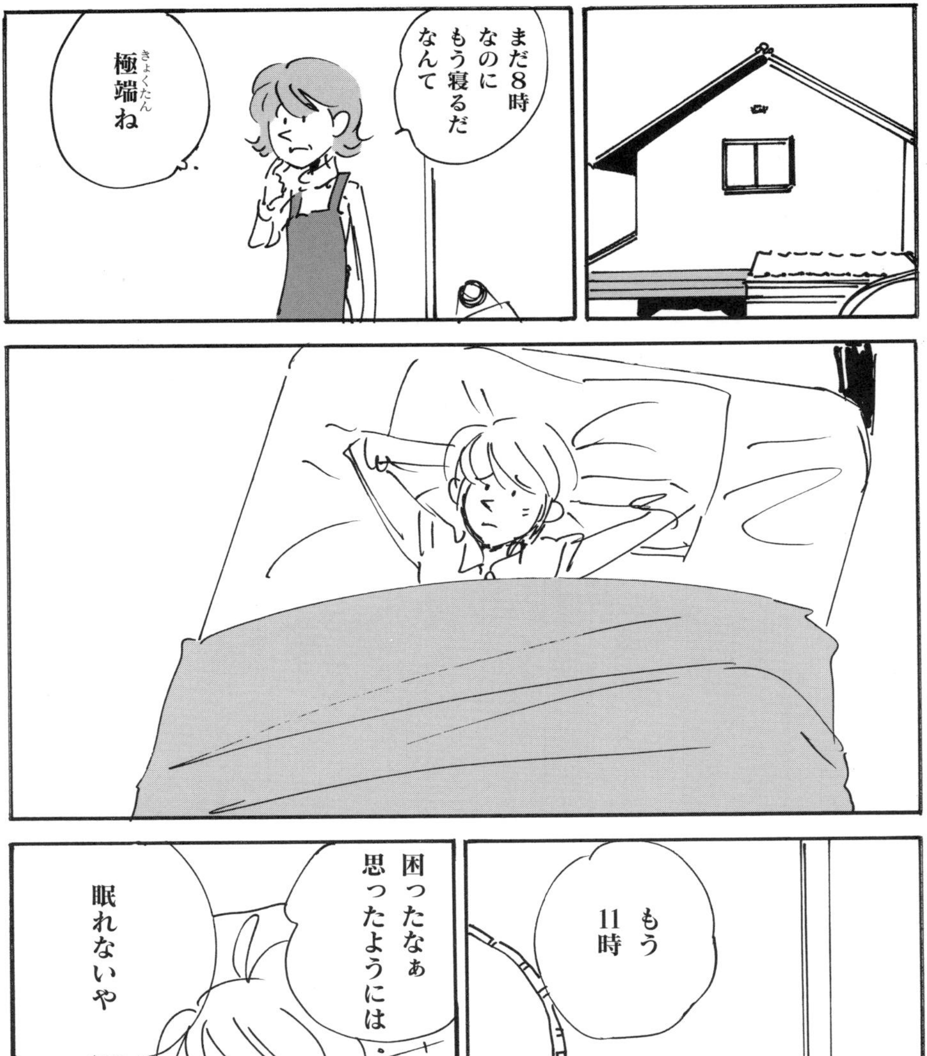
まだ8時なのにもう寝るだなんて
極端《きょくたん》ね
もう11時
困ったなぁ思ったようには
眠れないや

豆知識　睡眠時無呼吸症候群②▷自分では自覚しないで、大きなイビキで家族が気づくことが多い。早期の治療が望まれる。肥満した人に多く、ピックウィック症候群ともいう。

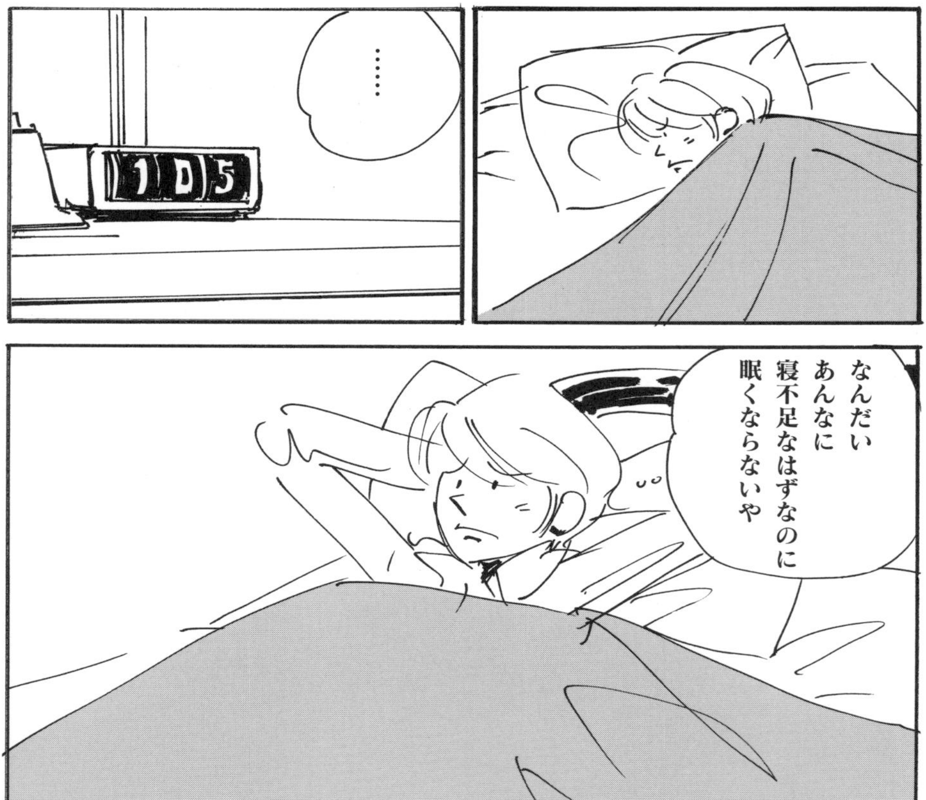

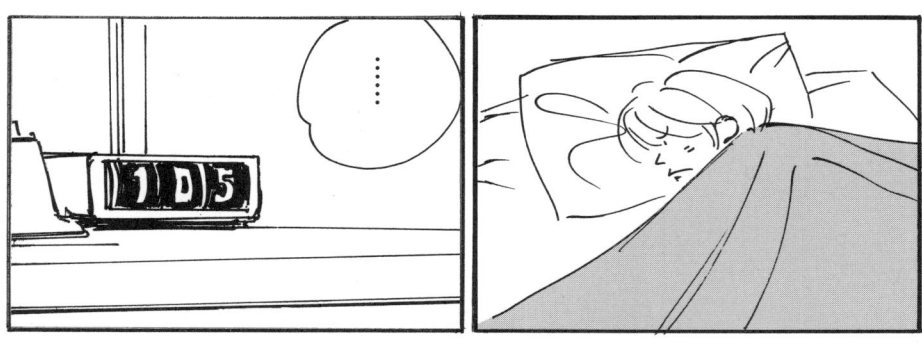

……
105
なんだい
あんなに
寝不足なはずなのに
眠くならないや
207
420

睡眠不足の弊害には免疫力の低下もあります。

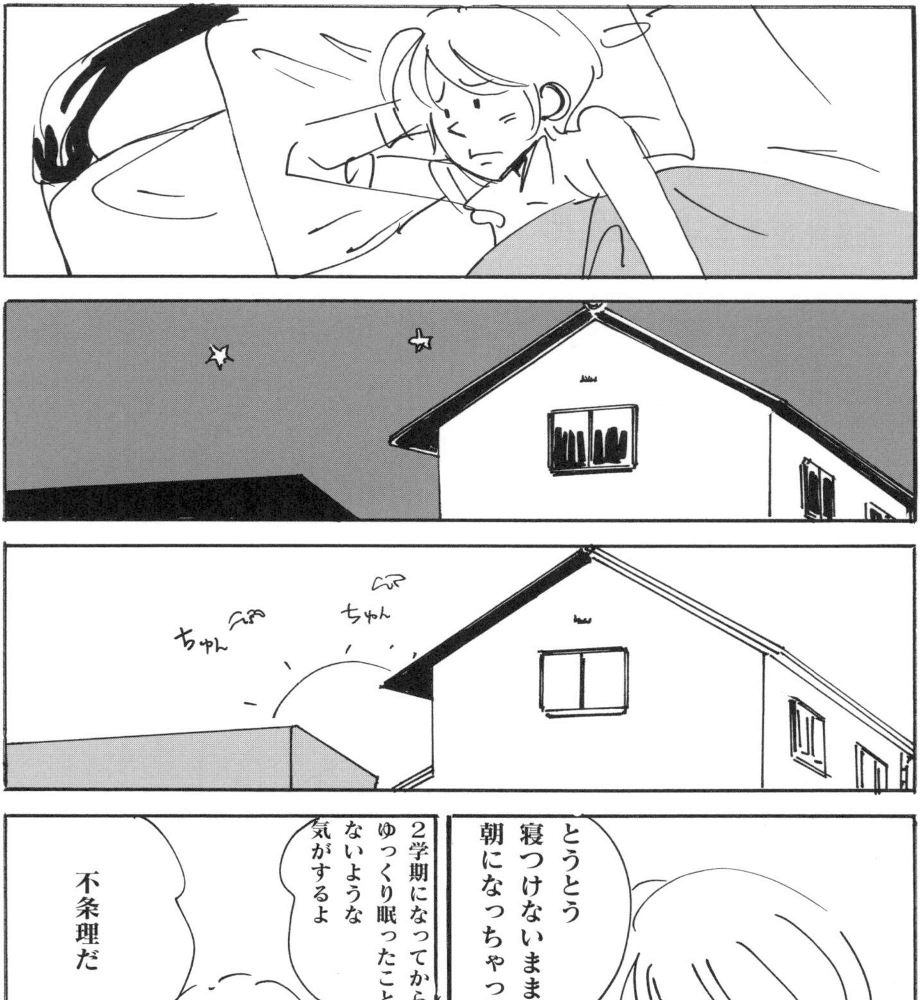
ちゅん
ちゅん
とうとう寝つけないまま朝になっちゃった
2学期になってからゆっくり眠ったことないような気がするよ
不条理だ

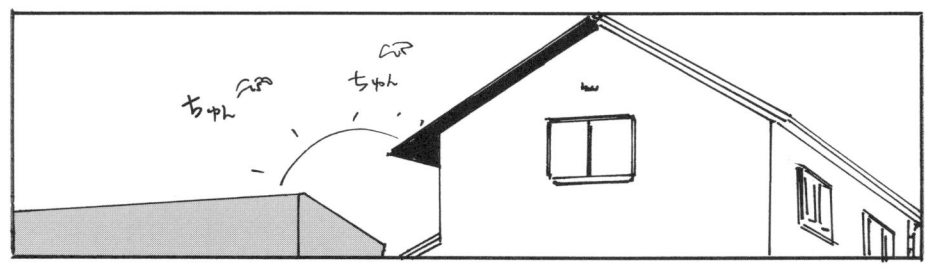

昼夜逆転のような不規則な生活になってしまう病気を、まとめて「概日リズム障害」といいます。

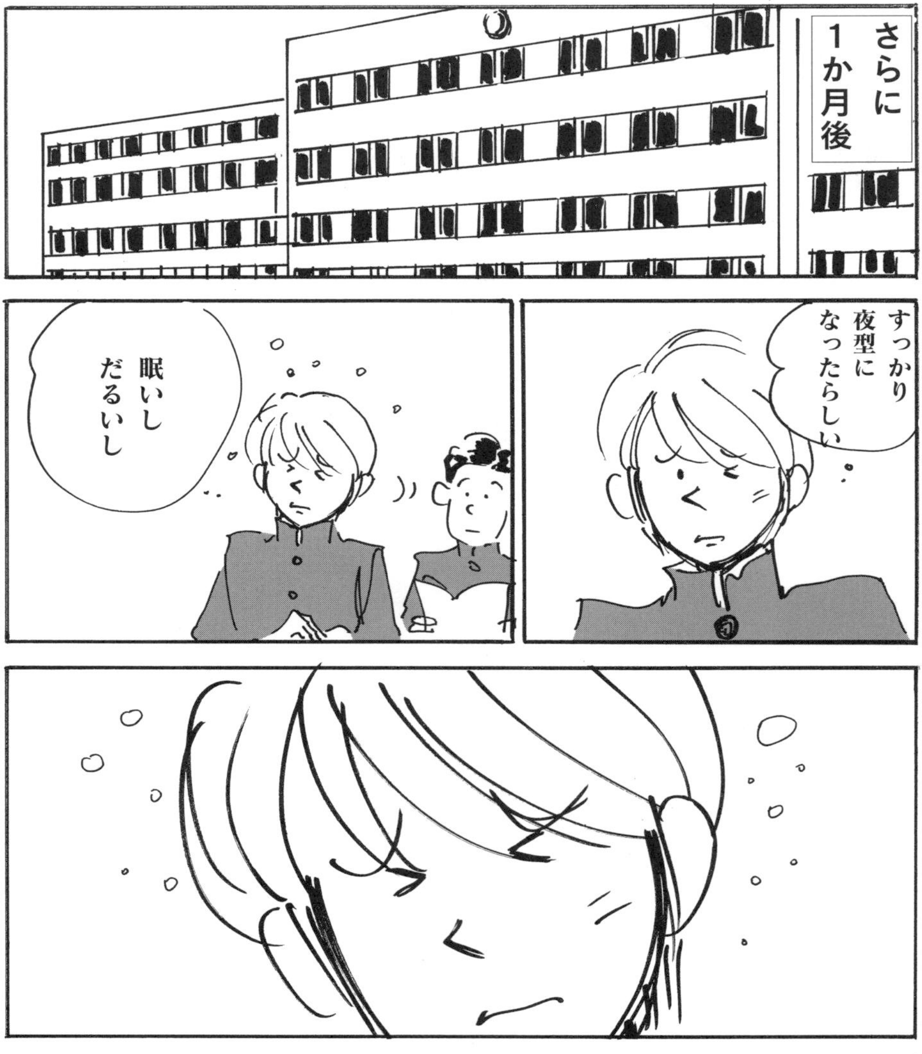
さらに1か月後
すっかり夜型になったらしい
眠いしだるいし
こんなのやってられないよ

概日リズム障害には、「内因性の慢性症候群」「外因性の急性症候群」があります。

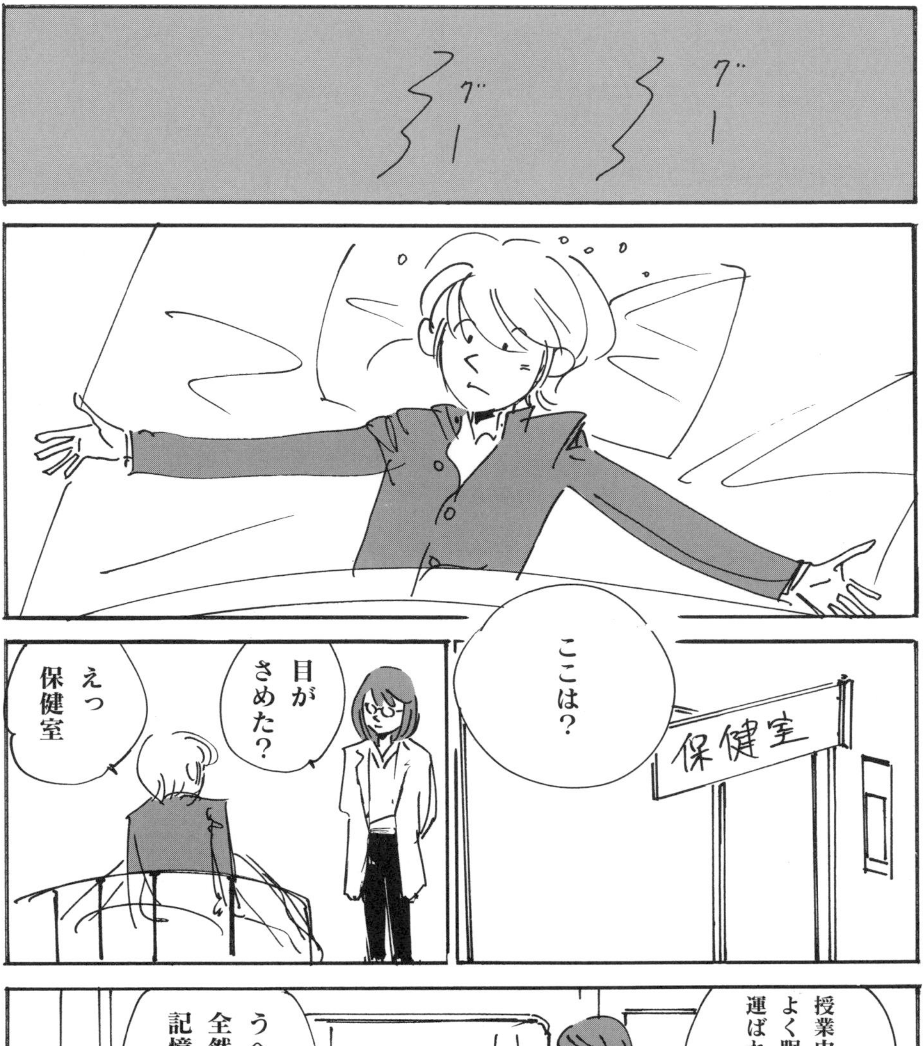
グー
グー
ここは？
保健室
目がさめた？
えっ保健室
授業中あんまりよく眠ってたから運ばれてきたのよ
うへ～全然記憶がないや

内因性の慢性症候群には、「睡眠相後退症候群」「非24時間睡眠覚醒障害」などがあります。

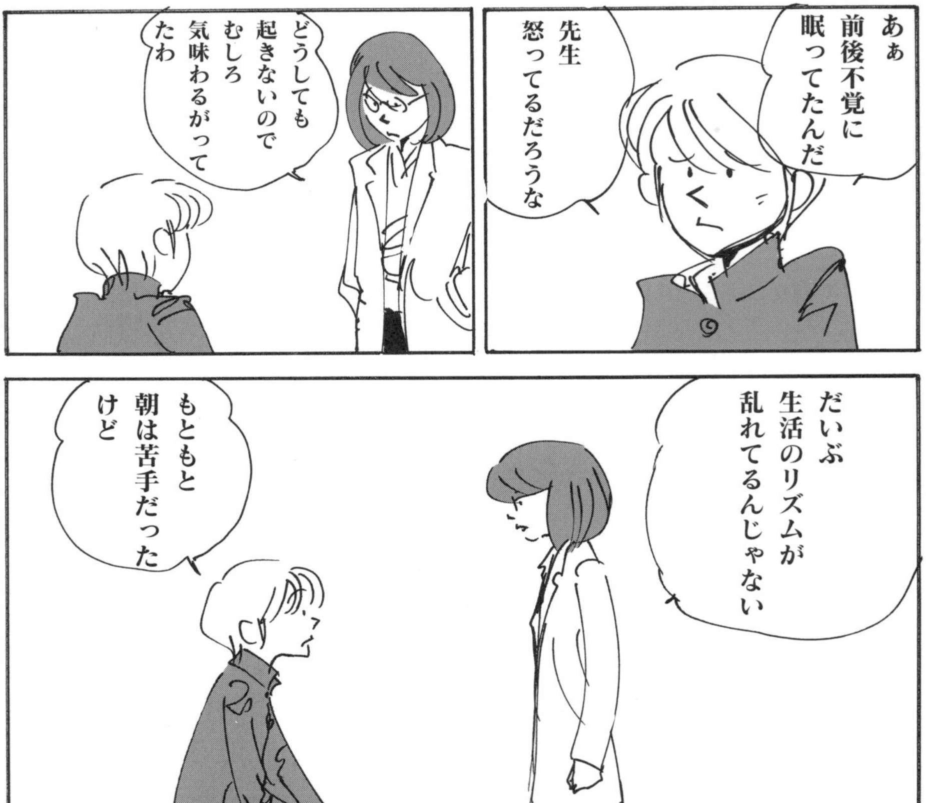
あぁ前後不覚に眠ってたんだ
先生怒ってるだろうな
どうしても起きないのでむしろ気味わるがってたわ
だいぶ生活のリズムが乱れてるんじゃない
もともと朝は苦手だったけど
このところますます夜型になって調整しようともしたんだけどうまくいかなくって
ぼくにも言い分があるけどな
だいたい毎日忙しいし次々試験があったり

外因性の急性症候群には、いわゆる時差ボケや交替勤務など、不規則な睡眠時間による睡眠リズムの乱れがあります。

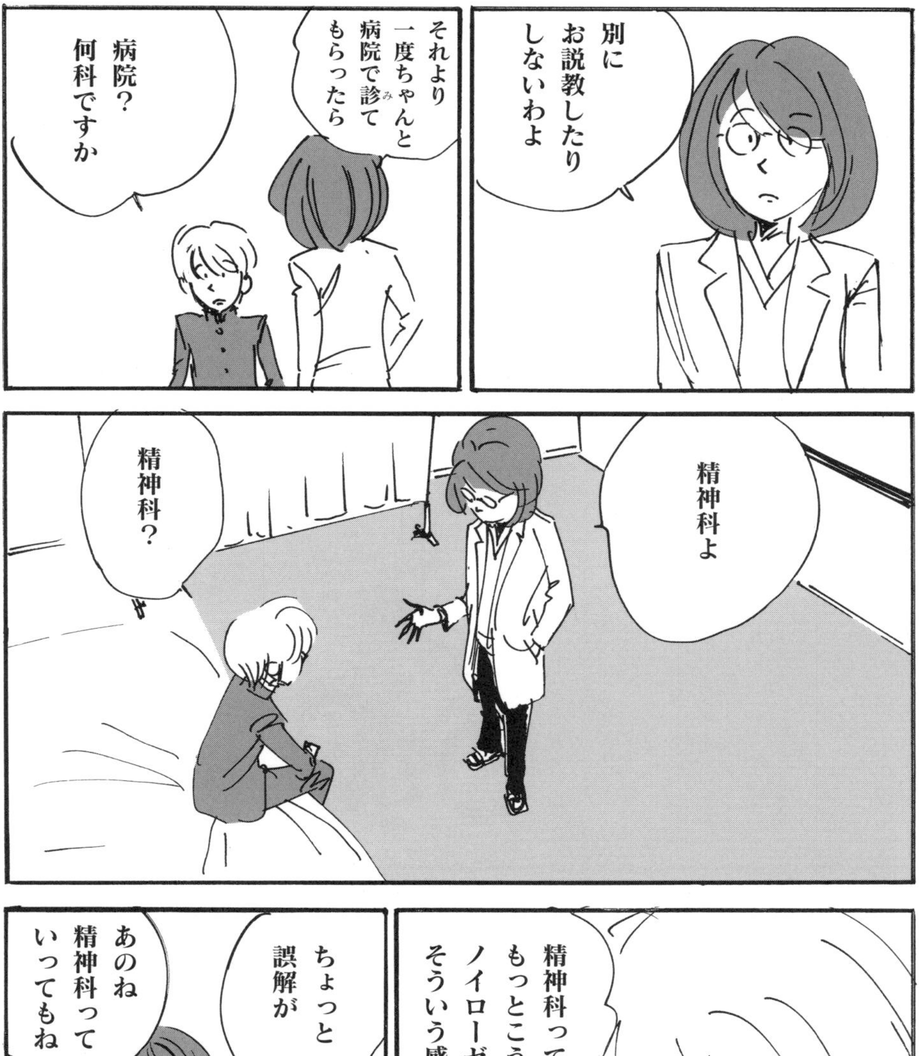
別にお説教したりしないわよ
それより一度ちゃんと病院で診《み》てもらったら
病院？何科ですか
精神科よ
精神科？
精神科ってもっとこうノイローゼとかそういう感じが
ちょっと誤解が
あのね精神科っていってもね

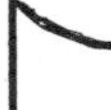
ノイローゼとは、いわゆる神経症のことです。一般的に精神科の病気という意味で使われることもあります。

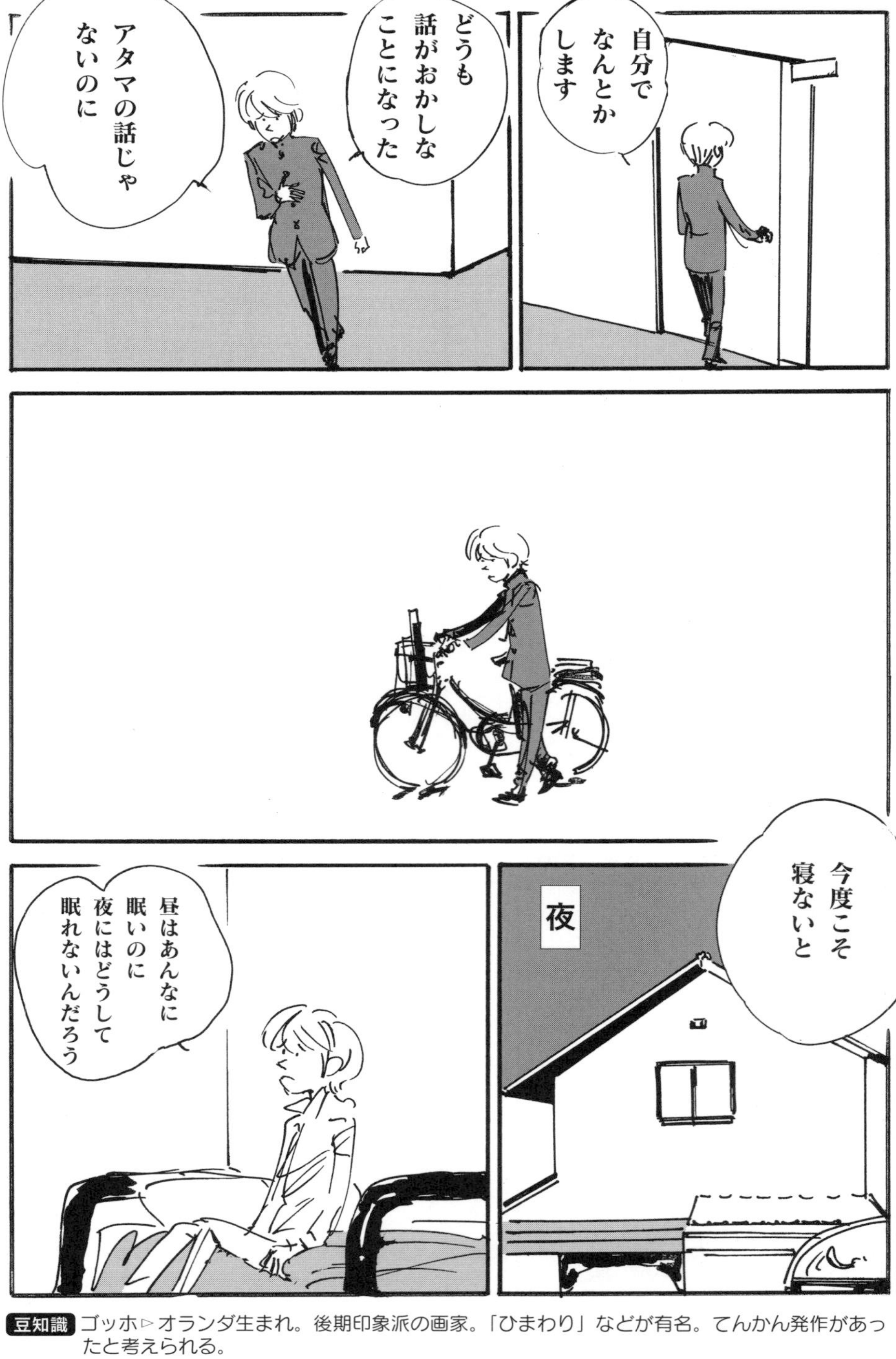
自分で
なんとか
します
どうも
話がおかしな
ことになった
アタマの話じゃ
ないのに
夜
今度こそ
寝ないと
昼はあんなに
眠いのに
夜にはどうして
眠れないんだろう

豆知識 ゴッホ▷オランダ生まれ。後期印象派の画家。「ひまわり」などが有名。てんかん発作があったと考えられる。

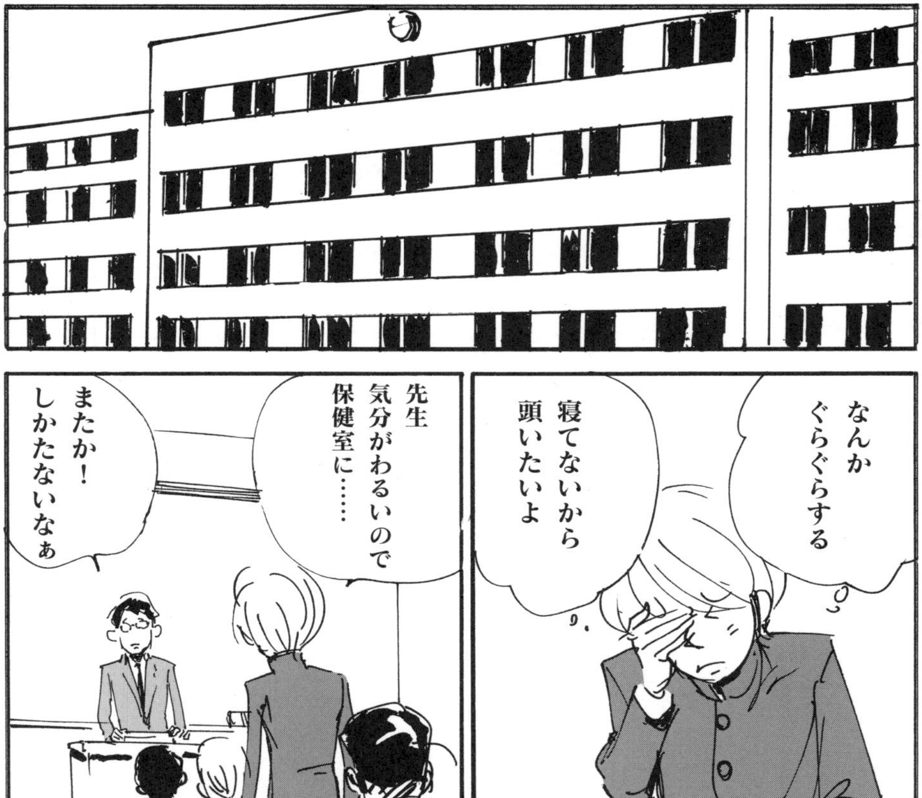
なんか
ぐらぐらする
寝てないから
頭いたいよ
先生
気分がわるいので
保健室に……
またか！
しかたないなぁ
保健室

睡眠に関する病気は、①不眠、②過眠、③睡眠時間のずれ、④睡眠にともなう病気（たとえば、夢中遊行、夜驚症）の４種類に分けられます。

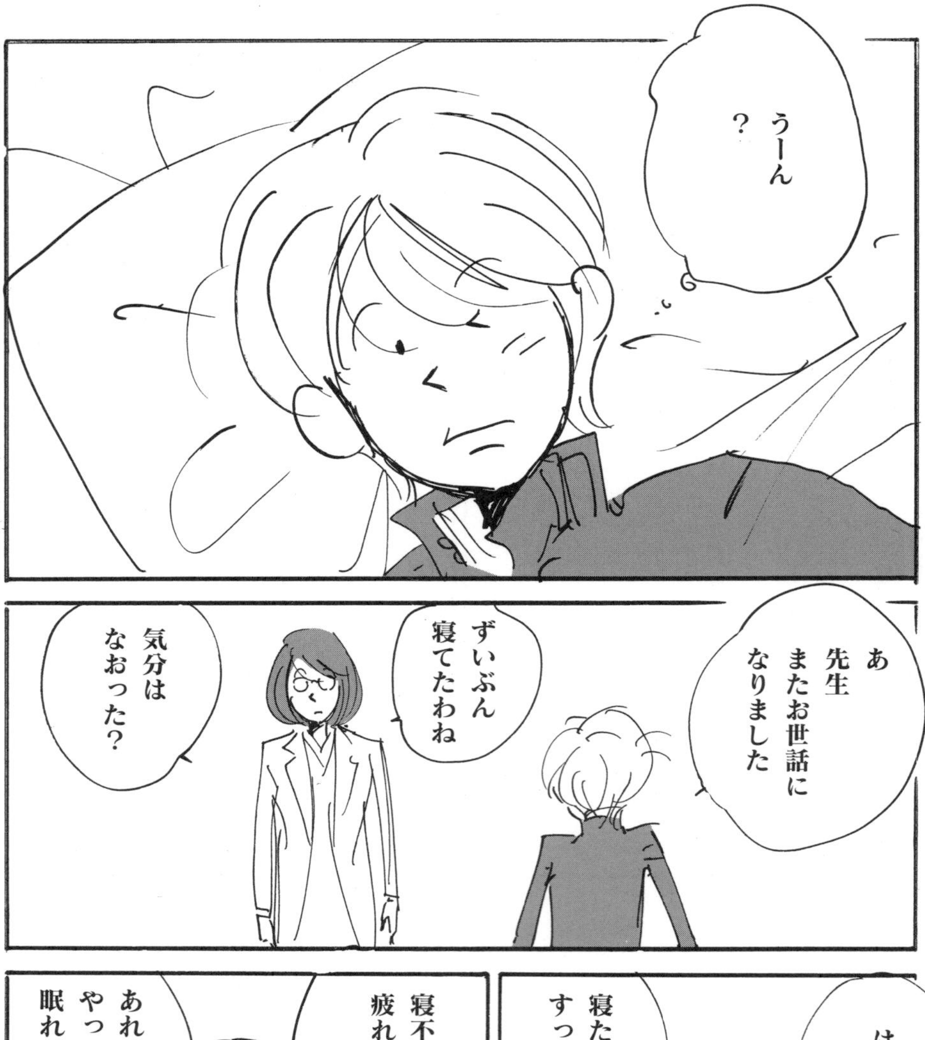
うーん
？
あ
先生
またお世話に
なりました
ずいぶん
寝てたわね
気分は
なおった？
はい
寝たら
すっきりと
寝不足で
疲れてるのね
あれからも
やっぱり
眠れないようね

豆知識 ヘミングウエイ▷アメリカの作家。虚脱の時代･失われた世代の代表的な作家。「武器よさらば」「老人と海」など。その死は自殺と考えられる。

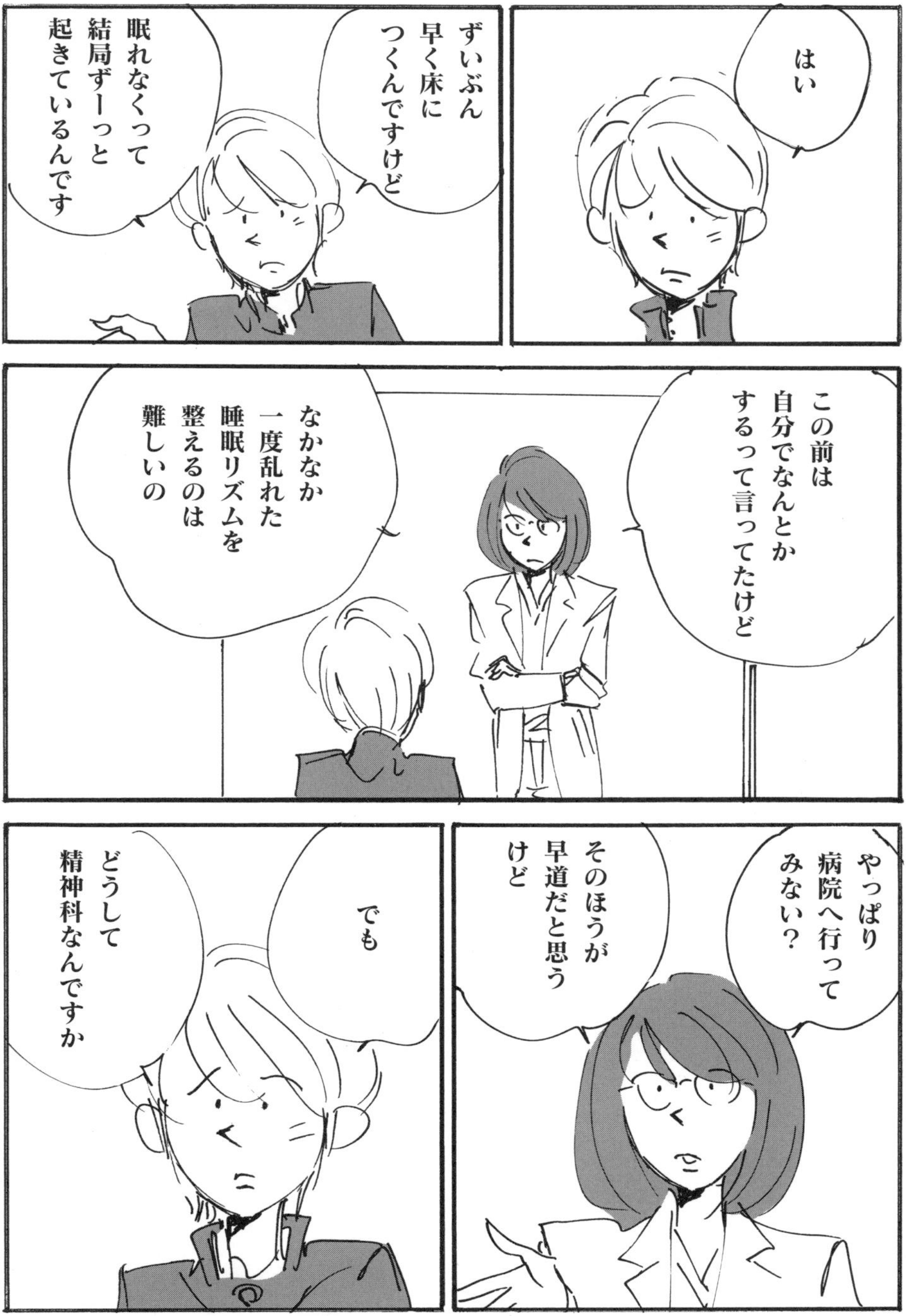
はい
ずいぶん早く床につくんですけど
眠れなくって結局ずーっと起きているんです
この前は自分でなんとかするって言ってたけど
なかなか一度乱れた睡眠リズムを整えるのは難しいの
やっぱり病院へ行ってみない？
そのほうが早道だと思うけど
でも
どうして精神科なんですか

眠れない日が３週間以上続くと医学的に不眠症とします。

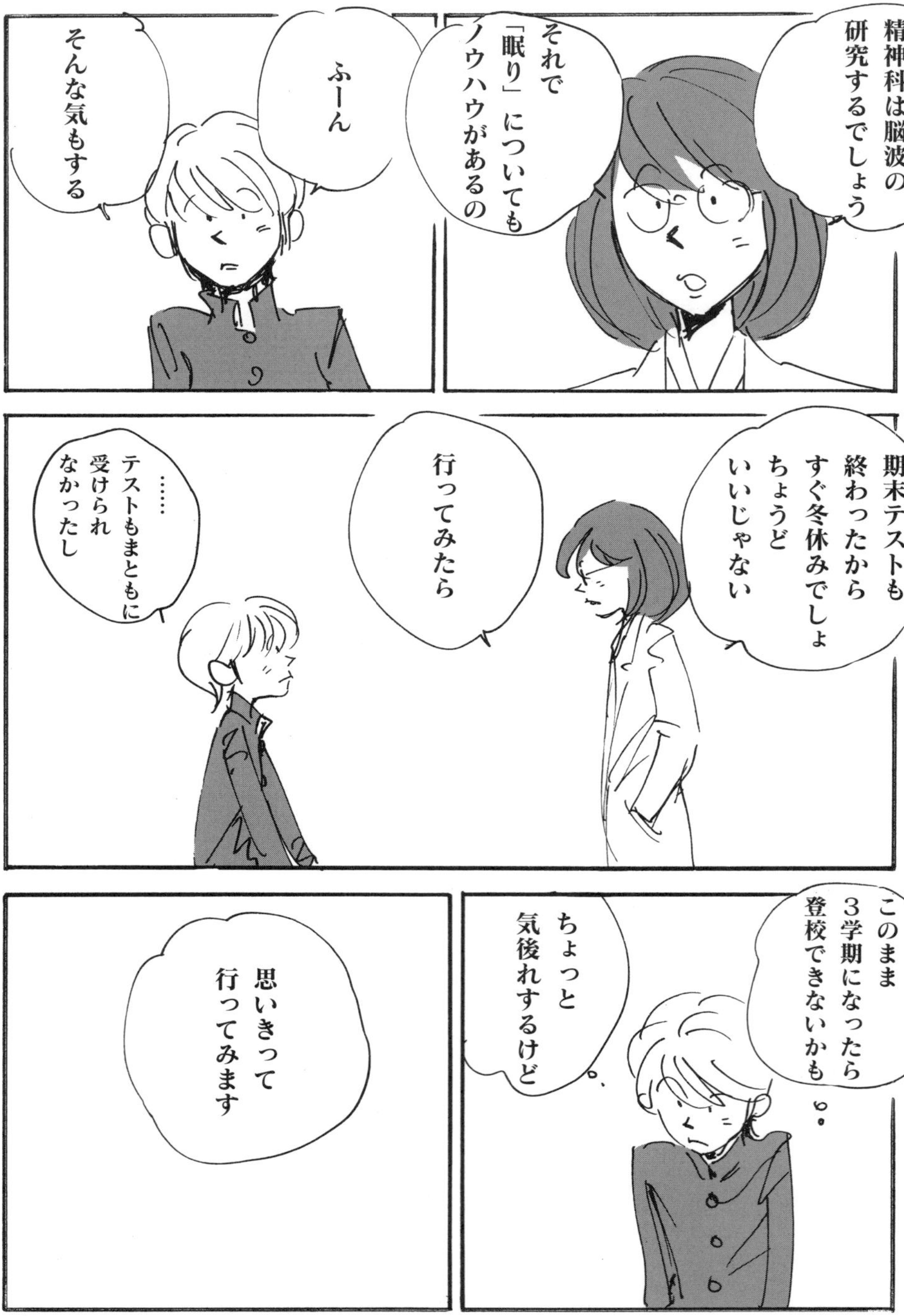
精神科は脳波の研究するでしょう
それで「眠り」についてもノウハウがあるの
ふーん
そんな気もする
期末テストも終わったからすぐ冬休みでしょちょうどいいじゃない
行ってみたら
……テストもまともに受けられなかったし
このまま3学期になったら登校できないかも
ちょっと気後れするけど
思いきって行ってみます

最近は精神科への抵抗感も減り、軽いうちに受診する人も多くなりました。

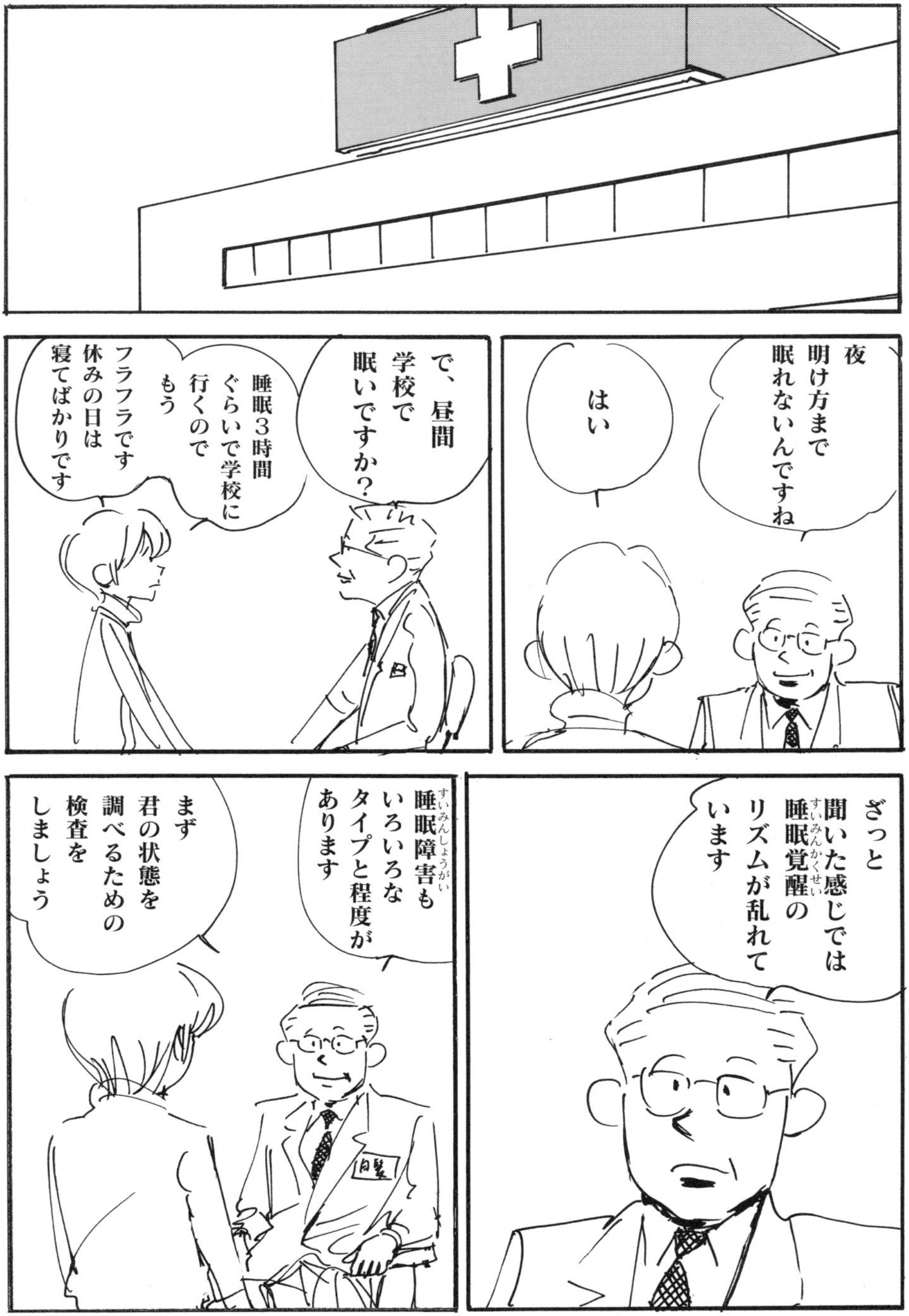

夜 明け方まで 眠れないんですね
はい
で、昼間 学校で 眠いですか?
睡眠3時間 ぐらいで学校に 行くので もう
フラフラです 休みの日は 寝てばかりです
ざっと 聞いた感じでは 睡眠覚醒《すいみんかくせい》の リズムが乱れて います
睡眠障害《すいみんしょうがい》も いろいろな タイプと程度が あります
まず 君の状態を 調べるための 検査を しましょう

統計では日本人の睡眠時間の平均は７時間40分です。年代的には高校生、大学生が一番長く睡眠をとっています。

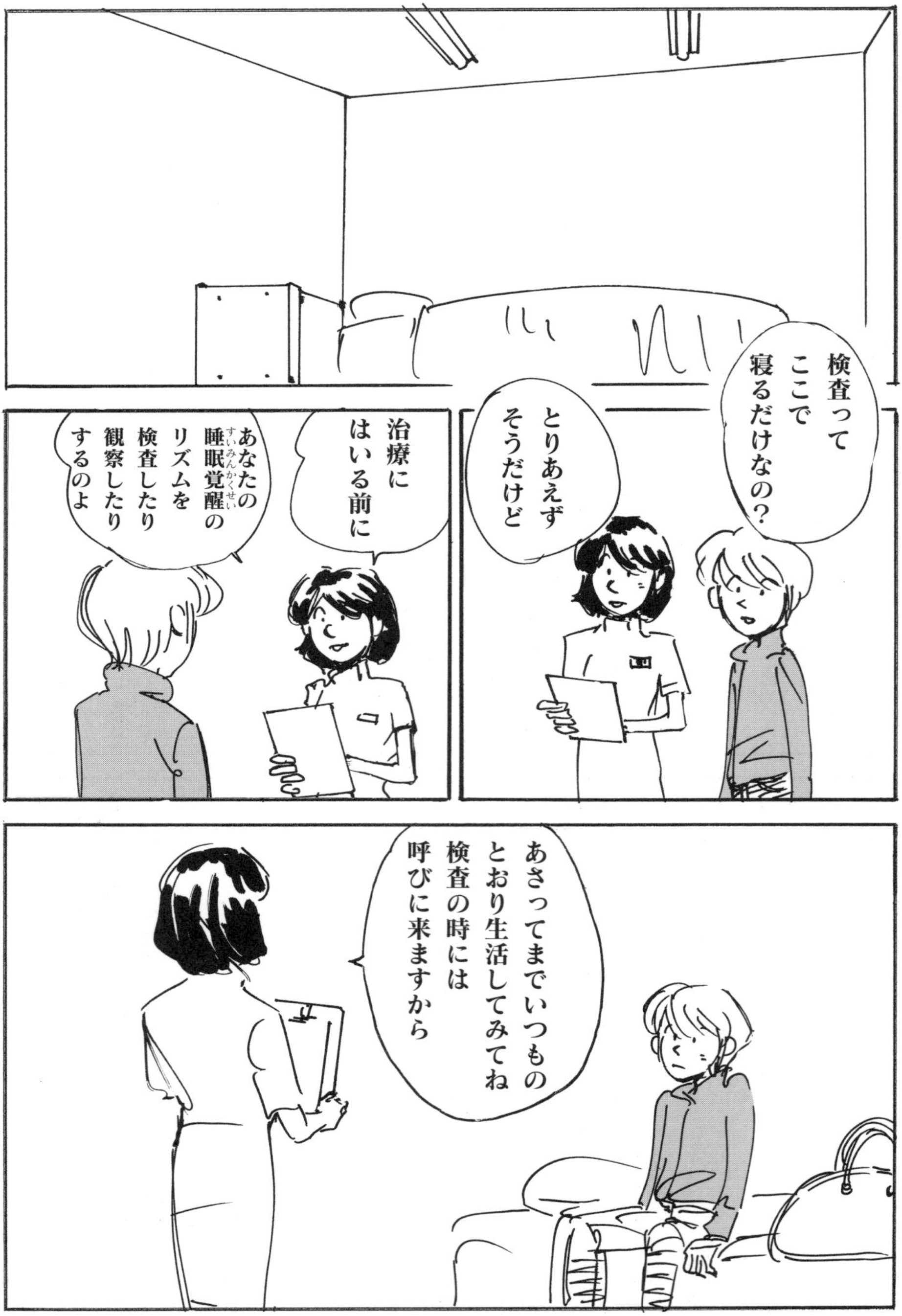
検査って ここで 寝るだけなの?
とりあえず そうだけど
治療に はいる前に
あなたの 睡眠覚醒《すいみんかくせい》の リズムを 検査したり 観察したり するのよ
あさってまでいつもの とおり生活してみてね 検査の時には 呼びに来ますから

診断のための検査は、PSGや体温・メラトニン変動記録などがあります。くわしくは124ページに説明してあります。

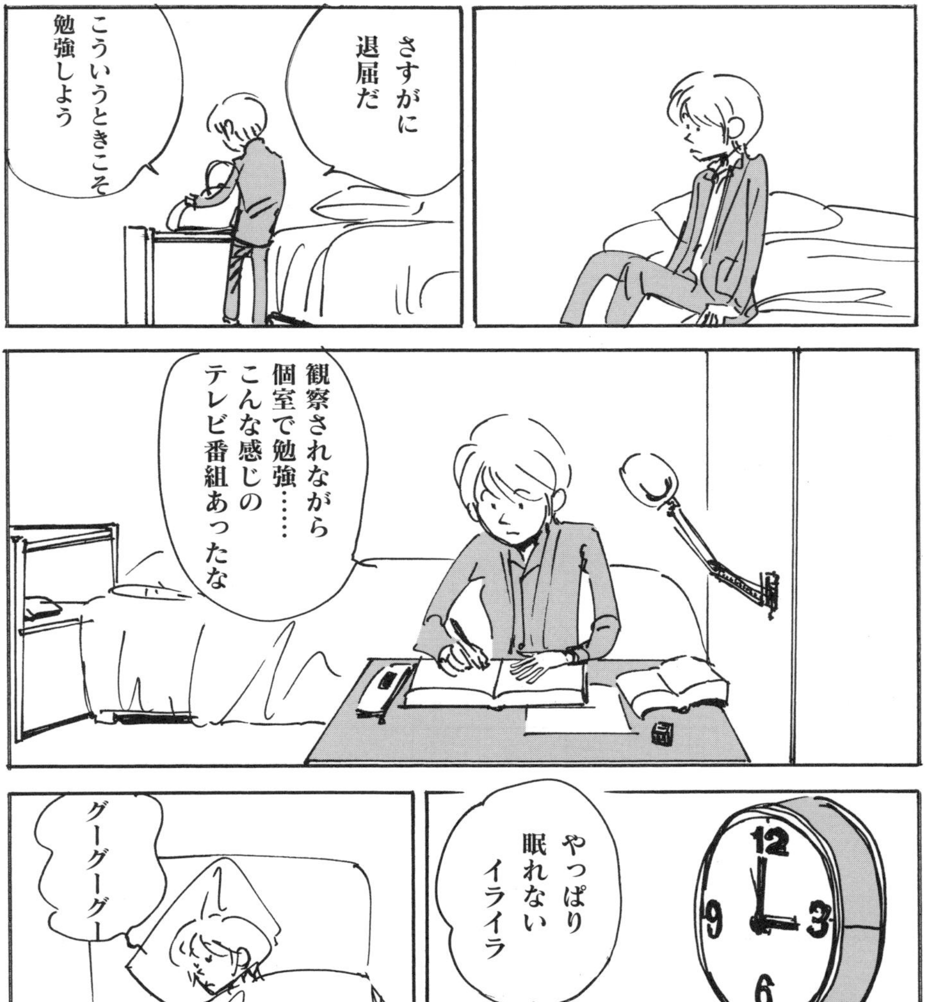
さすがに
退屈だ
こういうときこそ
勉強しよう
観察されながら
個室で勉強……
こんな感じの
テレビ番組あったな
やっぱり
眠れない
イライラ
少し
うとうとして
きた～～
グーグーグー

睡眠は「レム睡眠」と「ノンレム睡眠」に分けられます。入眠後まずノンレム睡眠が約１時間半続いた後、レム睡眠が現れます。その後もノンレム睡眠とレム睡眠が交互に現れます。

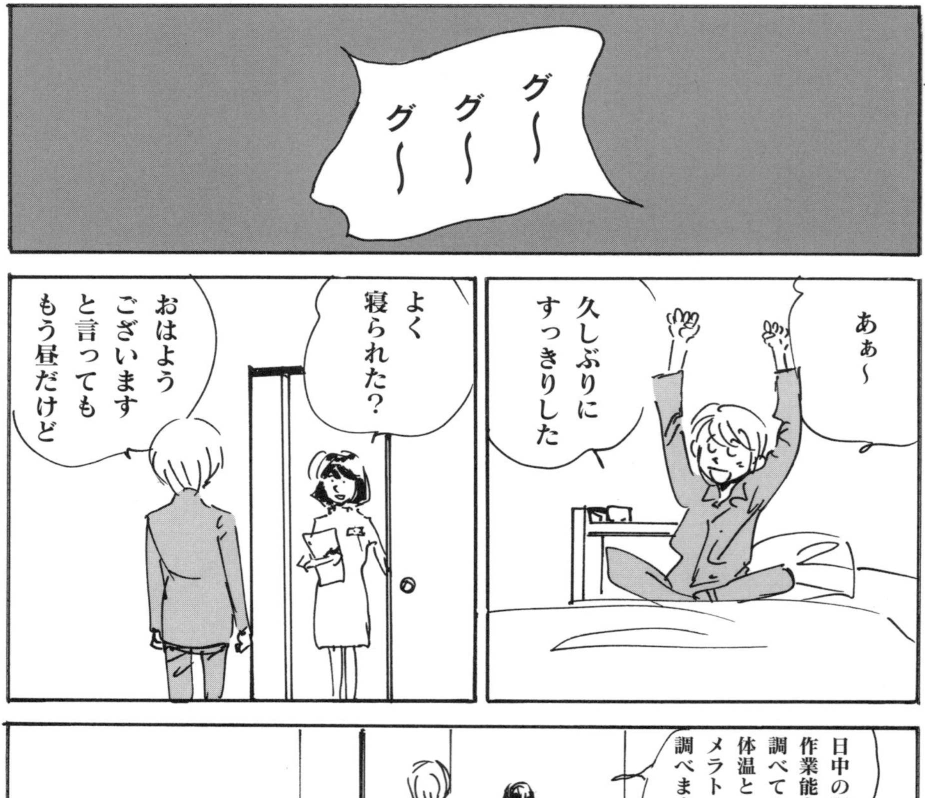
グ〜 グ〜 グ〜
あぁ〜
久しぶりにすっきりした
よく寝られた？
おはようございますと言ってももう昼だけど
日中の眠気や作業能力を調べてみましょう体温とメラトニンも調べますね
後で睡眠中の脳波を記録します

ノンレム睡眠は脳の深い眠りです。高等な動物ほどノンレム睡眠が長いといわれています。レム睡眠は体の深い眠りで、夢を見る睡眠といわれています。

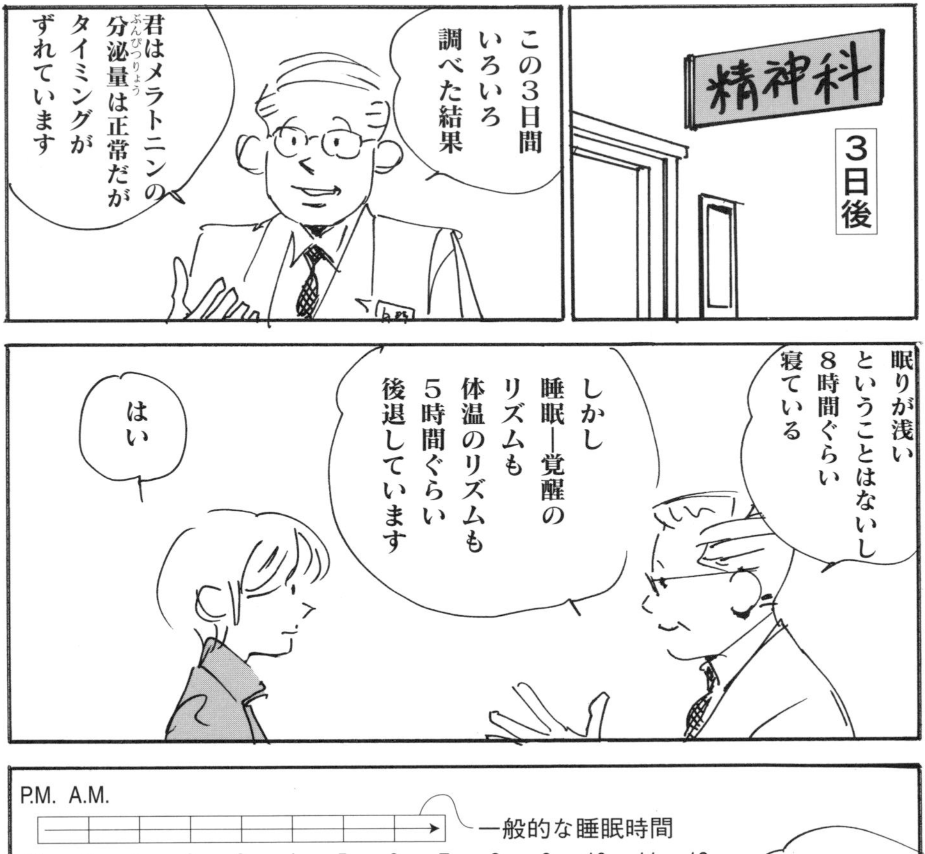
精神科
3日後
この3日間いろいろ調べた結果
君はメラトニンの分泌量《ぶんぴつりょう》は正常だがタイミングがずれています
眠りが浅いということはないし8時間ぐらい寝ている
しかし睡眠―覚醒のリズムも体温のリズムも5時間ぐらい後退しています
はい
P.M.　A.M.
一般的な睡眠時間
11　0　1　2　3　4　5　6　7　8　9　10　11　12
睡眠リズムの後退
入眠
入眠
起床
睡眠リズムの後退のほかには特別な病気はありません
この睡眠リズムの後退を睡眠相後退症候群《すいみんそうこうたいしょうこうぐん》といいます
はぁ～スイミンソウ～？

脳波を記録すればどのくらいの深さの眠りかがわかります。体温や血中メラトニンの濃度の変化も、睡眠リズムと関係があります。

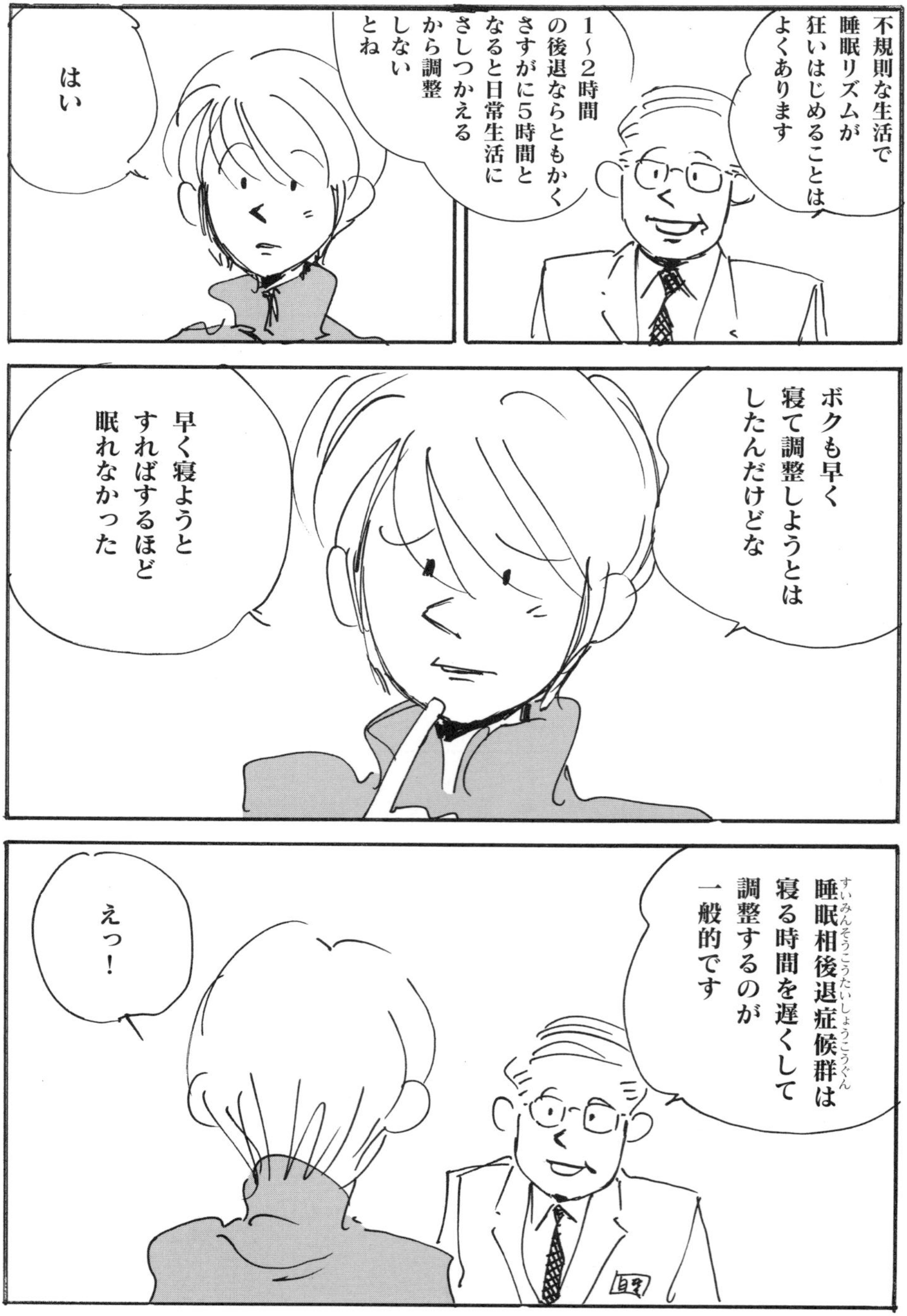
不規則な生活で睡眠リズムが狂いはじめることはよくあります
1～2時間の後退ならともかくさすがに5時間となると日常生活にさしつかえるから調整しないとね
はい
ボクも早く寝て調整しようとはしたんだけどな
早く寝ようとすればするほど眠れなかった
睡眠相後退症候群《すいみんそうこうたいしょうこうぐん》は寝る時間を遅くして調整するのが一般的です
えっ！

睡眠相後退症候群とは、生理的な変化にともなって、眠くなる時間が後退する（遅くなる）ので、社会生活に支障をきたす病気です。123ページに説明があります。

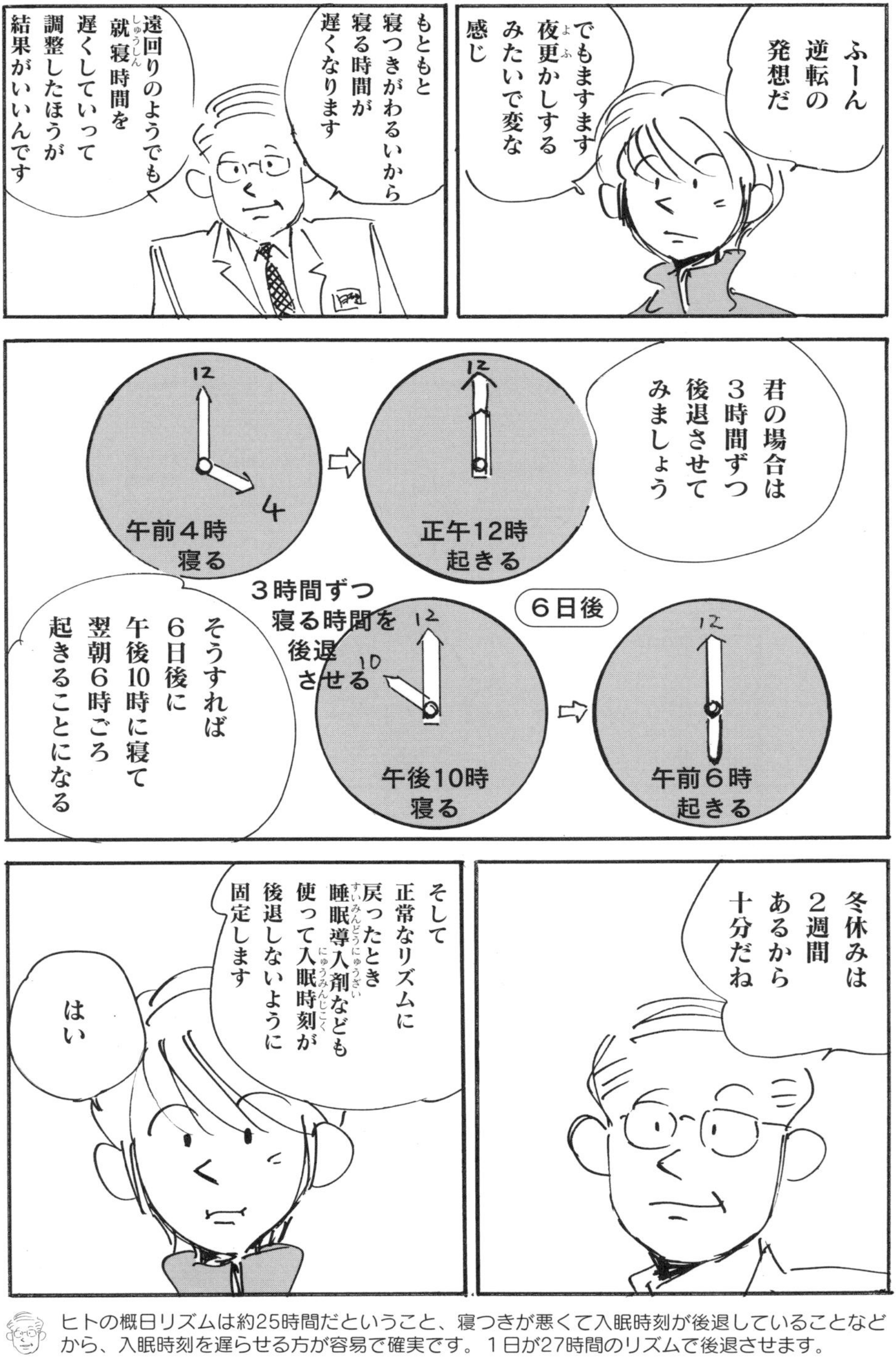
ふーん逆転の発想だ
でもますます夜更《よふ》かしするみたいで変な感じ
もともと寝つきがわるいから寝る時間が遅くなります
遠回りのようでも就寝《しゅうしん》時間を遅くしていって調整したほうが結果がいいんです
君の場合は3時間ずつ後退させてみましょう
午前4時 寝る
正午12時 起きる
3時間ずつ寝る時間を後退させる
6日後
午後10時 寝る
午前6時 起きる
そうすれば6日後に午後10時に寝て翌朝6時ごろ起きることになる
冬休みは2週間あるから十分だね
そして正常なリズムに戻ったとき睡眠導入剤《すいみんどうにゅうざい》なども使って入眠時刻《にゅうみんじこく》が後退しないように固定します
はい

ヒトの概日リズムは約25時間だということ、寝つきが悪くて入眠時刻が後退していることなどから、入眠時刻を遅らせる方が容易で確実です。１日が27時間のリズムで後退させます。

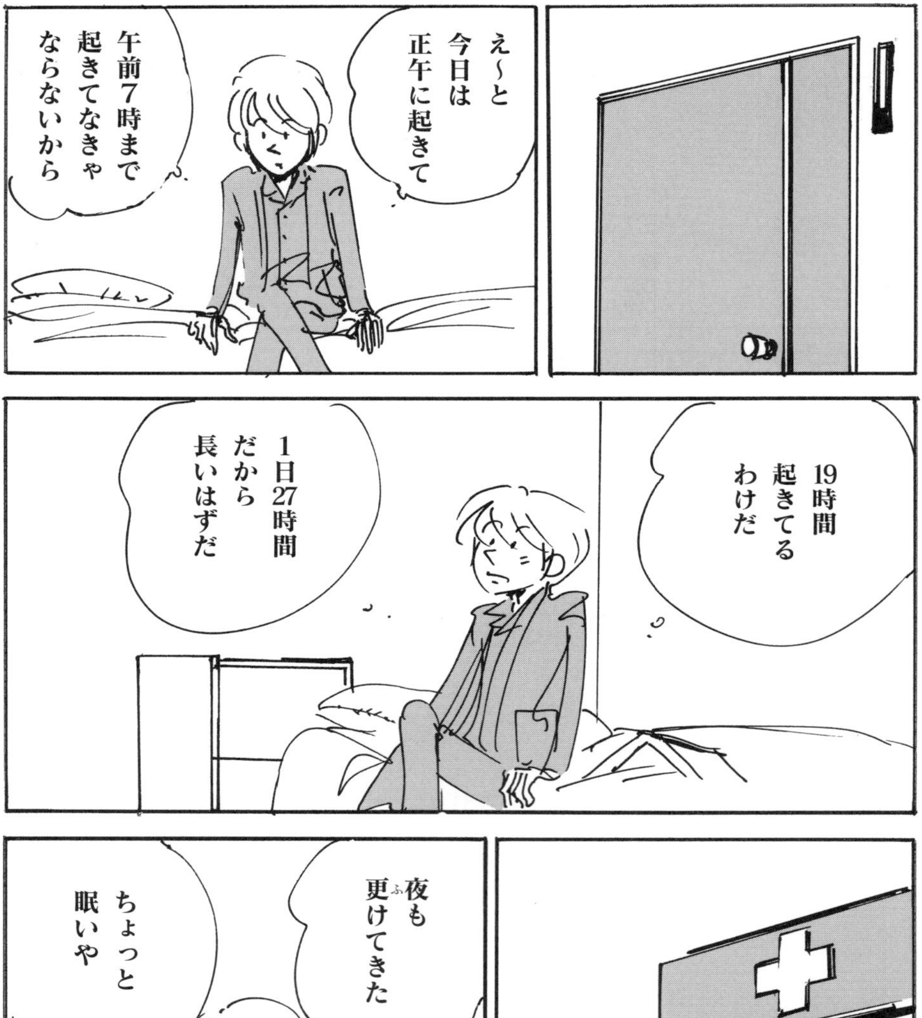
え～と 今日は 正午に起きて
午前7時まで 起きてなきゃ ならないから
19時間 起きてる わけだ
1日27時間 だから 長いはずだ
夜も 更《ふ》けてきた
ちょっと 眠いや

豆知識 ゲーテ▷ドイツの作家。「若きウェルテルの悩み」「ファウスト」「イタリア紀行」「詩と真実」などが有名。7年周期の軽そう状態があった。

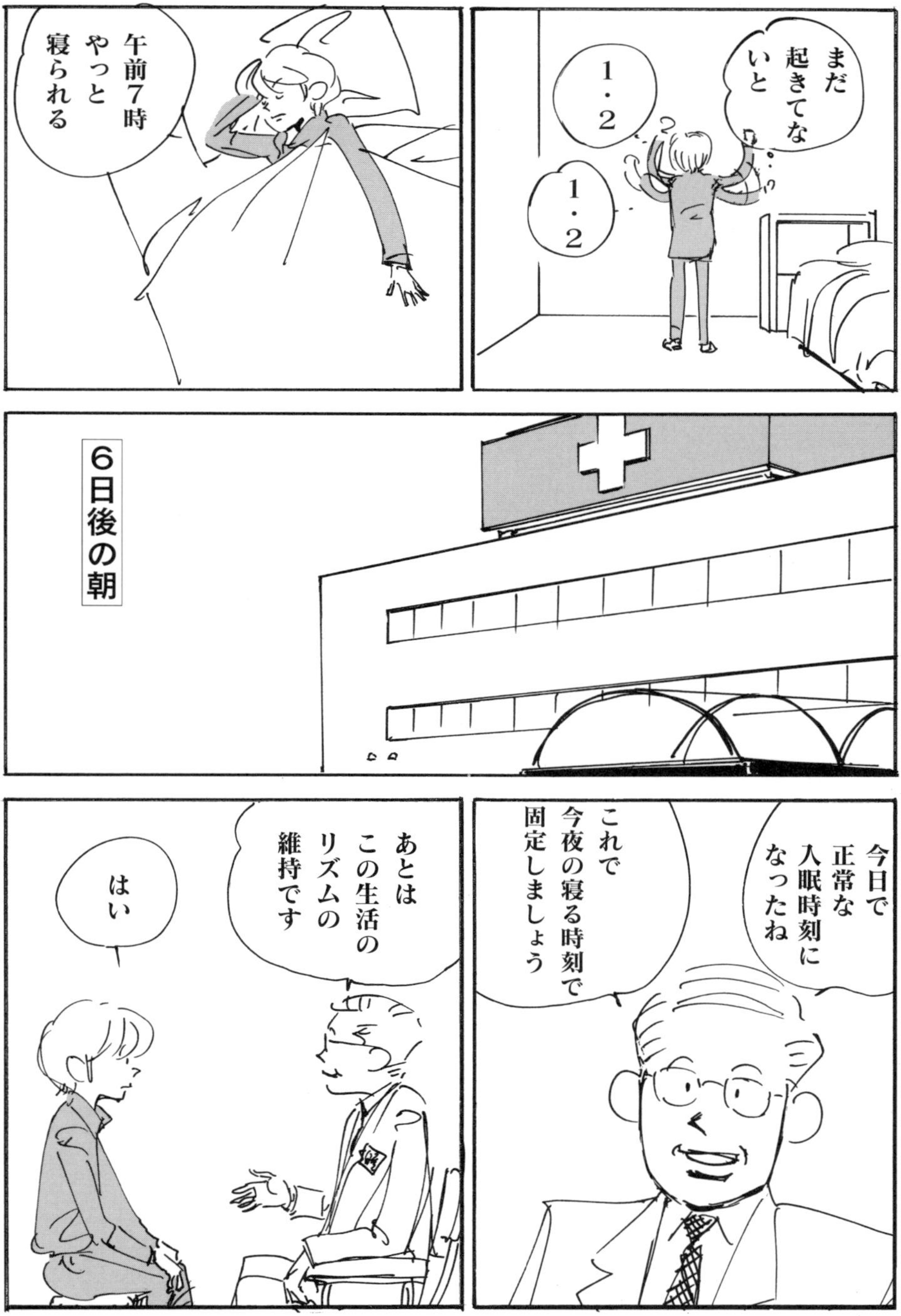
まだ起きてないと
1・2
1・2
午前7時やっと寝られる
6日後の朝
今日で正常な入眠時刻になったね
これで今夜の寝る時刻で固定しましょう
あとはこの生活のリズムの維持です
はい

豆知識 ドストエフスキー▷ロシアの作家。代表作「白痴」「カラマーゾフの兄弟」など。作品中にてんかん発作がなまなましく描写されている。

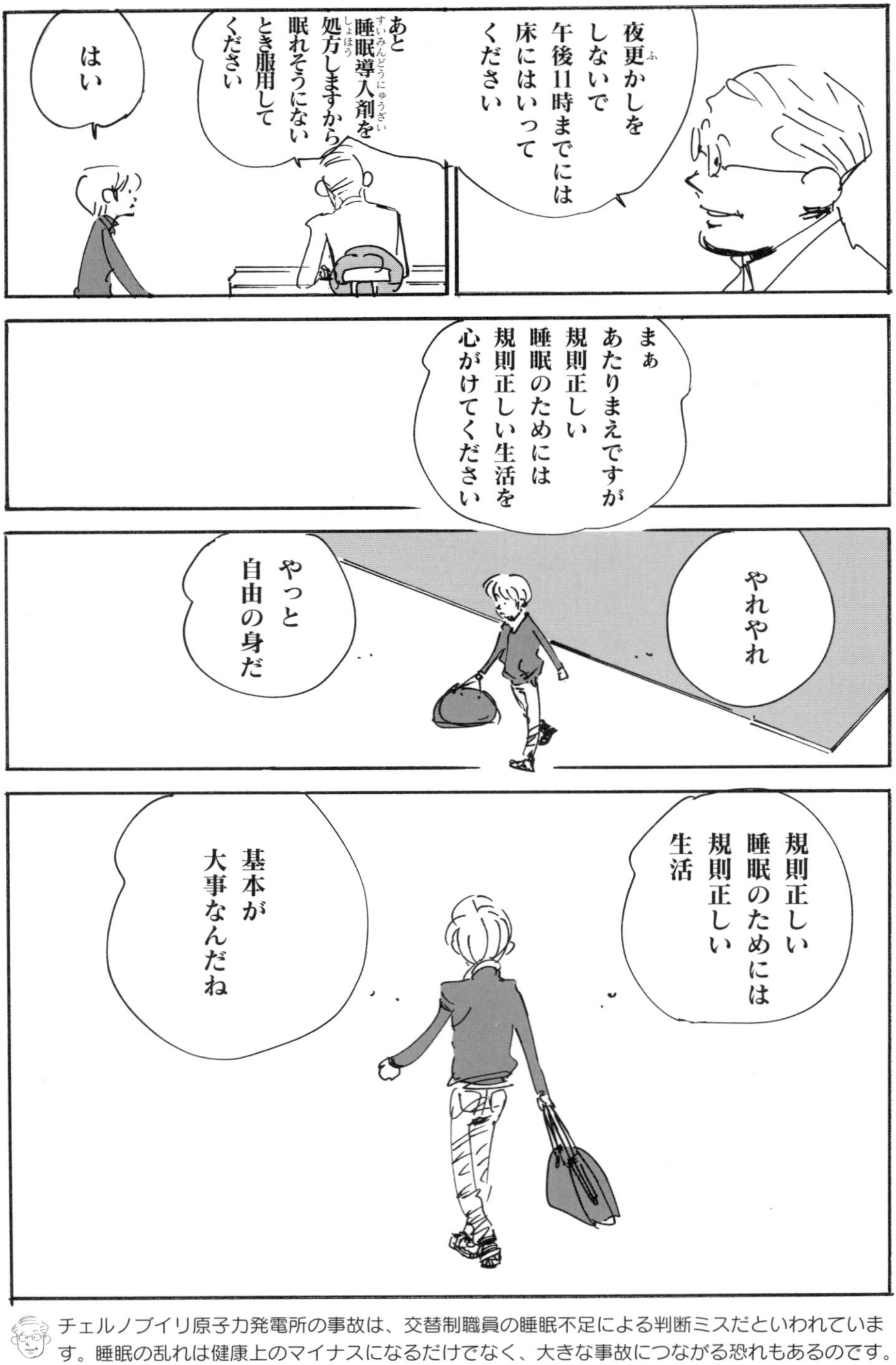

夜更《ふ》かしをしないで午後11時までには床にはいってください
あと睡眠導入剤《すいみんどうにゅうざい》を処方《しょほう》しますから眠れそうにないとき服用してください
はい
まぁあたりまえですが規則正しい睡眠のためには規則正しい生活を心がけてください
やれやれ
やっと自由の身だ
規則正しい睡眠のためには規則正しい生活
基本が大事なんだね

チェルノブイリ原子力発電所の事故は、交替制職員の睡眠不足による判断ミスだといわれています。睡眠の乱れは健康上のマイナスになるだけでなく、大きな事故につながる恐れもあるのです。

心のクリニック

睡眠障害

?

どんな病気

普通の社会生活を送れるような時刻よりも遅い時刻（午前3時～6時）にしか入眠《にゅうみん》できず、そのため遅い時刻（多くは正午すぎ）にならないと目が覚めない病気です。

単に怠《なま》けて朝起きないのではなく、調整の難しい生理的な変化が起きています。

本来、体温は朝が低く夕方が最高になるリズムがあります。そのリズムが乱れ、体温が低くなる時刻が遅くなるので、目覚めも遅くなります。また睡眠中にはメラトニンが多く作られますが、そのピークも遅いほうにずれています。

このような病気は近年増加してきており、社会生活にも大きな支障《ししょう》をきたしています。とくに思春期《ししゅんき》以降の子どもに多くみられ、遅刻・欠席・不登校などの原因のひとつになっています。

「早く寝て早く起きれば」すむ問題のように考える人が多いのですが、生理的な変化が起きており医学的な治療《ちりょう》が必要です。

夜型社会になるにつれて、睡眠相後退症候群《すいみんそうこうたいしょうこうぐん》のような概日《がいじつ》リズム睡《すい》眠障害《みんしょうがい》（入眠・覚醒《かくせい》の時刻が生活のリズムとずれる病気）が増え、社会問題になってきています。

検査

①睡眠そのものには異常がないことを、睡眠《すいみん》ポリグラフィー（PSG）で調べます。PSGは脳波《のうは》・眼球運動《がんきゅううんどう》・心電図《しんでんず》・筋電図《きんでんず》・呼吸《こきゅう》などを同時に記録する検査です。PSGによって、睡眠の浅い深い（十分眠れているかどうか）や、ノンレム睡眠《すいみん》の分布状況（正常な眠りかどうか）などがわかります。

②24時間体温を記録して、体温の変動パターンを調べます。

③血中《けっちゅう》メラトニンの濃度《のうど》を測定し、睡眠によるリズム変化を調べます。

④日中の眠気の程度や作業能力を検査します。

治療

＜時間療法《じかんりょうほう》＞

1日2～4時間ずつ眠る時刻を遅らせていき、約1週間で望ましい入《にゅう》眠《みん》時刻になったら、そこで固定し規則的な生活リズムを守ります。入眠時刻を早めるのは困難なため、毎日入眠時刻を遅らせていきます。入眠時刻を固定するために睡眠導入剤《すいみんどうにゅうざい》を活用することもあります。

＜光《ひかり》による治療《ちりょう》＞

高照度光療法器《こうしょうどひかりりょうほうき》や自然の光を起床直後に2時間浴びることで、入眠の生体リズムを望ましい時間帯へもっていきます。

＜薬物療法《やくぶつりょうほう》＞

メラトニンやビタミンB_{12}の服用《ふくよう》が有効な場合もあります。

予定の時刻に入眠、覚醒《かくせい》ができるようになったら、その状態を維持するための生活習慣の確立が重要です。若い人に多い睡眠相後退症候群《すいみんそうこうたいしょうこうぐん》は社会生活を困難にし、健康にもよくありません。夜ふかしや昼まで寝ている生活は、はじめのうちは習慣的なものであっても、長く続けると、不可逆《ふかぎゃく》的に生体バランスを崩《くず》し、病気になるという認識が必要です。

5　その後

心のレスキュー

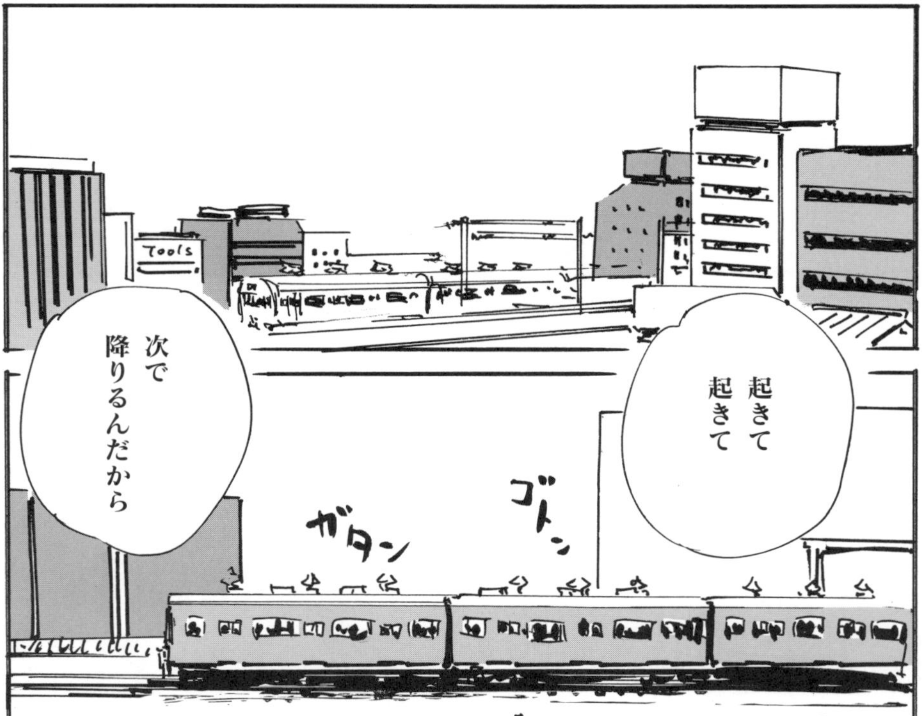

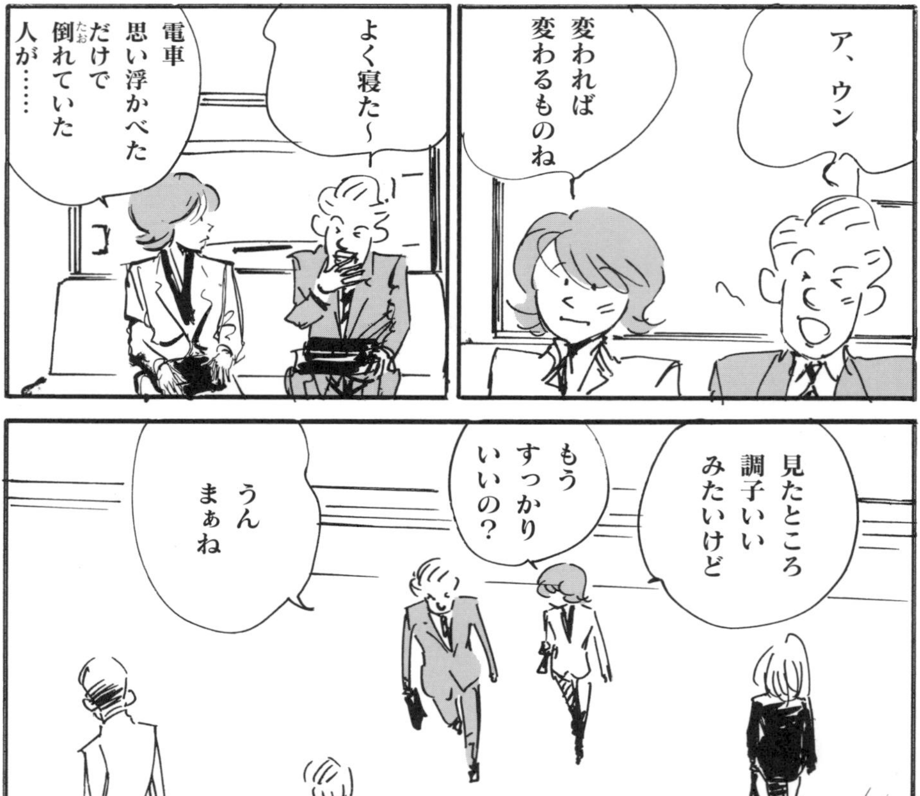
ア、ウン
変われば変わるものね
よく寝た～
電車思い浮かべただけで倒《たお》れていた人が……
見たところ調子いいみたいけど
もうすっかりいいの？
うんまぁね
薬だけ携帯《けいたい》しているけどね
しょっちゅう飲むの？
Tools

豆知識 ドーパミン▷神経伝達物質のひとつ。パーキンソン病や精神分裂病との関連が深い。とくに分裂病では脳内ドーパミンの神経機能が亢進していると推定されている。

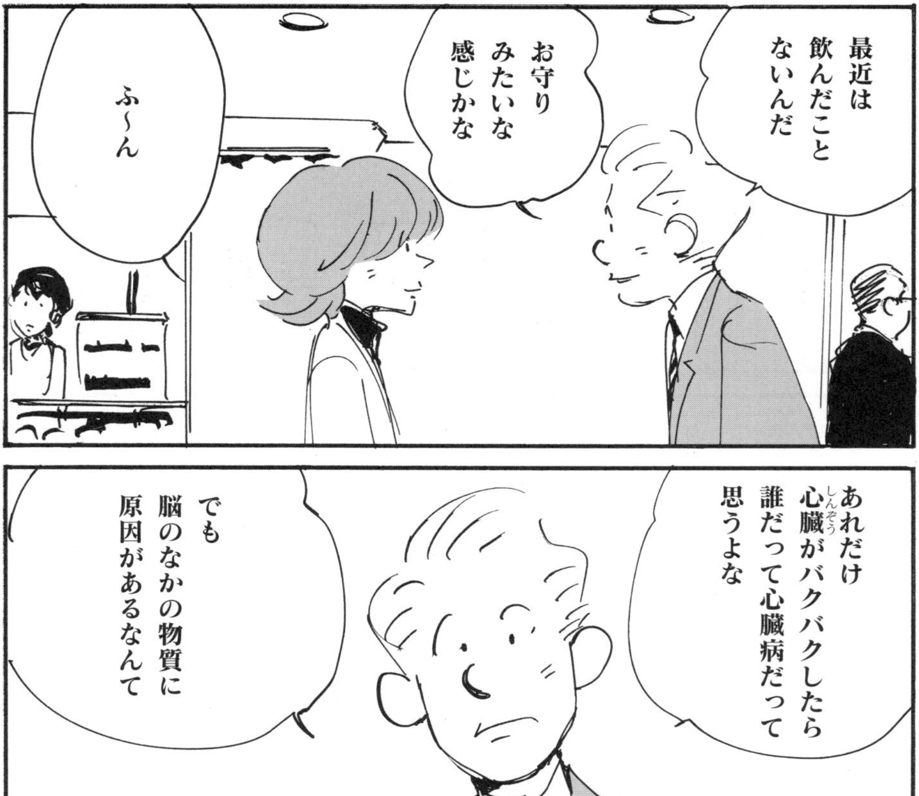
最近は飲んだことないんだ
お守りみたいな感じかな
ふ〜ん
あれだけ心臓《しんぞう》がバクバクしたら誰だって心臓病だって思うよな
でも脳のなかの物質に原因があるなんて
心って不思議だな

豆知識 妄想▷病的な誤った判断ないし観念といえるが、なみなみならぬ確信をもって信じこんでいる。内容は架空的で不合理である。分裂病では被害妄想、関係妄想を訴えることが多い。

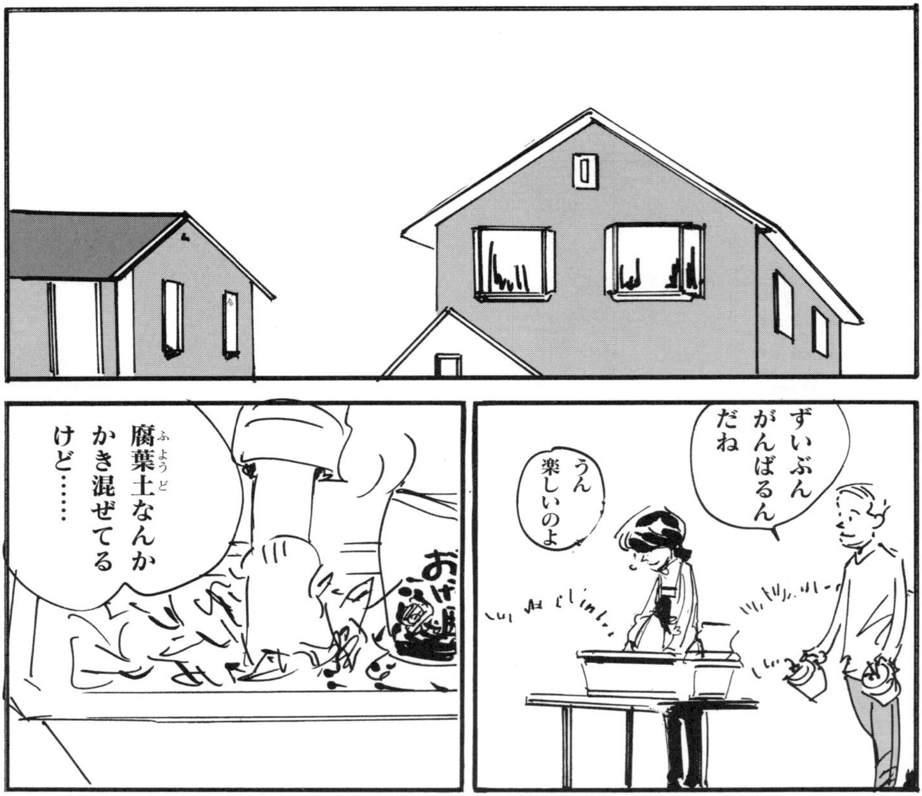

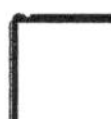

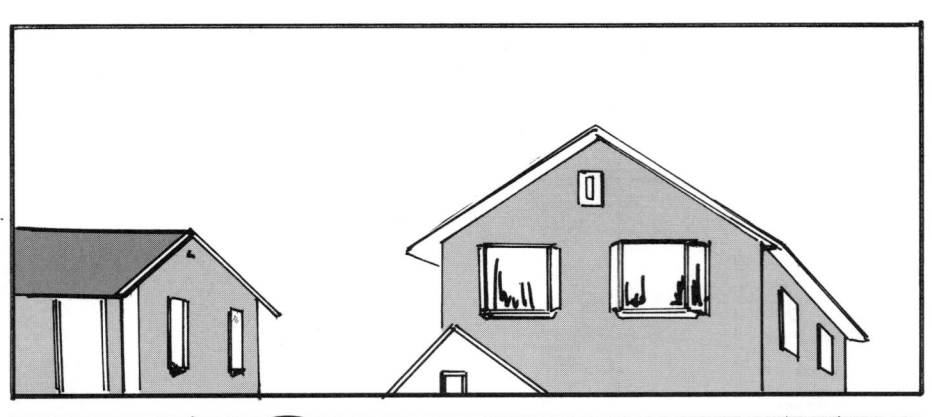

泉鏡花はOCDの確認強迫観念があり、手紙をポストに投函したか確信できないので、集配のため郵便局員が開けるまでポストの前で待っていたといわれています。

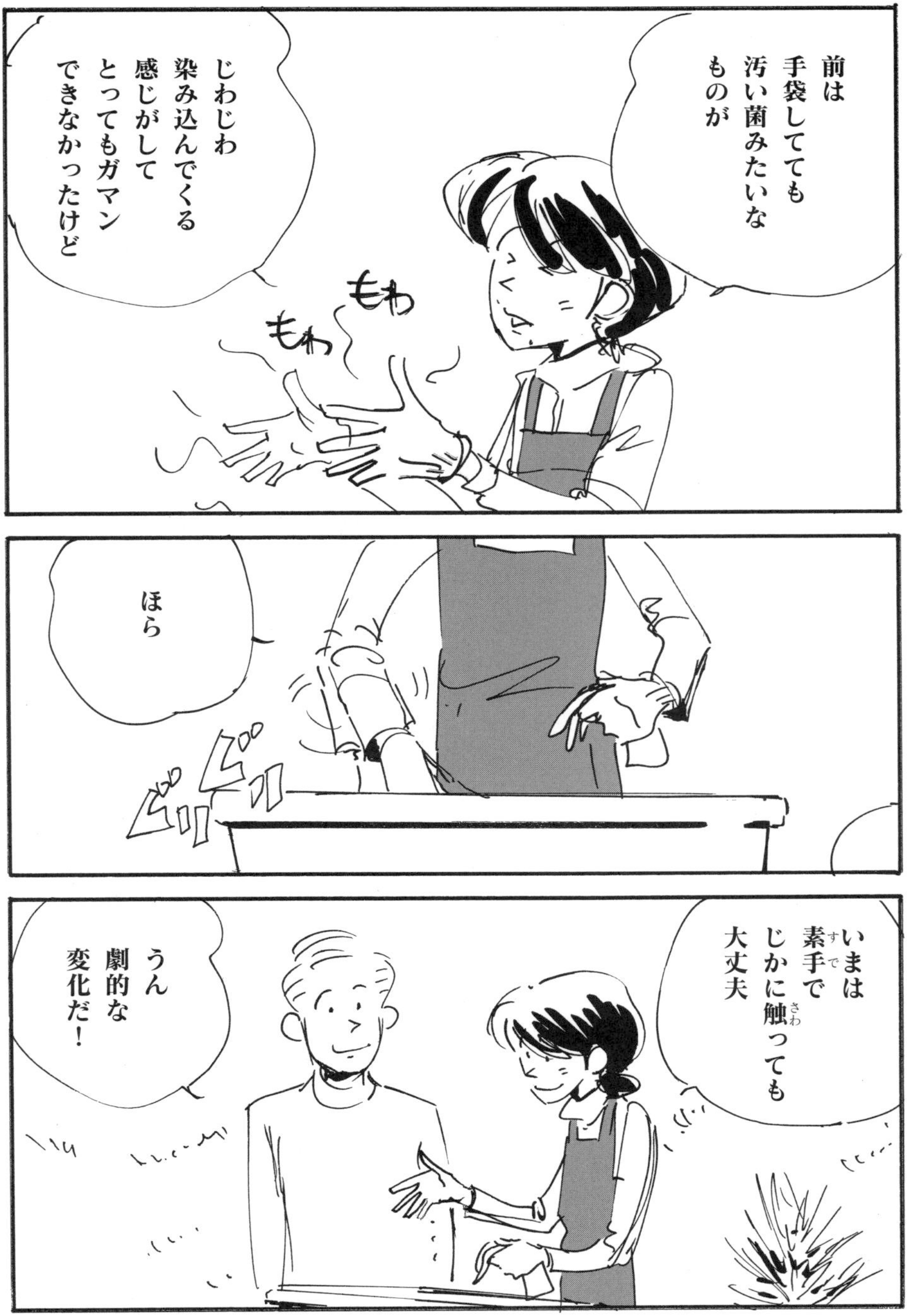
前は
手袋してても
汚い菌みたいな
ものが
じわじわ
染み込んでくる
感じがして
とってもガマン
できなかったけど
もわ
もわ
ほら
いまは
素手《すで》で
じかに触《さわ》ってても
大丈夫
うん
劇的な
変化だ！

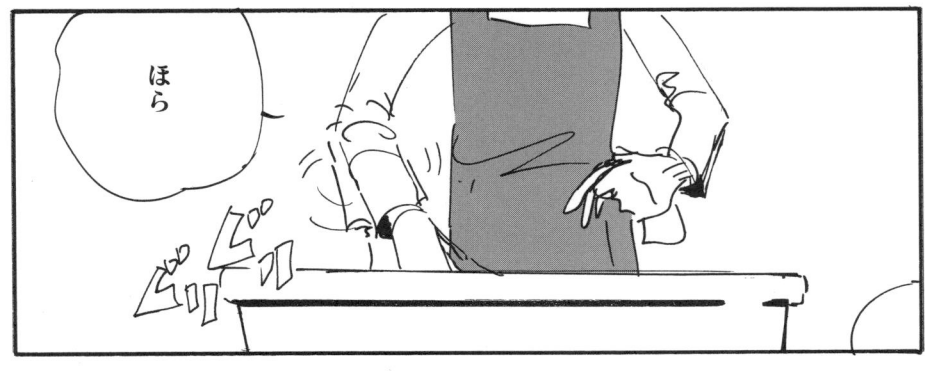

自分でもいらないと思うゴミでも捨てると大変なことが起こるという強迫観念のために、家の中も外もゴミで埋まってしまうOCDもあります。

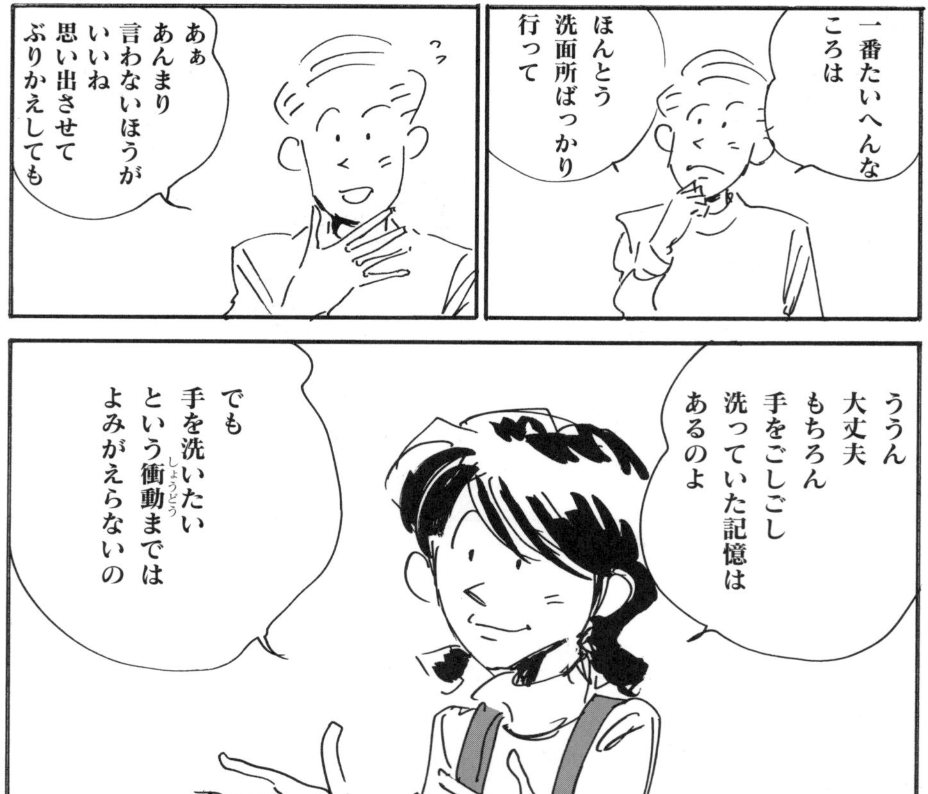

一番たいへんなころは
ほんとう洗面所ばっかり行って
あぁあんまり言わないほうがいいね思い出させてぶりかえしても
ううん大丈夫もちろん手をごしごし洗っていた記憶はあるのよ
でも手を洗いたいという衝動《しょうどう》まではよみがえらないの
他のひとにはわからないと思うけれど
ちょっと衝動が起きても余裕で却下《きゃっか》！って感じなの
なるほどそうなんだ

OCDの行動療法を行う際に、家族や友人などが協力してくれると大きな助けになります。協力者に求められることは、OCDへの理解と思いやり、そして忍耐力です。

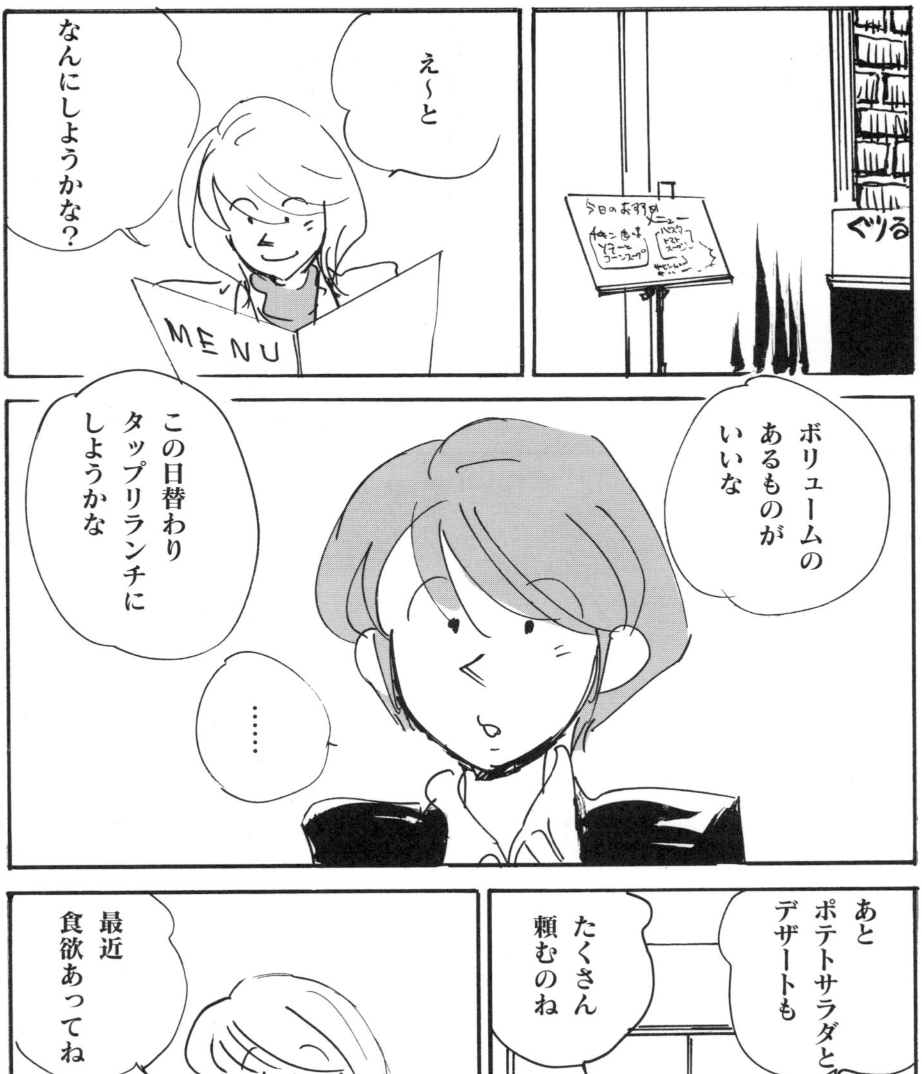
ぐりる
え〜と
なんにしようかな？
MENU
ボリュームのあるものがいいな
この日替わりタップリランチにしようかな
……
あとポテトサラダとデザートも
たくさん頼むのね
最近食欲あってね
MENU

抗うつ薬を服用しているときにアルコールを飲むと、薬の作用が強くなりすぎて副作用を起こします。抗うつ薬とアルコールを一緒に飲まない注意が必要です。

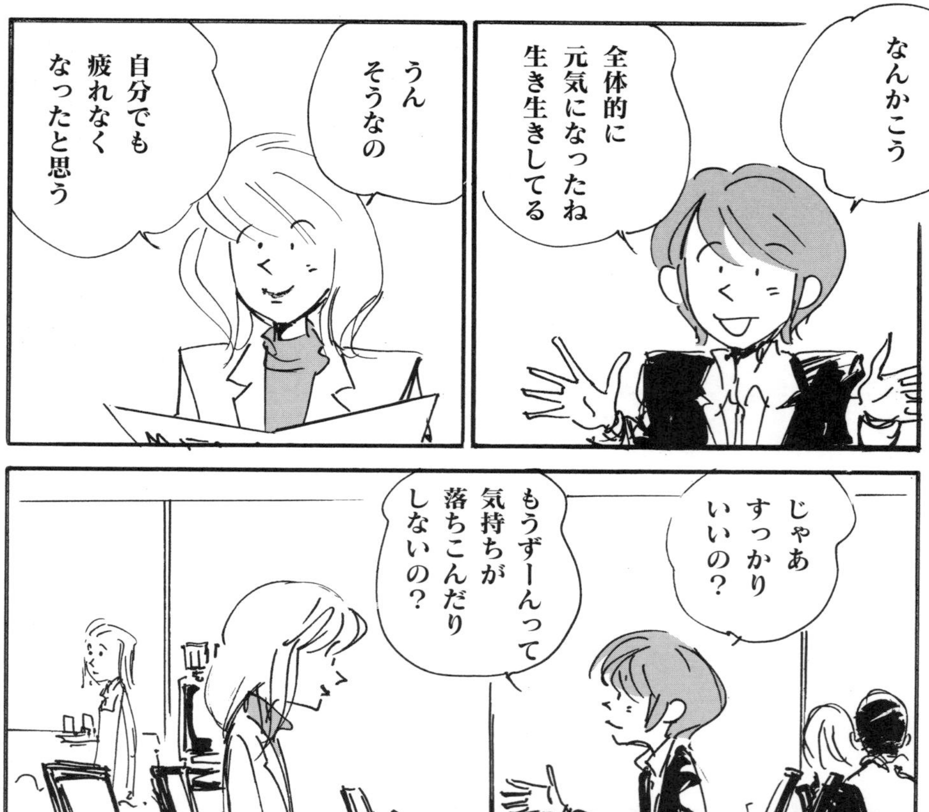
なんかこう
全体的に元気になったね生き生きしてる
うん そうなの
自分でも疲れなくなったと思う
じゃあすっかりいいの？
もうずーんって気持ちが落ちこんだりしないの？
うん やっぱり起伏はあるのね
自分でよくわかるけどリズムがあってねこうドンヨリした気分になって

うつ病はムード・ディスオーダー（気分障害）と呼ばれるようになってきました。

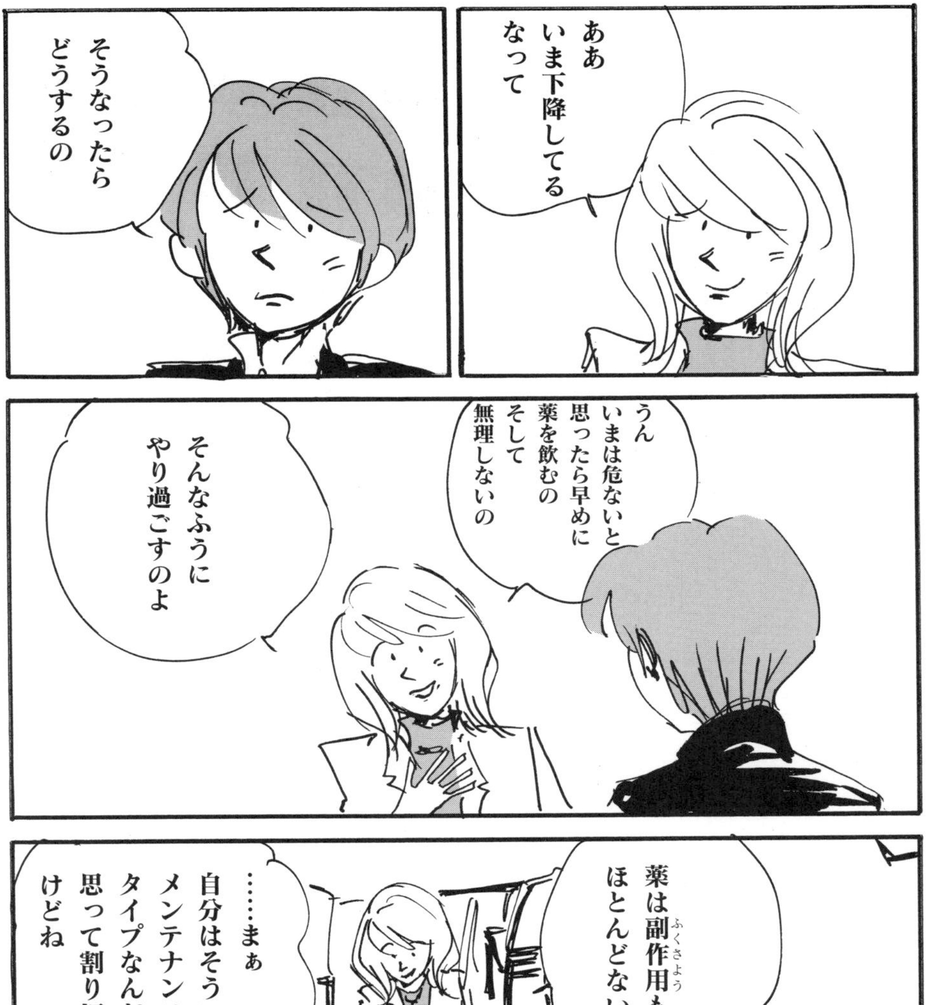
ああ いま下降してる なって
そうなったら どうするの
うん いまは危ないと 思ったら早めに 薬を飲むの そして 無理しないの
そんなふうに やり過ごすのよ
薬は副作用《ふくさよう》も ほとんどないし
……まぁ 自分はそういう メンテナンスがいる タイプなんだなと 思って割り切ってる けどね

うつ病は心身の疲労といえますから、ゆっくり休むことが必要です。

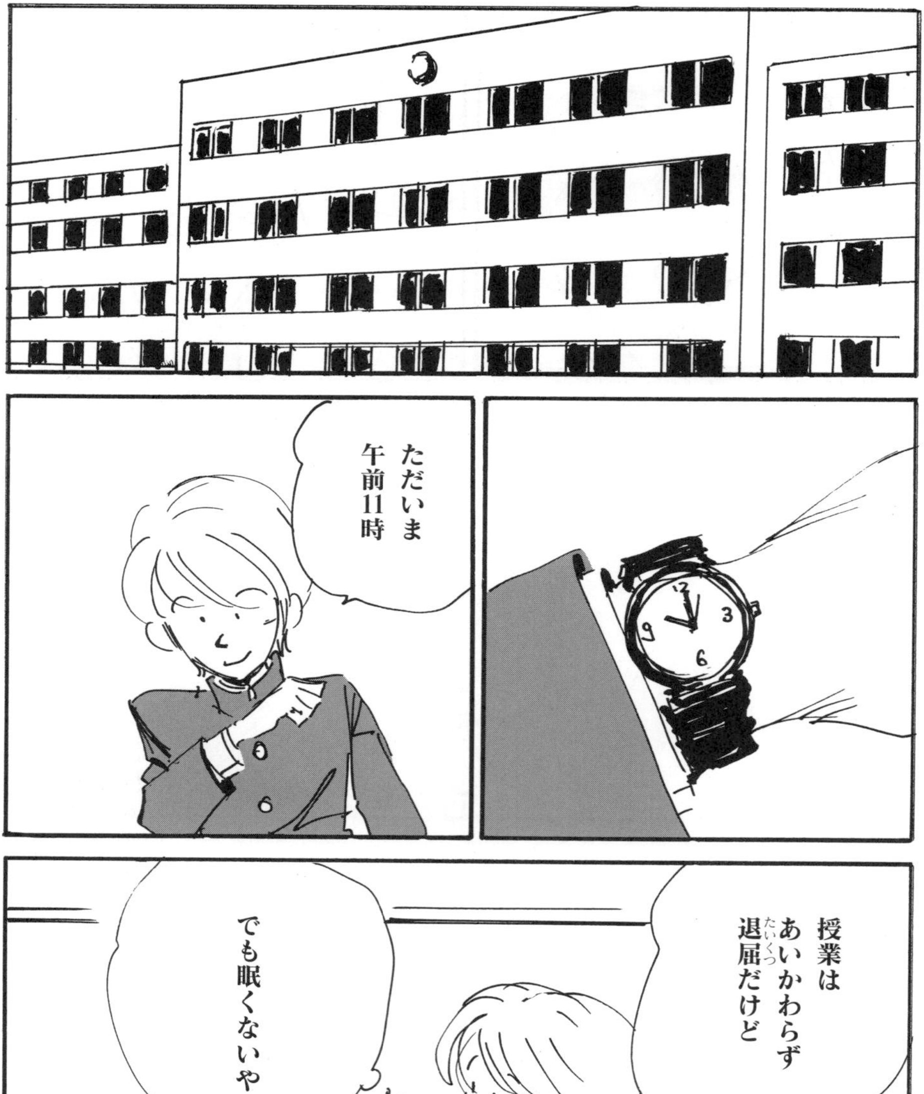
ただいま
午前11時
授業は
あいかわらず
退屈《たいくつ》だけど
でも眠くないや

豆知識　幻覚▷「対象なき知覚」と定義され、実際には存在しない物が存在するかのように見えたり聞こえたりすること。精神分裂病患者は幻聴に悩まされることが多い。

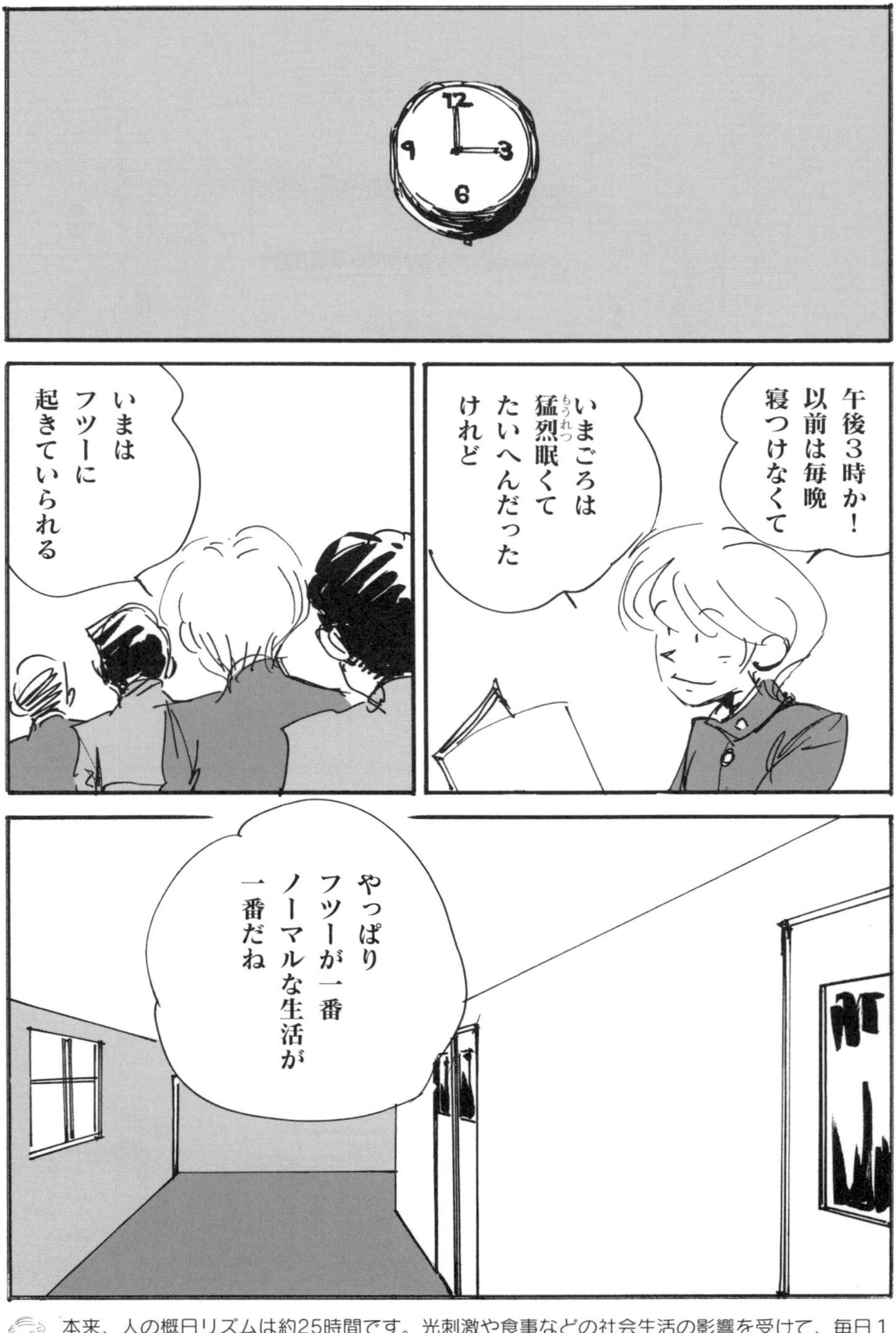
午後3時か！
以前は毎晩
寝つけなくて
いまごろは
猛烈《もうれつ》眠くて
たいへんだった
けれど
いまは
フツーに
起きていられる
やっぱり
フツーが一番
ノーマルな生活が
一番だね

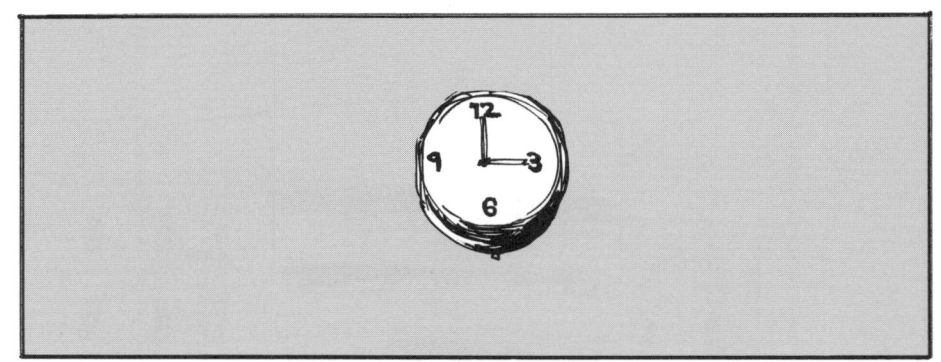

本来、人の概日リズムは約25時間です。光刺激や食事などの社会生活の影響を受けて、毎日1時間リズムが早くなっています。

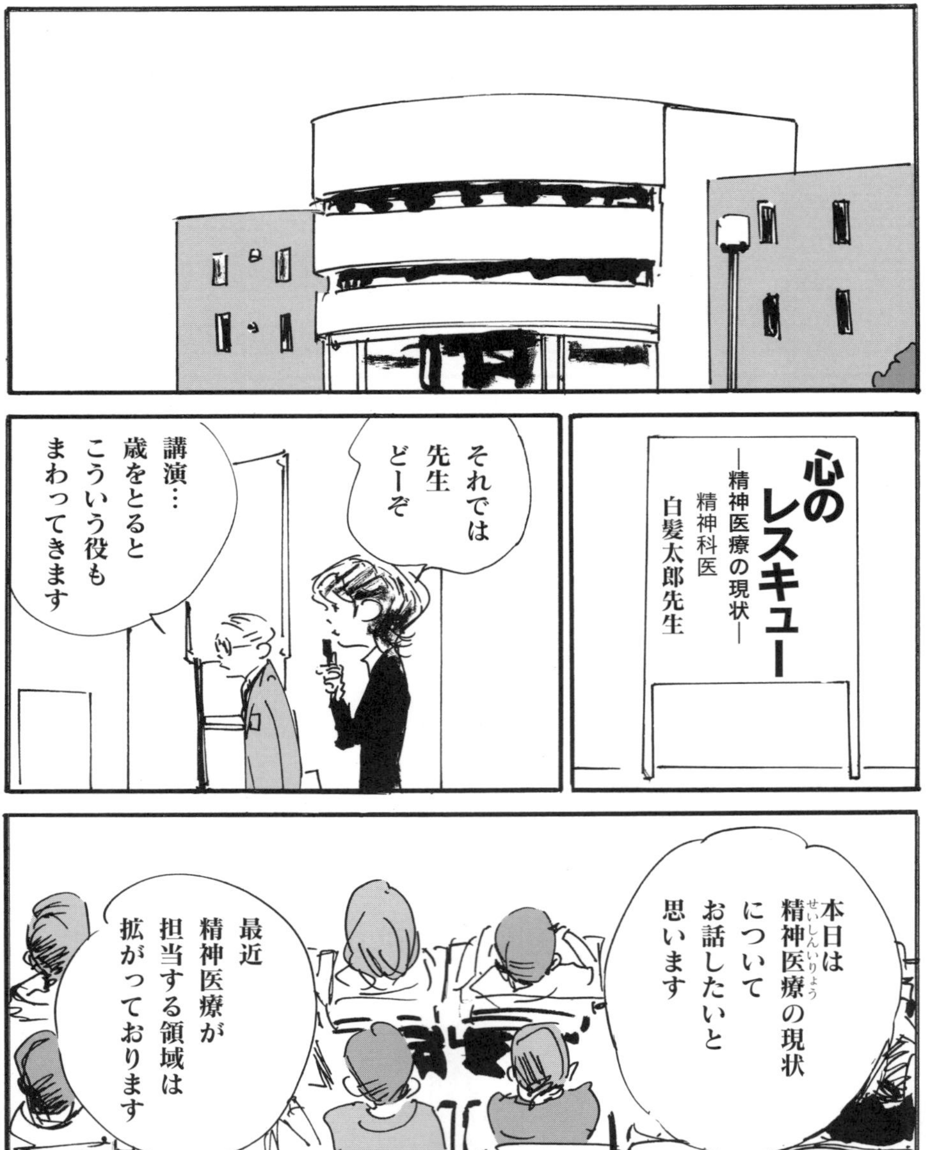
心のレスキュー
—精神医療の現状—
精神科医
白髪太郎先生
それでは先生どーぞ
講演…歳をとるとこういう役もまわってきます
本日は精神医療《せいしんいりょう》の現状についてお話したいと思います
最近精神医療が担当する領域は拡がっております

精神科では内科などのように検査数値からはっきりした診断をくだすことは少ないです。複数の病気に同じような症状が現れるので、総合的に判断します。

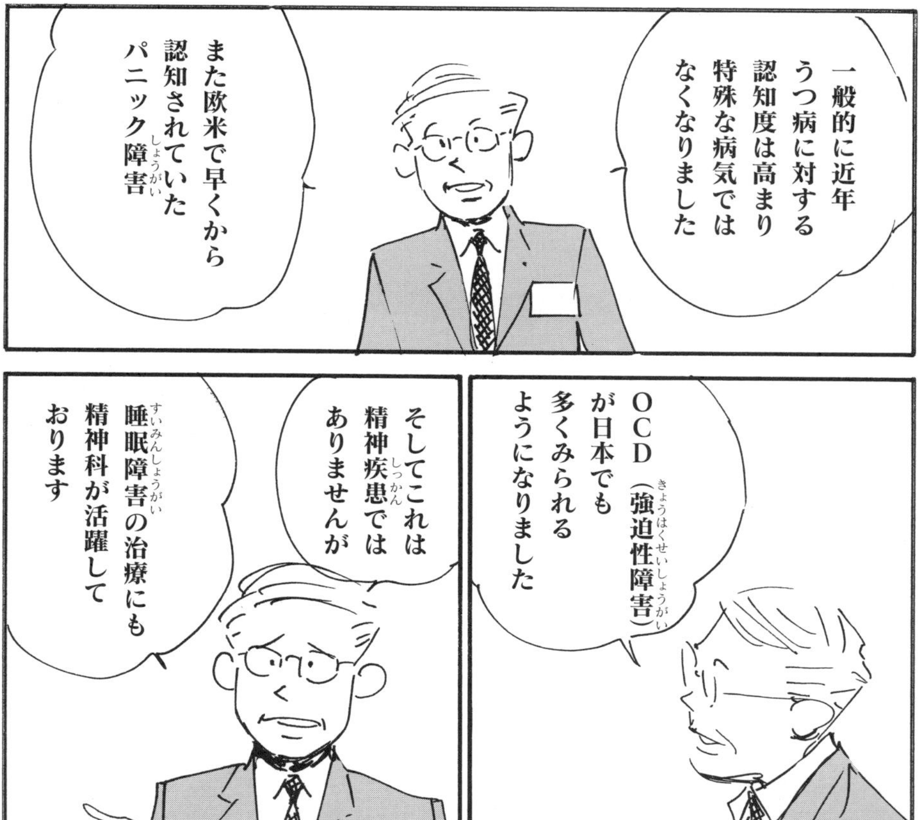
一般的に近年うつ病に対する認知度は高まり特殊な病気ではなくなりました
また欧米で早くから認知されていたパニック障害《しょうがい》
OCD（強迫性障害《きょうはくせいしょうがい》）が日本でも多くみられるようになりました
そしてこれは精神疾患《しっかん》ではありませんが
睡眠障害《すいみんしょうがい》の治療にも精神科が活躍しております
これらの病気は進行すれば
患者さんをたいへん苦しめ

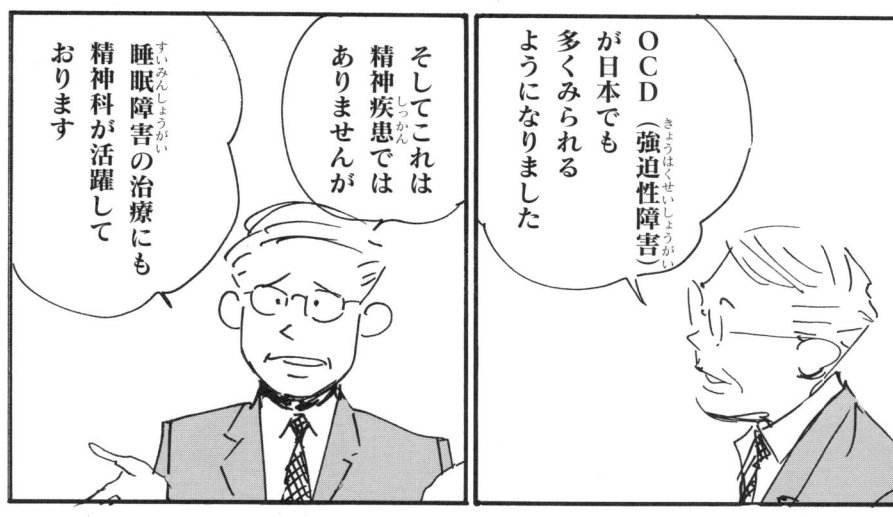

とくにパニック障害とOCDの薬物療法と行動療法の進歩がめざましいです。

社会生活も送れなくなる可能性があるという点であなどることはできません
しかし幸いにして研究も進みその治療法も確立してきました

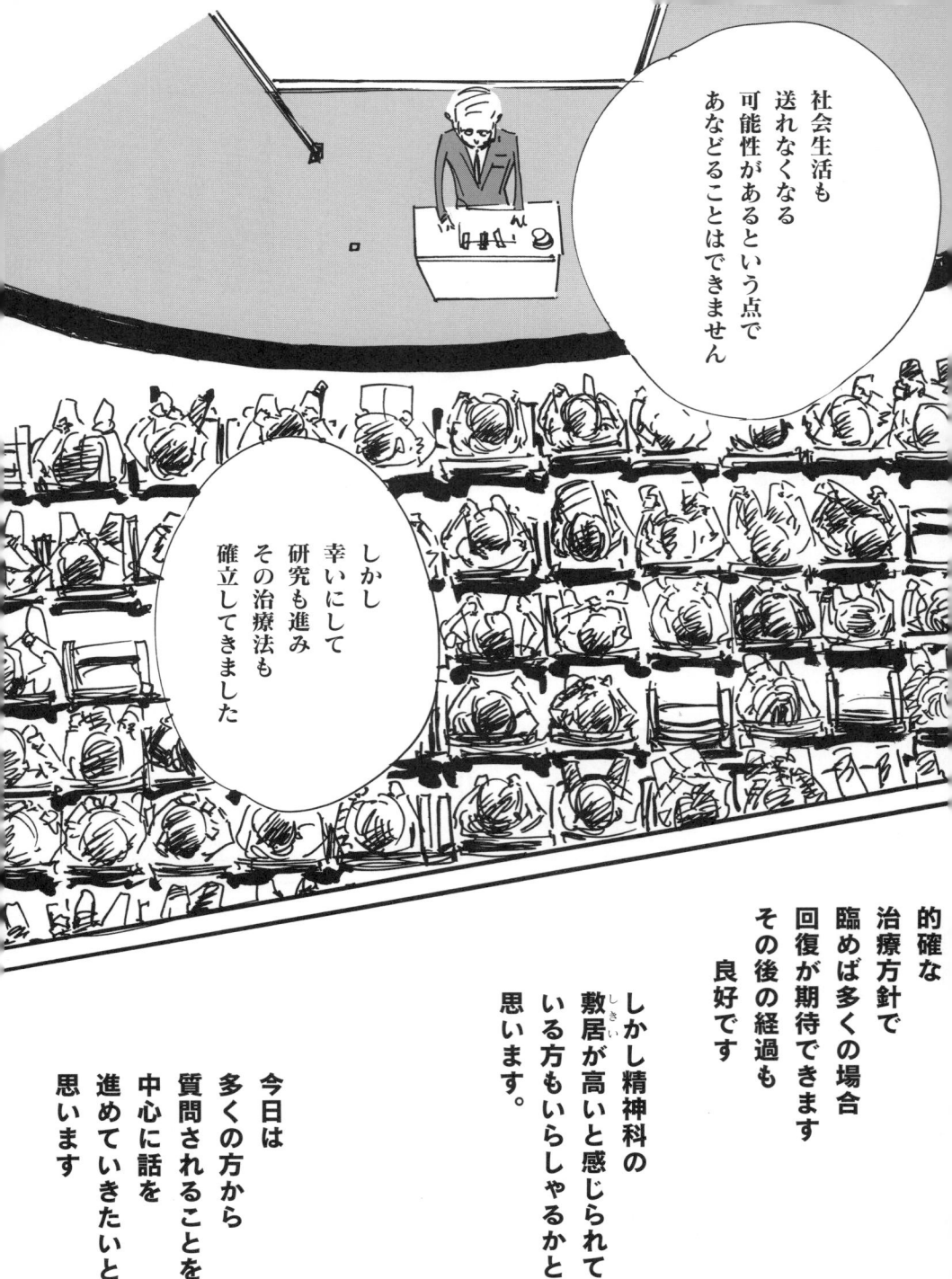

的確な
治療方針で
臨めば多くの場合
回復が期待できます
その後の経過も
良好です

しかし精神科の
敷居《しきい》が高いと感じられて
いる方もいらっしゃるかと
思います。

今日は
多くの方から
質問されることを
中心に話を
進めていきたいと
思います

Q&A

Q　精神科《せいしんか》・神経内科《しんけいないか》・心療内科《しんりょうないか》の違いは？

A　この三つの科は混同しやすいと思います。

まず神経内科・心療内科は基本的には内科の専門分野です。両方とも比較的新しく、日本独自のものです。

「神経内科」は、神経系の異常によって起きる病気の治療《ちりょう》を行います。たとえば神経の変性《へんせい》、炎症《えんしょう》などが原因の頭痛、手足のしびれ、あるいはパーキンソン病、脳血管障害《のうけっかんしょうがい》、筋肉の萎縮《いしゅく》などです。心の問題をあつかう精神科や心療内科とは、はっきり違います。

「心療内科」は、精神的な要因が深く関与している内科の病気が専門で、心身症《しんしんしょう》やぜんそく、胃潰瘍《いかいよう》、アトピー性皮膚炎《せいひふえん》など、身体的な治療と同時に精神的な面への治療も行います。

「精神科」は、従来は精神分裂病《せいしんぶんれつびょう》、そううつ病《びょう》、てんかんなどの重症の精神障害を主に治療してきました。しかし最近は気分障害《きぶんしょうがい》（うつ病《びょう》）、不安障害《ふあんしょうがい》（パニック障害《しょうがい》・強迫性障害《きょうはくせいしょうがい》などのいわゆる神経症《しんけいしょう》）、そのほかにも睡眠障害《すいみんしょうがい》や各種依存症《いぞんしょう》なども治療しています。心に軽い不調を感じる人も相談に来られます。

精神科医はこれまでも心の病気に対して向精神薬《こうせいしんやく》を活用してきており、薬の知識が豊富です。また治療してきた病気の種類も多く豊かな経験の蓄積があります。

摂食障害《せっしょくしょうがい》（過食症《かしょくしょう》、拒食症《きょしょくしょう》）のように、精神科と心療内科の両科にまたがる病気もあります。そのため両科の境界ははっきりしたものでなくなってきています。

実際に、心療内科の専門医が精神科の治療法を学び、精神科を始めたケース、あるいは逆に、精神科の医者が心療内科の看板をあげている場合もあります。現実的にはこの両科の区別があまり意味がないケースもあります。

どの科を選ぶにしても、一番大切なことはその医者があなたの病気の専門家であるということです。心の病気はいろいろあります。あなたの病気についての経験や知識が豊富で、技術的にもすぐれた医者を見つけましょう。

Q　あなたにとってのよい病院・よい医者とは？

A　病院を探す方法はいくつかあります（153ページ参照）。

保健所《ほけんじょ》を活用することはそのひとつです。保健所には地区の精神科医療機関についての情報があります。さらに定期的に精神科専門医による精神衛生相談《せいしんえいせいそうだん》の日もあります。

精神保健福祉《せいしんほけんふくし》センターなど（県によって名前が違うことがあります）に問い合わせるのもよい方法です。

かかりつけ医があれば、その先生に相談するのもよいでしょう。

実際的な面からは、精神科では治療《ちりょう》に比較的時間がかかることを考えると、通院しやすいということも条件になります。とくにいつでも診《み》てもらえるところや、緊急の時には休日や夜間でもすぐに連絡のとれることもよい医者の条件でしょう。

よい医者は、心の苦しみをすみやかに治してくれる「診立《みた》て」がよく、「匙加減《さじかげん》」が上手だということができます。

患者さんの質問に、進んでわかりやすく答えてくれるのはよい医者です。十分な説明をできるということは確かな知識・経験の裏づけがあるからです。

セカンド・オピニオンを歓迎する医者もよい医者といえるでしょう。同じ病気でも治療法はひとつとは限らないことが多いので、自分の治療法に自信を持っていても、よい医者は別の医者の意見も知りたいと思っています。

また、相性も重要なポイントのひとつです。医者と自分があわない時は、医者を変えてみることもわるくはありません。新しい医者のところに行く時は、それまでもらっていたお薬を持参するのがよいでしょう。新しい先生はその薬を参考にして、あなたの治療薬を選択します。

また他のところへ行ってみたけれど、最初の医者が一番よかったとわかる場合もあります。その時は、もとの医者の所へ戻ればいいのです。

Q&A

Q　外来治療《がいらいちりょう》と入院治療《にゅういんちりょう》の違いは？

A　この本で紹介した病気は外来で治療するのが原則です。しかし睡眠相後退症候群《すいみんそうこうたいしょうこうぐん》は睡眠状態の検査（PSG）のためと、生活のリズムを再形成することを目的に入院治療を用いました。

パニック障害《しょうがい》、強迫性障害《きょうはくせいしょうがい》、うつ病《びょう》などで入院が必要になるのは、

●自宅では患者さんの心身の安静が保たれない

●家族が患者さんの病気に巻きこまれてしまうなどで家庭から離れたほうが治療の効果が上がると判断される場合です。

たとえば、重症のパニック障害では、発作《ほっさ》がこわくてひとりで家にはいられなくても病院でなら安心できます。

強迫性障害では、日常生活において強迫症状《きょうはくしょうじょう》をなくしていくのが本来の治療目的なので、なるべく外来で治療します。しかし、家族に強迫行為《きょうはくこうい》を確認してもらうようになりがちで、そのため家族が疲れ果ててしまう場合などは、入院治療に切り替えることもあります。

また、患者が主婦の場合などに、家事や家族のことがあれこれ気になって家では休めないことがあります。こうした時に、休養を確保するために入院を勧めます。とくにうつ病で、自殺の可能性が高い時には入院が必要になります。

その他にも、

●薬を合わせるために服用《ふくよう》量を何回も調整しなくてはならない人、薬に敏感で副作用《ふくさよう》のでやすい人は、入院治療のほうが薬物療法《やくぶつりょうほう》をすみやかに行えます。

●診断確定《しんだんかくてい》のためにいくつか検査が必要な時も、入院したほうがスムーズに検査を行えて、患者さんの負担も少なくてすみます。

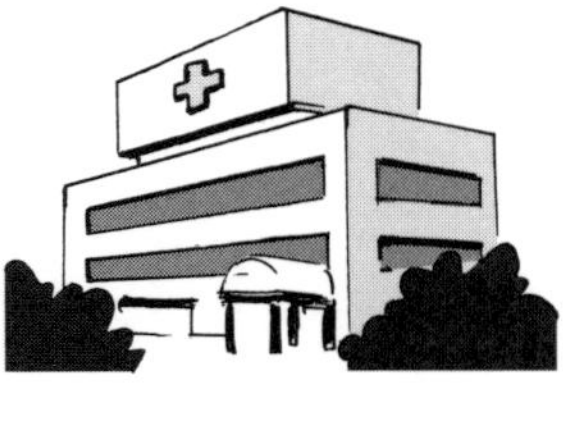

Q 向精神薬《こうせいしんやく》にはどのような効《き》き目《め》がありますか？

A 心の病気に効果のある薬をまとめて向精神薬と呼びます。向精神薬は神経伝達物質《しんけいでんたつぶっしつ》の乱れを直します。この乱れが回復すると身体的に正常な状態になり、その結果、心の安定した状態が続くようになります。そして本来備わっている自己治癒力《じこちゆりょく》が十分に働くようになります。薬は本来の治癒力が発揮《はっき》されるのを導く役割をします。

薬に頼るのはよくないと考える人がいますが、神経伝達物質の乱れた状態が長く続きますと自己治癒力が低下してしまい、回復が困難になります。薬を活用して、まず心身を正常な状態に保つことが必要です。骨折の治療《ちりょう》にギブスの助けを借りたり、ケガをした時に化膿《かのう》を防ぐ抗生物質《こうせいぶっしつ》を使うのと同じように、心の病気の場合にも、必要な時には最適な薬を活用する必要があります。

Q 神経伝達物質《しんけいでんたつぶっしつ》の乱れとはどんなことですか？

A たとえば神経伝達物質が多く出すぎると、自律《じりつ》神経《しんけい》が働きすぎます。その結果、心臓《しんぞう》がどきどきしたり、血圧《けつあつ》があがったりします。

パニック障害《しょうがい》の時は、神経伝達物質が多く出すぎて心臓がどきどきします。どきどきすれば病気ではないかと心配になり、心配になったことでさらに神経伝達物質が増えるという悪循環《あくじゅんかん》になってしまいます。その結果、心臓がわるくなくても心臓になにか重大な問題があるかのような症状になります。

また、神経伝達物質が不足するとやる気がなくなったり、楽しさを感じなくなります。そのことが体の症状にも現れ、よく眠れなかったり、食欲がなくなったりします。

このように神経伝達物質の乱れは心や体に混乱を引き起こします。

Q&A

Q　心の病気を治すには薬物療法《やくぶつりょうほう》だけで十分ですか？

A　薬はとても効果がありますが薬だけに頼っていては不十分です。風邪《かぜ》の時には安静も大切なように、うつ病《びょう》と診断された場合は、ゆっくりと心と体の休養をとり毎日の生活をスローダウンしましょう。

ＯＣＤ（強迫性障害《きょうはくせいしょうがい》）の場合は計画的な行動療法《こうどうりょうほう》を薬物療法《やくぶつりょうほう》と併用するのが効果的です。

パニック障害《しょうがい》の時は、避けていた場所や状態に挑戦するエキスポージャー療法《りょうほう》が有効です。

睡眠障害《すいみんしょうがい》の時には、規則正しい生活を送るように心がけることがポイントです。

これらの病気でも軽症の場合なら薬は不用です。

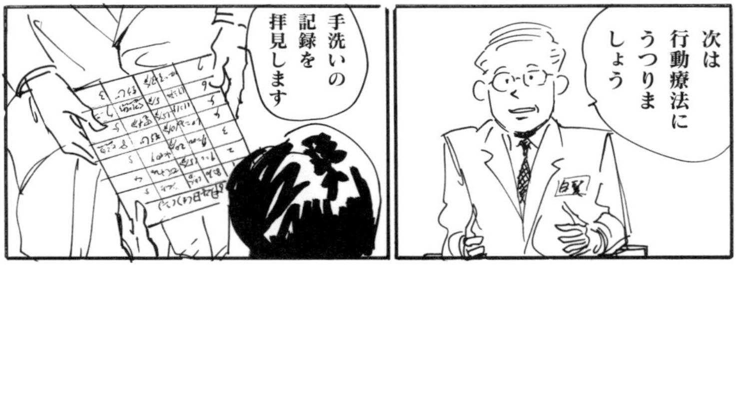
次は
行動療法に
うつりま
しょう
手洗いの
記録を
拝見します

Q&A

Q　自分だけがつらい目にあって悲しいと思うのは？

A　周《まわ》りの健康そうにみえる人とくらべると、なぜ自分だけが病気になったのかと、悔しいし悲しいでしょう。また、患者さんは病気のことを周囲の人に話しませんので、自分だけと思ってしまいます。

　この本をお読みになってわかるように心の病気になる人は本当は多いのです。あなただけではありません。同じ病気の人はたくさんいます。

　治療《ちりょう》や症状《しょうじょう》について意見を交換したりするには患者会が役に立ちます。残念ながら現状では患者会の数は少ないですが、ホームページを開いているところもあり、インターネットなどで調べると同じ悩みの人が多いことがわかります。

　精神科の病気のほとんどは患者さんの性格や育ち方が原因なのではありません。自分を責める必要は少しもないのです。きちんと治療を続ければ治ります。大事なことはあせらず、悔《く》やまずに治療することです。

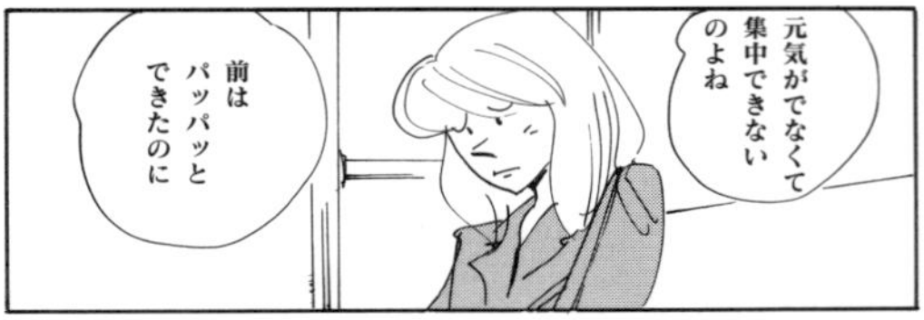
元気がでなくて集中できないのよね
前はパッパッとできたのに

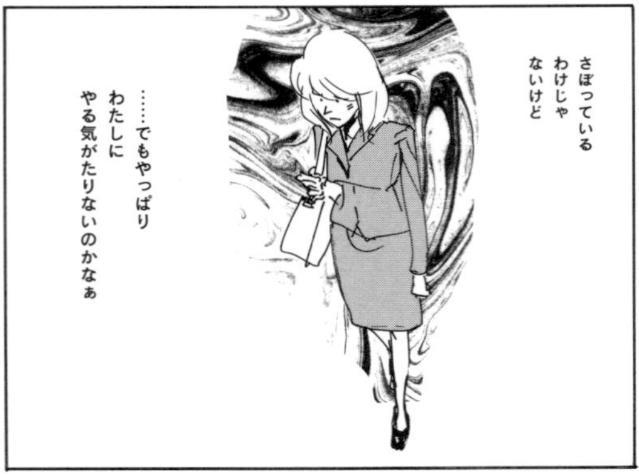
さぼっているわけじゃないけど
……でもやっぱりわたしにやる気がたりないのかなぁ

Q&A

Q　医者に本当のことを言いにくい時は?

A　これは医者にとっても困った問題です。とくに精神科の場合は、内科などの身体の病気と違っていて、黙っていても検査をすれば診断《しんだん》ができるというわけにはいかないからです。

　話しにくい理由によって対処の仕方は変わってきます。

　どうしても医者の前では話しにくい時には、メモでもいいのです。遠慮せずに質問するほうが、スムーズにいくのではないでしょうか。

　また自分の心の内面を話すことに抵抗がある場合もあるでしょう。その時は「この医者に話したい」と思った時が「話すタイミング」と考えればよいのではないでしょうか。医者に話そうとすることで、自分の気持ちに向き合うことができるという面もあります。

　多くの医者は患者さんからの問いかけを待っています。遠慮《えんりょ》せずに尋ねて下さい。

Q　精神科の診察料《しんさつりょう》は高いのではないですか?

A　精神科ではどんなことをするのかわからないし、費用がかかるのではないかと尋ねられることがあります。

　精神科の病院も医院（クリニック）も保険診療《ほけんしんりょう》を行っています。内科や外科と少しも変わりはありません。

　初診《しょしん》の時は、身体的な病気がないことの確認や、薬物《やくぶつ》療法《りょうほう》を安全に行うために肝臓に異常がないかを調べたり、心電図《しんでんず》の検査をすることがあり、少し検査費用がかかることもありますが、それも内科などと同じことです。

　精神療法《せいしんりょうほう》の費用は種類によりますが、一般的なものは３０００～４０００円ほどです。もちろん保険がききますから、実際に患者さんが支払うのはその２～３割の金額です。

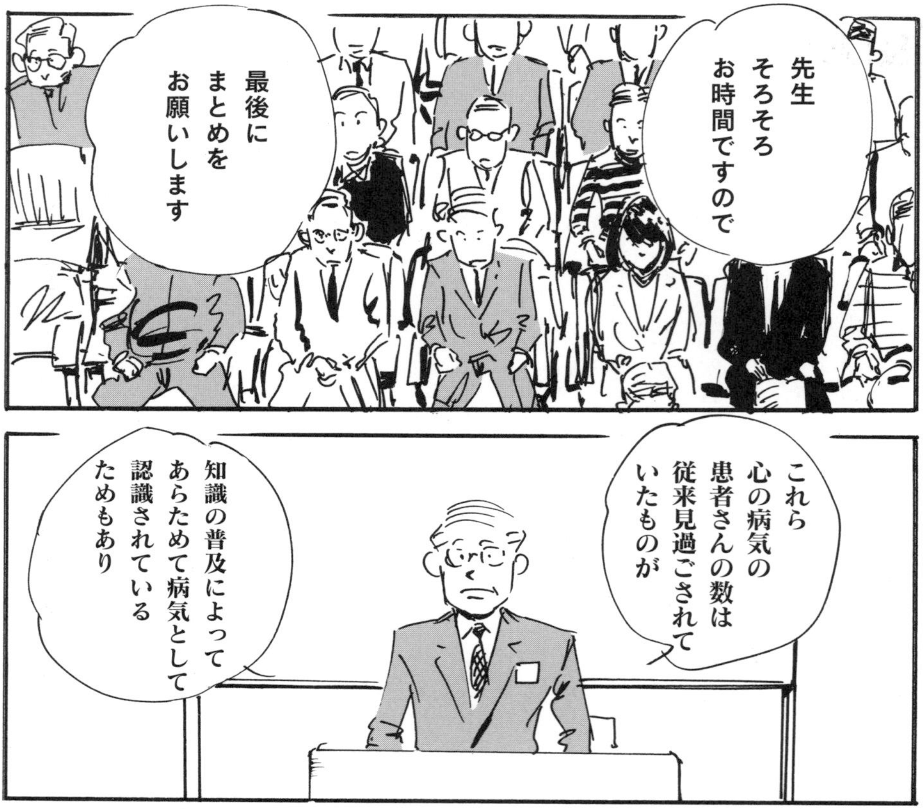
先生そろそろお時間ですので
最後にまとめをお願いします
これら心の病気の患者さんの数は従来見過ごされていたものが
知識の普及によってあらためて病気として認識されているためもあり
軽症な例もふくめると相当な数になると思われます
現象は奇病《きびょう》のようでもストレスの多い現代社会ではごくありふれた病気だと考えてください
そして心の病気は根本的には脳の働きの変化によって引き起こされます

世界、日本の精神医療の流れは薬物療法を中心とするものになっています。今まで治らないと考えられていた多くの心の病気が、薬物療法によって治療可能なものに変わりつつあります。

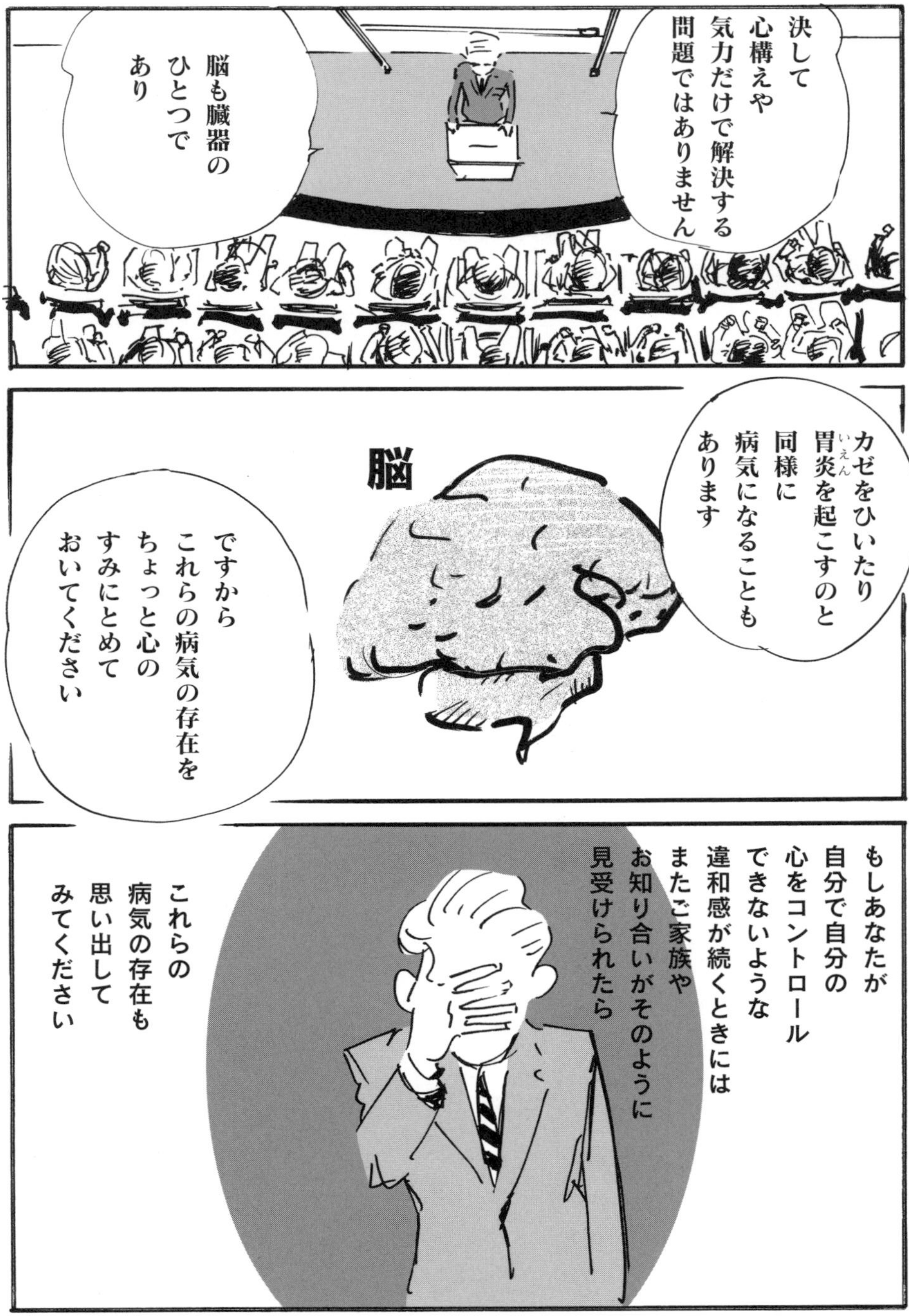
決して心構えや気力だけで解決する問題ではありません
脳も臓器のひとつであり
脳
カゼをひいたり胃炎《いえん》を起こすのと同様に病気になることもあります
ですからこれらの病気の存在をちょっと心のすみにとめておいてください
もしあなたが自分で自分の心をコントロールできないような違和感が続くときにはまたご家族やお知り合いがそのように見受けられたら
これらの病気の存在も思い出してみてください

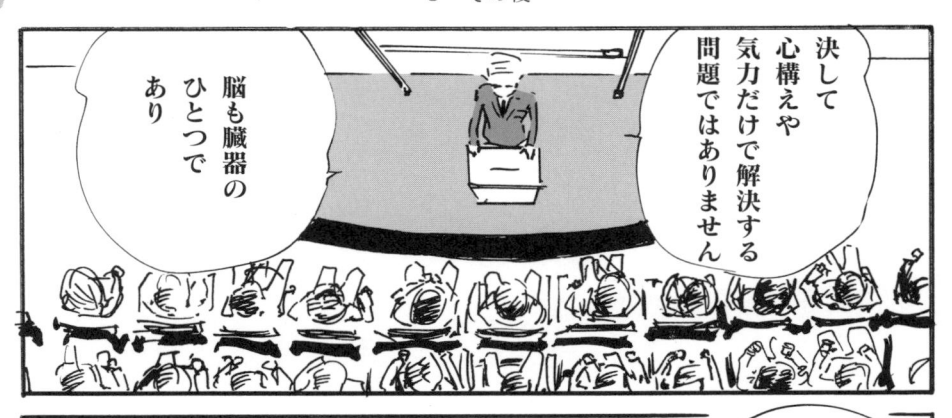

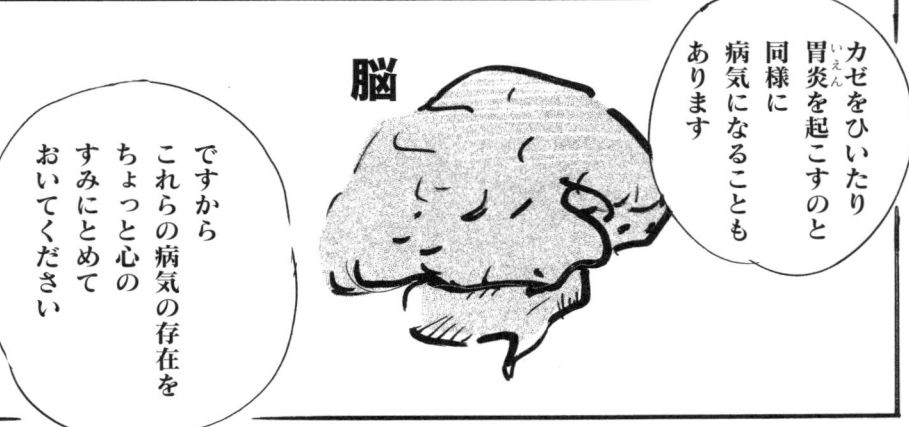

薬物療法を中心に、適切な行動療法、精神療法、生活習慣の見直しなどを取り入れて治療を行っていくのが望ましい精神医療のあり方です。

そして
どうぞ気軽に
精神科へ
いらしてください

現在の精神科は
個人の努力では
解決の難しい病気に対しても
多くの
有効な治療の
手段をもっているのです

家族や周《まわ》りの人へのアドバイス

★どのように接すればよいか

患者さんの家族や周りの人は、なんとか早く病気が治るように願っているのに、どのように接すればよいかわからないのではないかと思います。

基本的には心の病気に対しては、特別なことはしないほうがよいといえます。もっとも大切なことはあせらずに見守ることです。あせりは百害あって一利なし、患者さんと一緒に回復の時期がくるのを待つことが一番です。

★具体的な対処法

パニック障害《しょうがい》…発作《ほっさ》が起こった時は危険を避《さ》け、発作がおさまるまで横で見守り、安心感を与えるようにしてください。けっして一緒になって不安がることがないよう気をつけましょう。広場恐怖《ひろばきょうふ》による回避行動《かいひこうどう》には、避けている状況に積極的に挑戦する「エキスポージャー療法《りょうほう》」を援助してください。しかし、この場合でも無理強いは禁物です。

強迫性障害《きょうはくせいしょうがい》（OCD）…気になることの確認を代わってやってほしいと患者さんから求められることが少なくありません。医者の指導を受けて、家族が病気に巻きこまれないようにしましょう。

うつ病《びょう》…心身の安静を保てるように環境を整えるように援助します。おっくうな感じが残る時には、無理に活動させないことも大切です。

睡眠相後退症候群《すいみんそうこうたいしょうこうぐん》…「気持ちがしっかりしないからだ」などの精神論からの対処は避けてください。体のリズムが社会のリズムに合わせられないことを理解し、時間リズムの再形成をゆっくり待ってあげてください。

★薬について

近年、薬物治療《やくぶつちりょう》は非常に進歩してきており、有効な治療法です。「薬に頼ってはいけない」「薬中毒になる」などということは禁句です。きちんと服用するように援助してください。

〈薬の分類〉

●向精神薬《こうせいしんやく》…精神科で使用する薬の総称
●抗精神病薬《こうせいしんびょうやく》…精神病症状、主に分裂病《ぶんれつびょう》の治療薬
●抗《こう》うつ薬《やく》…うつ病《びょう》の治療薬
●抗不安薬《こうふあんやく》…不安に対する治療薬、精神安定剤《せいしんあんていざい》ともいいます
●気分安定薬《きぶんあんていやく》…そううつ病《びょう》の治療薬
●抗《こう》けいれん薬《やく》…てんかんの治療薬
●睡眠薬《すいみんやく》・睡眠導入剤《すいみんどうにゅうざい》

*「抗」と「向」は読みが同じで混乱しやすいですが、抗はそれぞれの病気や症状に対抗・抵抗する、向は精神に向かって作用するという意味だと考えてください。

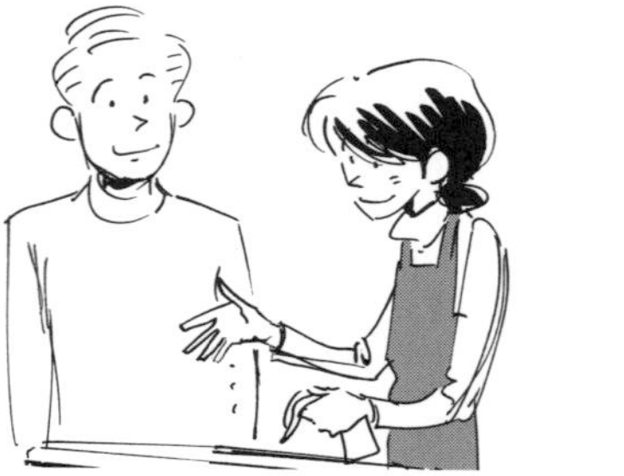

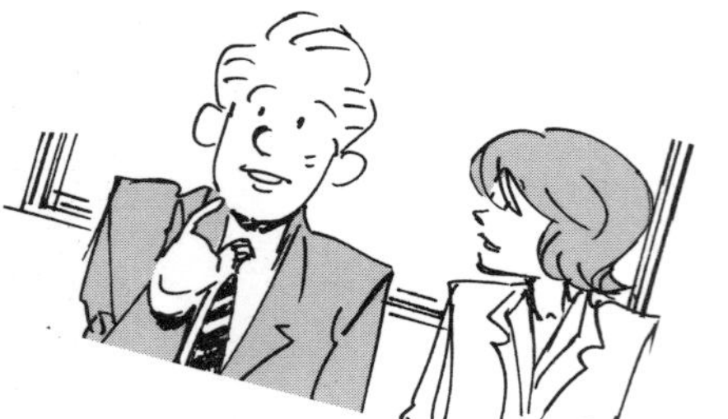

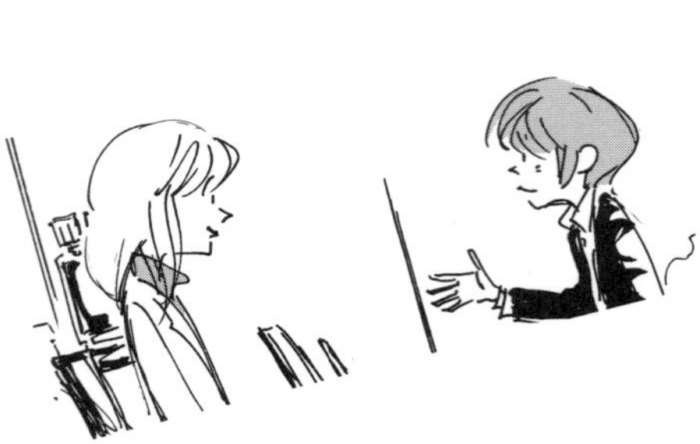

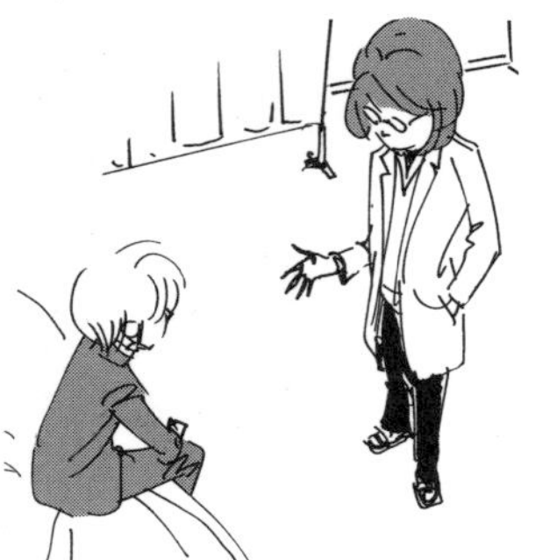

精神医療に携わる人々

精神科では、薬物療法のほかに精神療法、作業療法、行動療法、遊戯療法など薬を使用しない治療も行います。そのために多くのメディカルスタッフがグループで心の病気の治療にあたっています。

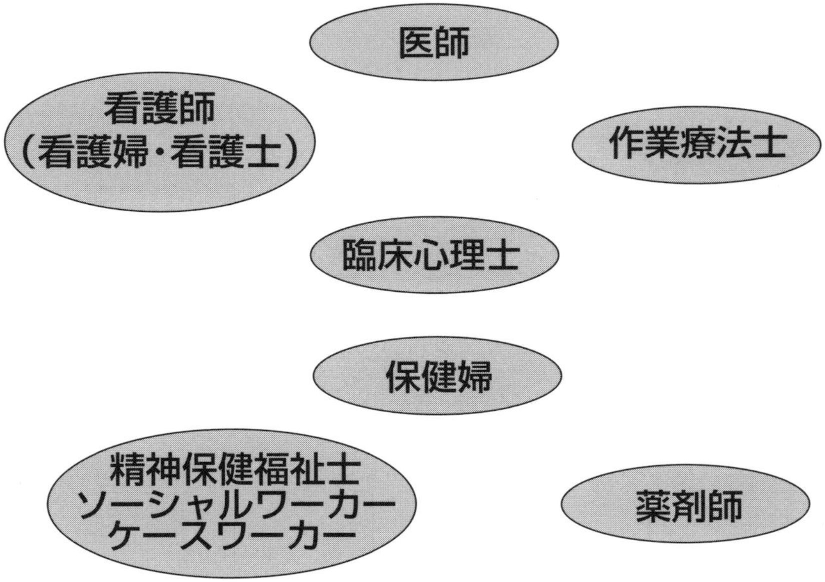

看護師（看護婦・看護士）：身体のケアに加え，とくに心のケアにあたります。

臨床心理士：カウンセリングや、（認知）行動療法、遊戯療法などの精神療法を専門としています。心理検査も行います。

作業療法士：作業活動を用いて、自立した生活をめざした指導・援助を行います。

精神保健福祉士・ソーシャルワーカー・ケースワーカー：社会復帰に備え、病院と社会をつなぐ橋渡し役。就職や住まいなど社会生活全般にわたっての援助をします。

保健婦：各地域の精神衛生相談、訪問指導、精神保健の啓発活動をしています。デイケアを担当する保健所もあります。

薬剤師：薬の調剤の他に、患者さんに薬の成分、効果の説明や正しい服用方法、副作用予防などの指導も行っています。

心の病気にはどんなものがあるか

精神医学の急速な発達により病気も細かく分類され、カテゴリーが変わったり病名自体も変わったりしています。現在の分類で比較的有名なものを中心にまとめました。

精神障害（＝精神科の病気の総称）

気分障害
1　躁うつ病（＝双極性障害）
2　うつ病
　　大うつ病、小うつ病、気分変調性障害
不安障害の主なもの
1　パニック障害
2　強迫性障害（＝OCD）
3　社会不安障害（社会恐怖）
4　全般性不安障害
5　特定の恐怖症
6　外傷後ストレス障害（PTSD）
身体表現性障害の主なもの
1　心気症
2　身体化障害
統合失調症（旧の名前　精神分裂病）
その他の主なもの
1　脳変性疾患（アルツハイマー病など）
2　薬物依存症・アルコール依存症など
3　摂食障害（拒食症・過食症などの）
4　睡眠に関するもの（不眠症・睡眠相後退症候群・睡眠時無呼吸症候群など）
5　性同一性障害
主な子どもの病気
1　広汎性発達障害（＝自閉症）
2　注意欠陥　多動性障害（ADHD）
3　分離不安障害　（DSM - IV - TR　精神疾患の診断と統計マニュアル第４版ＴＲより）

・病　名：本書で取り上げた病気です。
・病　名：「神経症＝ノイローゼ」といわれていました。国際分類上はなくなりましたが、現在でも「神経症」は病名として使われています。
・「心身症」は心理的な影響を強く受けていますが、基本的には体の病気です。

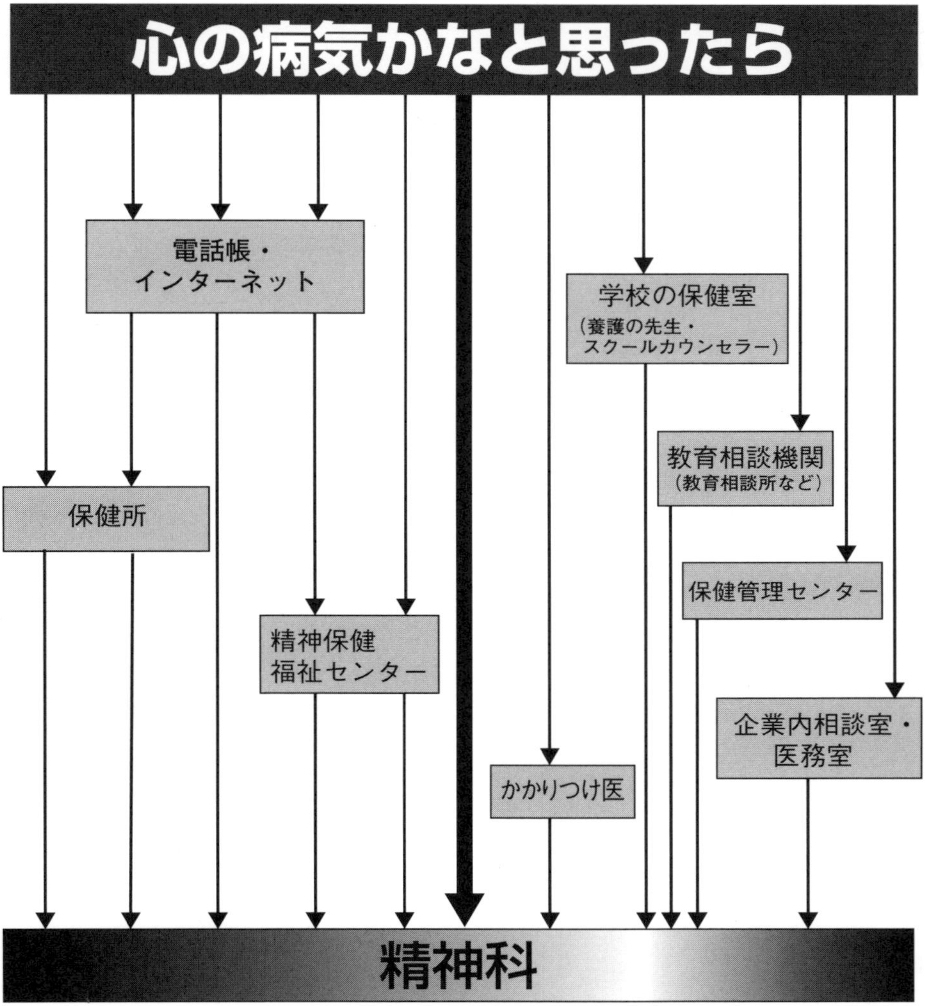
心の病気かなと思ったら
電話帳・
インターネット
学校の保健室
（養護の先生・
スクールカウンセラー）
教育相談機関
（教育相談所など）
保健所
保健管理センター
精神保健
福祉センター
企業内相談室・
医務室
かかりつけ医
精神科

★精神科病院の規模と特徴

総合病院の精神科：入院設備のある病院と外来だけの場合があります。うつ病、不安障害などこの本に登場した人たちが、通院治療をするのに適しています。

単科の精神病院：入院できます。とくに精神分裂病の治療に適しています。入院治療とその後のリハビリに力を入れています。

クリニック、医院、診療所：外来治療が中心です。少ないベッド数ながら入院設備を備えたところもありますが、多くは入院できません。うつ病や不安障害などを主に治療しています。

おすすめ参考図書

〈パニック障害〉

「パニック障害の理解と治療－内科医のために」　マイケル=ザル、H．（著）/越野好文（訳）　創造出版　1993

「不安・恐怖症」　貝谷久宣（著）　講談社　1996

「精神科に行こう！」　大原広軌・藤臣柊子（著）　情報センター出版局　1999

〈強迫性障害（ＯＣＤ）〉

「強迫性障害からの脱出」　ベアー、Ｌ．（著）/越野好文・五十嵐透子・中谷英夫（訳）　晶文社　2000

「手を洗うのが止められない－強迫性障害」　ラパポート、Ｊ．（著）　中村苑子・木島由里子（訳）　晶文社　1996

「神経質の本態と療法」　森田正馬　白楊社　1960

〈うつ病、そううつ病〉

「朝刊シンドローム」　笠原　嘉（著）　弘文社　1985

「うつ病治療の最前線」（雑誌：「こころの科学」）　97号　日本評論社　2001

「『うつ』を生かす―うつ病の認知療法」大野　裕（著）　星和書店　1990

〈睡眠障害〉

「現代人の不眠症読本」　大熊輝雄（著）　講談社　1988

「睡眠不足は危険がいっぱい」　コレン、Ｓ．（著）/木村博江（訳）　文芸春秋　1996

「早寝早起きホントに必要？」　井上昌次郎（著）　草土社　1999

「最速熟眠法」　村崎光邦（著）　小学館　2000

「不眠症『眠れない』からの脱却」　保坂　隆（著）　新星出版社　1992

〈一般、その他〉

「森田療法入門」　田代信維（著）　創元社　2001

「認知行動療法」　坂野雄二（著）　日本評論社　1995

「気楽に行こう、精神科！」　中村　敬・三宅　永（著）　マガジンハウス　2000

「やさしい精神医学」　西丸四方（著）　南山堂　1986

あとがき

精神科で治療している心の病気はいろいろありますが（152ページ参照）、この本では治りやすいけれど多くの人が苦しんでいる４つの病気を取り上げました。誰でもこれらの病気になる可能性があり、一般に思われているよりずっと多くの人が罹《かか》っています。たとえば、うつ病の有病率は約５〜10％（100人中５〜10人が病気になる）、ＯＣＤでは約２％、パニック障害では１〜２％といわれています。

幸い、早期に治療をはじめれば、これらの症状は速やかに改善します。治る病気なのに必要以上に苦しまないでほしい、困ったり悩んだりしている人たちに救助《レスキュー》の「浮き輪」を投げたい。そういった思いからこの本を企画し、タイトルを『心のレスキュー』と名付けました。そして、会社や学校、地域社会の多くの人に気軽に読んでいただきたいと願って、志野靖史のマンガで描きあらわしました。

病気になった人も、家族をはじめ周りにいる人たちも、普通はこれらの病気への知識をもちあわせていません。心配や不安のためにおろおろしたり、症状を無視しようとしたり、病気だと認めたくないために怒りを表すこともあります。困惑するばかりでどうしたらよいかわからなくて、適切な行動ができないことも少なくありません。その結果、病気を重くしたり、社会生活に適応できなくなって何年も苦しんでいる方が多いのです。

マンガにでてくる４人の主人公（ビジネスマン・主婦・ＯＬ・高校生）は、身近な人の適切なアドバイスによって軽症のうちに治療をはじめることができた人たちです。それぞれの病気の典型的なタイプを描きましたので、特定のモデルは存在しません。また、家族や身近な人たちの対応は、現実より少し理想的に描きました。これらの病気について正しい知識をもち、温かくも冷静に接してほしいという願いからです。次の機会には、個々の病気の症状や治療法についてさらに詳しく説明したいと思っています。

本書は、オフィス泉・加賀　良氏の企画からはじまり、北大路書房編集長　関　一明氏と奥野浩之氏の熱意と応援によってできました。特に細やかなお心配りと多くのアイデアをいただきました奥野浩之氏には心からお礼申し上げます。

苦しんでいる方々のレスキューになりますように願いながら。

２００２年２月

精神科医　越野　好文

『心のレスキュー』ＵＲＬ
http://www.d2.dion.ne.jp/~koshino

【著者紹介】

越野好文（こしの　よしふみ）

金沢大学医学部附属病院神経科精神科教授

主な訳書　「パニック障害の理解と治療」　創造出版

「強迫性障害からの脱出」　晶文社

志野靖史（しの　やすし）

漫画家

主な著書　「内閣総理大臣織田信長」１～8巻　白泉社

「本土決算」　祥伝社

WebマガジンVmag.OnLine（ソフトバンク）にて作品掲載中

http://stream.vwalker.com/vmag/special/happa/

マンガ　心のレスキュー

—パニック・不安・うつ・不眠な時—

2002年３月１日　初版第１刷印刷
2004年９月20日　初版第４刷発行

著　者　越　野　好　文
　　　　志　野　靖　史

発行者　小　森　公　明

発行所　㈱北大路書房

〒603-8303　京都市北区紫野十二坊町12-8
電　話　(075) 431-0361㈹
ＦＡＸ　(075) 431-9393
振　替　01050-4-2083

企画　加賀 良／印刷・製本　亜細亜印刷㈱

ISBN4-7628-2237-X　Printed in Japan